물리치료사를 위한

임상진단학

Clinical Diagnostics for Physical Therapist

■ 저자약력
• 김상범(University of Michigan–Flint 대학원)
• 허진강(한림성심대학교 물리치료학 교수)
• 송브라이언(단국대학교 특수교육학과 교수)
• 정해익(단국대학교 특수교육학과 대학원)

물리치료사를 위한 임상진단학

첫째판 1쇄 인쇄 | 2013년 03월 04일
첫째판 1쇄 발행 | 2013년 03월 15일

지 은 이　김상범, 허진강, 송브라이언, 정해익
발 행 인　장주연
출 판 기 획　최현정
표지디자인　김민경
발 행 처　군자출판사
등 록　제4-139호(1991. 6. 24)

본 사　(110-717) 서울특별시 종로구 인의동 112-1 동원회관 B/D 6층
Tel. (02) 762-9170　Fax. (02) 764-0209

www.koonja.co.kr

ISBN 978-89-6278-641-5
정가 32,000원

머리말

이 책은 물리치료사나 대학에서 물리치료를 전공하는 학생들이 환자에 대한 이해와 안전한 치료를 시행할 수 있도록 돕기 위하여 쓴 책이다.

물리치료사가 환자에게 안전하고 효과적인 물리치료를 시행하기 위해서는 가장 먼저 환자의 현재 건강상태와 신체적 문제를 야기시키는 근본적인 문제가 무엇인지를 파악하는 것이 가장 중요하다. 의학적 검진 및 검사는 물리치료시행 전 행하여지는 의료학적 행위로 환자의 건강상태 및 신체적 문제점을 파악하는데 유용하게 사용된다. 이러한 의학적 검진 및 검사결과를 토대로 물리치료사는 환자에게 적합한 물리치료를 제공할 수 있고, 환자에게 물리치료가 적합한지를 결정할 수 있는 물리치료학적 판단을 내릴 수 있다. 검진 및 검사를 통해 얻어진 객관적인 데이터를 통해 내려진 물리치료학적 판단은 물리치료 시행시 환자의 안정성을 보장할 수 있는 중요한 기본자료로 활용된다.

이 책에서는 대표적 신체기관인 심혈관, 폐호흡, 근골격, 정신 및 신경, 피부, 내분비, 소화내장 그리고 비뇨생식기관들에 대한 기본적인 해부학적 지식과 임상에서 각각의 기관에 쉽게 적용할 수 있는 의료학적 검진 및 검사방법에 대하여 기술하였다. 또한 각 장마다 Case study를 수록하여 실제임상에서 접할 수 있는 상황을 만들어 물리치료사가 물리치료학적 판단을 내리기 전까지의 과정을 간략하게 서술하였다.

이 책이 초판이라 부족하고 미비한 점이 많음을 인정하고 빠른 시일 안에 수정하거나 보완해야 할 점을 찾아 보다 완성도 높은 학습 교재로 거듭날 수 있도록 노력해야 할 것이다.

마지막으로 이 책을 완성할 수 있도록 많은 지원을 해주신 군자출판사 장주연 사장님과 지필하는데 좋은 아이디어를 제공해주신 신혜진 선생님께 깊은 감사의 인사를 드리며 일동의 도움을 결코 잊지 않고자 한다.

대표저자 김 상 범 씀

Contents

Part Ⅰ 서론

Chapter 01

Part Ⅱ 통증

Chapter 01

Part Ⅲ 신체조직검진

Chapter 01

Chapter 02

폐호흡계 검진(Screening for Pulmonary Respiratory System)

Chapter 03

내분비계 검진(Screening for Endocrine System)

Chapter 04

피부계 검진(Screening for Integumentary System)

Contents

물리치료사를 위한

임상진단학

Clinical Diagnostics for Physical Therapist

Part Ⅰ

서론

Chapter 01

의학적 질병들에 대한 검진(Screening)의 필요성

(1) 검사(Examination)와 검진(Screening)

환자들을 직접 대하는 의료인이나 물리치료사가 환자치료계획을 수립하고자 할 때 직면할 수 있는 문제점에는 무엇이 있을까? 환자에게 효과적인 치료 및 치료계획을 수립하기 위해서는 무엇보다 의료인과 물리치료사는 환자에 대한 의학적인 지식을 바탕으로 올바르게 파악하고 있어야 한다. 예를 들어, 의사는 환자에 대한 정확한 진단명을 찾기 위해서 환자에게서부터 얻은 정보를 바탕으로 환자에게 필요한 검사들을 시행하고 객관적으로 산출된 검사결과들을 통하여 진단명을 내리게 된다.

의학적 진단명을 바탕으로 물리치료사는 환자의 의학적 병력(Medical History), 신체적 기능 이상(Impairment), 질환에 대한 증상들(Symptoms), 손상기전(Mechanism of Injury, MOI) 그리고 손상부위 등을 통하여 물리치료학적 검사(Examination)를 실시한다. 물리적 검사(Physical examination)는 의학적 진단(Diagnosis)을 바탕으로 물리치료사에 의해 문진(Interview), 시진(Inspection), 타진(Percussion), 촉진(Palpation), 수동 능동 운동검사, 저항검사 그리고 특별한 검사(Special test) 등을 통해 이루어진다. 이렇게 시행된 검사결과를 바탕으로 물리치료사는 환자의 치료계획, 치료목적을 세우고 치료효과를 예상할 수 있다. 그러나 이러한 검사들만으로는 모든 병리학적 질환들을 획일적으로 판단하기는 불가능하다. 만약에 물리치료사가 어깨통증을 호소하는 환자를 검사할 때 근골격계(Musculoskeletal system)에만 비중을 두고 검사한다면, 물리치료사는 근골격계에 해당되는 제한적 검사들만을 시행하게 될것이고, 검사결과 또한 근골격계에 제한된 결과만을 얻을 수 있을 것이다. 그리고 물리치료사는 근골격질환에 대한 치료를 시행하게 될 것이다. 하지만 환자의 어깨통증원인이 근골격계의 문제가 아닐 때, 물리치료사는 환자에게 효과적인 치료를 할 수 있을까? 정확한 질환의 원인을 파악하지 못한다면 물리치료사의 자질이 뛰어나더라도 환자에게 효과적인 치료를 하기 어려울 것이다. 물리치료사는 모든 환자들을 검사할 때 여러 신체조직검진(System screening)을 병행하므로써 검사의 다양화를 이끌어 낼 수 있고, 질환에 대한 검사의 정확성 및 치료에 대한 효과를 극대화 시킬 수 있을 것이다.

신체조직검진은 근골격계(Musculoskeletal system), 심혈관계(Cardiovascular system), 폐호흡계(Pulmonary system), 소화내장계(Gastrointestinal system), 내분비계(Endocrine system), 신경계(Nervous system), 비뇨생식계(Genitourinary system) 그리고 정신(심리)계(Psychological system)로 나눌 수 있다. 물리치료사는 이러한 신체조직검진을 통하여 환자의 건강상태를 파악하고 치료적 판단(Therapeutic decision)을 바탕으로 치료계획을 세울 수 있다.

(2) 의학적 병력(Medical History)

물리치료사가 효과적으로 환자를 치료하기 위해서는 환자의 현재 건강상태를 제대로 파악해야 한다. 의료차트에는 환자의 나이, 성별, 직업 등 일반적인 인적사항뿐만 아니라 임상학적 검사결과, 과거 및 현재 병력, 약물복용 등이 기재되어 있다. 물리치료사가 치료 전 환자상태를 가장 효과적으로 파악할 수 있는 방법 중 하나는 의료차트를 보는 것이다. 의료차트에는 물리치료분야에 직접 관련된 의료정보뿐만 아니라 물리치료분야에 직접적 관련이 적은 의료학적, 간호학적 혹은 영양학적 등의 많은 의료정보가 기록되어 있다. 환자의 과거나 현재 병력은 물리치료 계획 수립뿐만 아니라 치료 중에도 많은 영향을 미치게 된다. 예를 들어, 당뇨병을 앓고 있는 환자의 경우 운동치료를 실시하게 될 때 환자에게 가장 적절한 치료시간을 정할 수 있고, 치료 중 당뇨환자에게서 발생할 수 있는 다양한 응급상황들에 대처할 수 있는 준비를 갖출 수 있게 한다.

의료차트의 환자병력들은 진료시 의사와 환자간의 대화와 진료 전 환자가 작성하는 설문지(Screening tool)를 토대로 의료차트에 기록된다.

1. 신체적 기능이상(Impairment)

체내 발열(pyrexia)이나 오한(chill)이 생기면 우리는 일반적으로 감기나 몸살이 났다고 의심한다. 이처럼 우리들은 신체적 변화를 느끼게 되면 신체 내, 외 손상이나 이상을 의

심하게 된다.

체내 · 외에서 발생하는 이상이나 손상은 신체적 기능저하를 초래하고, 일상에서 생활하는데 불편함을 느끼게 한다. 환자가 신체적 기능저하로 인해 불편함을 호소하는 것은 초기 의료행위를 하는데 중요한 의료학적 정보를 제공한다. 물리치료를 통해서 신체적 기능을 향상시키고, 이런 불편함을 완화시키거나 제거해서 삶의 질을 향상시키는 것이 가장 큰 치료적 목표라고 말할 수 있다. 이렇게 신체적 기능이상은 치료계획 및 목표를 세우는데 유용하게 활용될 수 있다. 물리치료의 목표 및 계획을 세우는데는 환자의 의견이 충분히 반영되어야 하고 환자의 신체적 능력 내에서 객관적이면서 기능적 향상에 초점을 맞추어져야 한다.

예를 들어, 밤에 심한 통증으로 수면장애를 호소하는 굳은어깨(오십견, Frozen shoulder)를 가진 50세 여성환자의 물리치료 목표는 무엇일까? 표면적으로 나타나는 수면장애를 완화하기 위해서 어깨주위 통증조절에 일차적 치료목표를 세울 수 있다. 다음으로 생각할 수 있는 것은 여성의 신체적 기능장애가 무엇인가를 생각하여야 할 것이다. 이 여성의 신체적 기능장애에 따른 어려움은 물리치료사에 의하여 판단이 될 수도 있지만 여성의 입장에서 일상생활에 가장 불편을 느끼고 있는 행동이 무엇인지를 파악하는 것이 중요하다. 만약에 이 여성이 일상생활에서 옷을 입거나, 벗을 때 가장 큰 어려움을 호소한다면 치료목표는 여성이 옷을 입거나, 벗을 때, 불편을 최소화하게 만들어줌으로써 치료에 대한 만족도를 느낄 수 있게 하는 것이 단기적 치료목표(Short Term Goal, STG)라고 할 수 있다.

2. 질환에 대한 증상들(Symptoms)

각 질환들에는 제각기 다른 병리적 증후 혹은 증상들이 나타난다. 이렇게 환자에게서 나타나는 주요 증후 나 증상들은 각 신체 내 기관들(Systems)에 따라서 다르게 나타나는 경향이 있다. 예를 들어, 근골격계에서 일반적으로 나타나는 임상학적 증상들에는 관절 움직임에 따른 통증변화, 관절가동범위의 감소, 혹은 압박에 의해 발생하는 근육통 등이 있고, 신경계통에서 나타나는 임상학적 증상들에는 두통, 메스꺼움(오심, Nausea), 구토, 마비증세 혹은 시각 · 미각 · 청각의 변화 등이 있다. 각각의 질환에 대한 서로 다른 증상들을 바탕으로 물리치료사는 신체 내 기관들에 대한 필요한 검진을 치료에 앞서 예상할 수 있다.

증상 발생부위는 신체의 해부학적 구조와 밀접한 관련성을 가지고 있고 증상발생부위에 따라 신체 내 기관들에 대한 검진내용이 달라지게 된다. 하지만 증상발생부위만으로 정확한 진단명을 밝히기는 어렵지만 증상발생부위를 파악하므로써 어떤 신체기관에 이상이 있는지를 예상하는데 중요한 역할을 한다. 예를 들어, 왼쪽어깨와 가슴부위에 통증을 호소시 어깨관절주변의 근육이나 관절에 문제를 의심할 있고 심혈관, 소화내장 그리고 폐호흡조직과 같이 어깨관절주변에 있는 내부장기에서부터 발생되는 연관통증(Referred pain)을 의심할 수 있다 (그림.1-1). 또한 허리뼈(요추, Lumbar spine), 골반부위 통증 호소시에는 허리뼈, 골반주위의 근골격조직, 배(복부)부위의 소화내장조직 혹은 골반 내의 배뇨기관조직 손상을 의심할 수 있다.

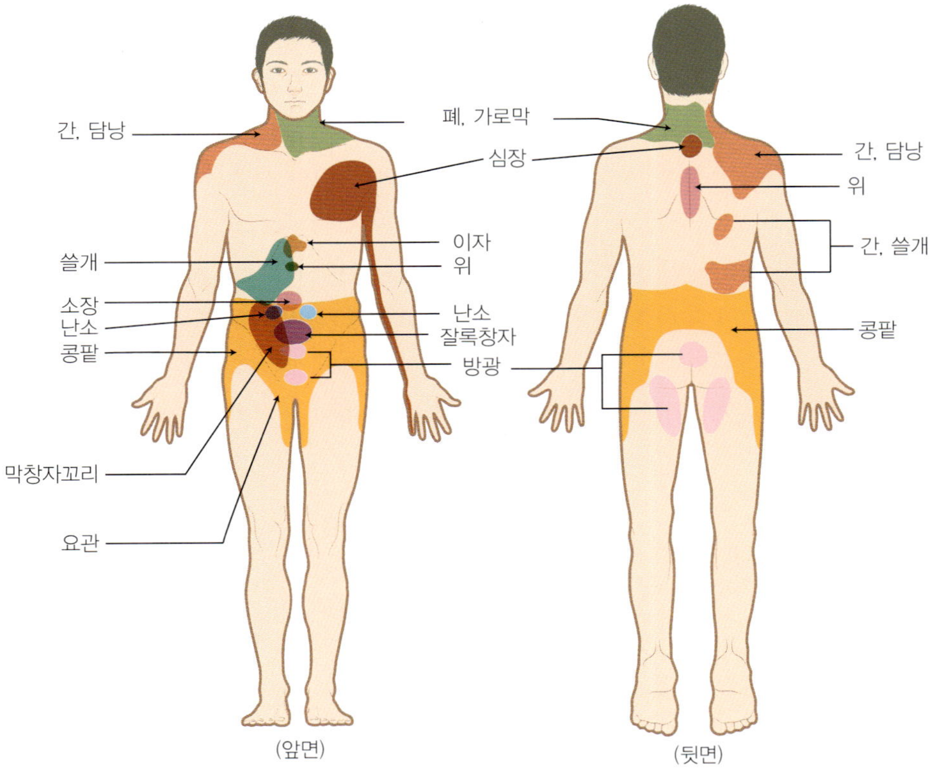

그림.1-1. 내부 장기에서 발생되는 연관통증(Referred pain) 분포도

일반적으로 특정한 자세 혹은 신체의 움직임에 의해서 증상의 위치나 강도가 변한다면 근골격계조직 문제를 의심할 수 있다. 반면 자세변화와 신체의 움직임에 대해서 증상에 아무런 변화가 없다면 신체 내 내부장기조직들의 문제를 의심할 수 있다. 또한 질환에 의

한 신체기능저하나 질병은 증상의 유형을 통하여서 구분될 수 있다. 일반적으로 질병이나 퇴행성관절질환에 의한 증상들은 활동성이 적은 야간에도 지속적으로 나타나곤 하지만 신체기능저하에 의해서 발생하는 증상은 야간에 약화되는 경향이 있다.

3. 손상기전(Mechanism of Injury, MOI)

물리치료사는 환자로부터 치료에 도움이 될 수 있는 정보를 얻기 위해서 많은 대화를 나누어야 한다. 특히 물리치료사는 치료 전 혹은 치료 중에 환자와 대화를 통해서 손상기전을 파악할 수 있다. 손상기전은 외부자극으로 인해 신체의 구조적 손상여부와 손상정도를 파악하는데 도움을 준다. 계단을 내려가는 도중에 무릎이 과도하게 펴지게(과신전, Hyperextension)된 환자가 내원하였다면 물리치료사는 손상기전을 파악하고 무릎에 가해진 외력을 고려하여 전십자인대(Anterior Cruciate Ligament, ACL) 혹은 무릎연골에 손상을 의심하고 전십자인대와 무릎연골의 손상여부를 확인할 수 있는 검사들을 시행할 것이다. 교통사고에 의한 외상성 뇌손상(Traumatic Brain Injury, TBI)시 예를 들어, 환자가 사고 당시 차 안에서 머리 앞부분을 차 유리창에 심하게 충격을 받았다고 하면 물리치료사는 충격손상(Coup injury)에 의한 이마엽(전두엽, Frontal lobe) 손상이나 반충격손상(Contracoup injury)에 의한 뒤통수엽(후두엽, Occipital lobe)이나 소뇌(Cerebellum)의 손상을 의심할 수 있을 것이다. 이처럼 손상기전의 이해는 물리치료사가 환자의 손상부위 파악하는데 큰 도움을 주며 검진을 하는데 있어 우선순위를 정하는데 중요한 역할을 한다.

4. 증상부위(Location of Symptom)

임상에서 진료를 보러 온 환자들에게 가장 처음 물어보는 질문은 "어디가 아프신가요?"라는 질문일 것이다. 이러한 증상발생부위는 환자의 주요 불편사항들 중 하나로 진료나 치료에 있어서 가장 기본적인 자료로 활용된다. 단지 증상발생부위만으로 정확한 진단명을 밝히기는 어렵지만 증상부위를 바탕으로 나타나는 통증의 느낌, 증상 발생시기, 손상유무, 그리고 기능적 장애 등을 통해 환자에게 어떠한 검진들이 필요한지를 결정하는데 중요한 역할을 할 수 있다. 예를 들어, 환자가 허리뼈부위에 통증을 호소한다면 물리치료사는 통증발생원인을 알기 위하여 보다 구체적인 질문들을 다음과 같이 할 수 있을 것이다; "통증의 느낌이 어떤가요?" (쑤심, 둔탁함, 저림, 혹은 바늘로 찌르는 듯한 통증), "통증의 깊이는?" (표면 혹은 깊은 부위), "움직일 때 아픈가요 아니면 가만히 있어도 통증이 있나요?", "통증이 하루 중 어느 때 가장 심한가요?", "최근에 허리에 충격을 받거나 무거운 물건을 들은 적이 있나요?", 혹은 "허리통증 때문에 일상생활에 가장 어려운 점은 무엇인가요?" 등과 같은 질문들을 하므로써 허리통증의 원인이 근골격계, 신경계, 내장기관계, 배뇨기계 혹은 내분비계 등의 문제인지를 구분할 수 있다.

이러한 환자의 증상부위는 의료차트에 기록되는데 증상부위를 쉽게 알아보기 위하여 차트에는 앞, 뒷방향 신체도(Body diagram)가 있어 증상부위를 표시할 수 있게 하였다(그림.1-2).

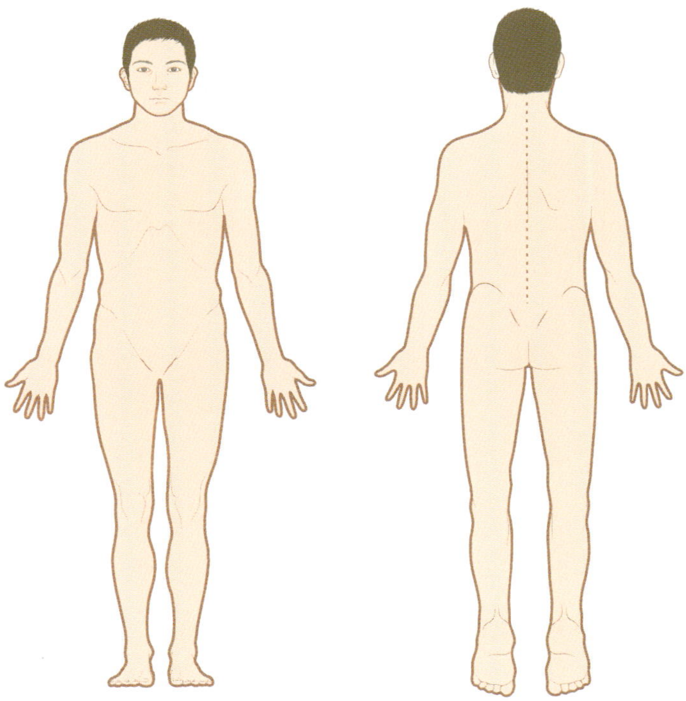

그림.1-2. 신체도(Body diagram) 앞, 뒤

5. 위험발생인자들(Risk Factors)

질병은 바이러스나 세균감염, 외부자극, 퇴행성 변화 혹은 스트레스 등 여러가지 원인들로 인해 발생하는데 이러한 직접적 원인들 외에 이차적으로 신체 내 질병 발생을 돕는 위험발생인자들이 있다. 위험발생인자들은 주 증상을 야기시키는 질병 외에 고혈압이나 당뇨와 같은 환자가 앓고 있는 지병들이나 생활습관, 연령, 성별 등이 있다. 만약에 환자

가 이러한 위험발생인자들을 2개이상 가지고 있다면 연관된 질환의 발병률은 위험발생인자를 가지고 있지 않은 환자에 비해서 높게 나타날 수 있다. 그러므로 위험발생인자들의 유무는 신체조직검진 결정에 좋은 정보를 제공한다. 각 질환들과 연관된 위험발생인자들을 표.1-1과 같이 정리하였다.

표.1-1. 질환별 위험발생인자들

질환	위 험 발 생
골다공증	나이, 성별(여자>남자), 저체중, 가족력, 흡연, 약물복용(호르몬제), 폐경여부, 생활습관(운동부족) 등
고혈압	나이(고령), 가족력, 비만, 식습관(고염분 섭취), 흡연, 생활습관(운동부족) 등
뇌졸중	고혈압, 당뇨, 심장질환, 고지혈증, 흡연, 동맥경화 등
심장질환	고혈압, 당뇨, 식습관(고지방), 비만, 생활습관(운동부족), 흡연, 가족력, 스트레스 등
만성폐쇄성 폐질환	흡연, 유해물질 노출, 가족력, 출생시 저체중 등
당뇨	비만, 생활습관(운동부족), 식습관(고열량), 가족력, 연령, 고혈압, 고콜레스테롤 등
동맥경화	고콜레스테롤, 고혈압, 당뇨, 비만, 흡연, 나이, 가족력 등

(3) 물리적 검사(Physical Examination)

혈액검사, 소변검사, 그리고 방사선검사 등은 신체 내에 질환여부를 판단하기 위하여 행하여지는 의료학적 검사들로 의사의 판단 하에 실시된다. 이런 의료학적 검사결과들은 의료적 진료뿐만 아니라 환자의 현재 건강상태, 영양상태, 그리고 환자치료에 중요한 정보를 제공한다. 물리치료사가 이런 의료학적 검사들에 대한 이해와 정확한 지식을 가지고 있다면 환자에 대한 치료적 접근성을 보다 향상시킬 수 있다. 그러나 의료학적 검사내용이 있는 의료차트만으로는 환자에게 예상되는 신체기능적 문제점들을 정확히 파악하기는 어렵기 때문에 치료 전 물리치료사 또한 환자에 대한 전반적인 진단을 수행할 수는 있는 능력을 지녀야 한다. 신속하고 정확한 물리치료검진을 수행하기 위해서 물리치료사는 환자진단시 치료에 영향을 미칠 수 있는 어떠한 신체적 문제점들이 있는지를 파악하고 파악된 문제점들을 객관적으로 증명할 수 있는 적절한 검사방법을 찾아서 시행하여야 한다. 이러한 물리치료학적 진단과 검진은 환자의 건강상태 및 물리치료의 적합성 여부를 결정하는데 매우 중요한 객관적인 근거로 사용된다. 그리고 만약에 물리치료검진시 환자에게서 치료에 심각한 영향을 줄 수 있는 문제점을 발견한다면 물리치료사는 의사에게 보고하여 치료시 환자에게 이차적으로 발생할 수 있는 의료학적 문제를 사전에 방지할 수 있다.

물리치료검사방법들에는 문진(Interview), 시진(Inspection), 촉진(Palpation), 타진(Percussion), 청진(Auscultation), 능동 · 수동적 운동범위 (Active · Passive Range of Motion), 저항 검사(Resisted test) 그리고 특별검사들(Special tests) 등이 있는데 다음과 같다.

1. 문진(Interview)

물리치료사는 환자와의 대화를 통해 환자의 의학적 병력에 대해 의료차트에서 보다 세부적인 정보를 얻을 수 있다. 예를 들어 통증의 느낌이라던지, 어떤 자세나 행동시 통증이 증가하는지, 최근 신체에 나타나는 이상징후유무라든지, 일상생활에 어떠한 장애가 있는지 등이 있다. 통증의 느낌은 발병원인에 따라서 다르게 나타나는데 둔하거나(Dull) 쑤시는(Aching)통증은 근육, 인대, 관절캡슐에 손상시 나타나며, 바늘로 찌르거나(Sharp) 콕콕 쑤시는(Shooting)통증은 신경계통의 손상시 나타난다(제 2장에서 언급). 또한 어떠한 자세나 행동시 통증이 증가하는지를 파악할 수 있다. 이러한 통증에 대한 전반적인 정보를 환자에게서 직접 들으므로써 환자에게 적절한 신체조직검진이 필요한지, 필요하다면 신체 어느 조직계(System)를 검사하여야 하는지 결정할 수 있다.

2. 시진(Inspection)

신체에서 발생하는 증상들은 질병이나 질환에 따라 다양하게 나타나는데, 피부발진이나 피부색 변화, 손 · 발톱 형태변화, 탈모, 새가슴이나 척추굴곡변화 혹은 절음발이 보행 등 이러한 환자의 신체 외적 특징을 눈으로 진단하는 방법을 시진이라고 한다. 질병이나 질환들에 의해 신체외부로 나타나는 증상 및 증후들이 있는데 예를 들어, 혈액순환이 저하되면 나타나는 피부창백(Pallor), 간 기능문제로 발생하는 황달현상(Jaundice), 호흡장애로 인한 입술이나 얼굴에 나타나는 청색증(Cyanosis) 등이 있다. 시진은 이러한 증상들을 발견하고 신체조직 내 이상을 파악하고 연관되는 질환이나 질병이 무엇인지를 유추할 수 있고 의심되는 질병에 해당되는 신체조직검진을 실시할 수 있도록 좋은 정보를 제공한다.

3. 촉진(Palpation)

촉진은 물리치료사가 환자간의 신체에 접촉을 통해 이루어지는 검사방법으로서 환자의 자각증상 없거나 시진으로 구분되지 않는 증상들을 파악할 때 사용하는 검사방법으로 신체 여러부위들에 적용된다. 예를 들어, 심장 및 순환계의 이상으로 인한 혈액순환장애시 나타나는 피부온도 저하, 내분비계 분비장애로 인한 머리카락 두께변화, 심혈관순환계의 이상유무 및 건강상태를 검사하기 위한 맥박의 리듬, 강약, 횟수 측정, 뼈의 돌출이나 함몰 그리고 근육에 누름통증(압통, Tenderness)부위가 있는지 여부, 림프기관의 팽윤이나 팔, 다리에 발생하는 부종여부, 간, 콩팥(신장, kidney), 지라(비장, Spleen), 갑상샘(Thyroid) 등의 내부장기의 비대나 이물질의 축지여부 등을 검사할 때 사용한다. 또한 촉진은 유방암 같은 종양의 자가진단이나 염증질환을 발견하는데 효과적으로 사용된다.

4. 타진(Percussion)

타진은 환자의 신체를 물리치료사의 손이나 손가락으로 두드리거나 뼈에 진동력을 가하는 검사방법으로 가슴부위, 배부위 그리고 뼈에 질환이 의심될 때 주로 사용한다. 타진하므로써 장기를 통해 울리는 타진음의 차이를 듣고 장기의 밀도, 건강상태, 그리고 장기위치 등을 파악할 수 있다. 타진시 간이나 지라 같이 내부가 치밀한 장기에서는 둔탁한 소리(탁음)가 나며 위(Stomach)나 복부에 있는 장기들같이 속이 비어있는 장기에서는 가스팽만음(고장음, Tympanic sound, 북치는 소리)이 나고, 그리고 공기가 차있는 폐에서는 공명음(Resonance)이 발생한다. 또한 폐 타진시 폐조직 내에 이물질이 차있으면 타진음은 청명하게 들리지 않게 된다.

골절이 의심되는 부위를 손으로 타진하거나 소리굽쇠(Tunning fork)를 사용하여 뼈돌출부에 진동을 가하게 되면 통증이 발생하거나 진동전달력은 골절의심 원위부에서 감소하게 된다.

5. 청진(Auscultation)

청진기를 사용하여 신체 내에서 발생되는 소리를 듣는 검사방법으로 주로 의학적 검진시 의사에 의하여 행하여지지만 심장이나 폐질환을 가진 환자의 치료 전, 후 및 중간에 물리치료사가 환자의 건강상태를 체크할 때 쓰이기도 하지만 환자가 어떤 심장과 폐질환을 가지고 있는지를 밝히는데도 사용된다(Part 3. 심혈관계, 폐호흡계 참조). 또한 혈압측정시 사용된다.

6. 능동 · 수동적 운동범위(Active · Passive Range of Motion)

능동 · 수동적 운동범위검사는 관절의 해부학적 운동범위를 측정하는 방법인데 근골격계와 신경계검진시 유용하게 사용된다. 능동적 운동범위 검사는 제한적 관절움직임 범위에 의한 기능적 장애여부, 관절움직임시 통증발생여부, 정상적인 관절움직임 발생 그리고 관절굳음(Stiffness) 등은 근골격계질환이 존재하는지 판단하는데 도움을 주고, 수동적 운동범위검사는 관절움직임에 따른 강직(Spasticity), 과다굳음(경축, Rigidity), 이완(Flaccidity)같은 근육긴장도 변화여부가 발생하는지를 검사하여 신경계 손상유무를 검사할 수 있다.

7. 저항검사(Resisted Test)

저항검사 또한 능동 · 수동적 운동범위검사와 마찬가지로 근골격계와 신경계이상여부를 검사하는데 사용된다. 근골격계검사시에는 검사하고자 하는 작용근(Aganist) 움직임의 역방향으로 저항을 주어서 근육위축, 근육이나 관절에 손상여부가 있는지를 판단할 수 있고, 신경계검사시에는 척수신경지배근육 움직임 역방향 저항을 주어 근력소실이 있는지를 검사하여 해당근육의 지배신경 손상여부를 판단할 수 있다(근육분절 검사, Myotome Test).

8. 특별검사들(Special Tests)

근육, 힘줄(건, Tendon), 인대, 혈관, 신경, 내장 등 특정 기관에 외부적 자극을 주었을 때 나타나는 반응을 양성(Positive)과 음성(negative)으로 구분하여 해당 신체기관에 이상유무가 있는지를 검사하는 방법이다. 위에서 언급했던 검사들은 어떤 신체기관에 이상이 있는지를 알기 위하여 실시하는 검사라면 특별검사는 신체기관 중 정확히 어떤 신체조직에 문제가 있는지를 판단하기 위하여 실시하는 보다 구체적인 검사방법이라고 할 수 있다. 예를 들어 어깨주변 근육에 이상이 의심될 때 어깨에 있는 근육들 중에서 정확히 어떤 근육에 손상이 있는지를 찾기 위하여 스피드 검사(Speed's test), 빈캔 검사(Empty can test) 혹은 요르간손(Yergason's test) 등과 같은 어깨주변 근육과 관련된 특별검사들 시행할 수 있다.

(4) 신체조직검진(System Screening)

물리치료사는 의학적 병력을 통해 신체 어떤 부위에 문제가 있는지, 어떤 검사가 필요한지, 검사시 어떠한 자세로 어떤 검사를 시행할지 그리고 검사순서 등을 결정할 수 있고 물리적 검사를 바탕으로 증상에 의하여 직, 간접적으로 신체적 기능장애에 영향을 미칠 수 있는 원인을 찾을 수 있고 그 원인을 바탕으로 신체에 어느 부위를 검진하여야 하는지를 결정할 수 있도록 돕는다. 물리치료사는 의학적 병력과 검사들을 통해서 얻어진 정보를 활용하여 치료에 앞서 신체조직검진을 실시하는데 환자가 물리치료를 받는데 의학적으로 문제가 없는지 건강상태를 종합적으로 파악할 수 있고 물리치료가 환자의 건강상태에 악영향을 미칠 수 있는 가능성이 있는지를 예상할 수도 있다. 그리고 의사가 내린 진단 외에 환자에게 또 다른 신체적 문제가 있는지를 확인하여 의사에게 피드백(Feed-back)할 수도 있다. 신체조직검진은 환자의 신체적 장애나 문제점의 원인을 찾는데 다각적으로 접근할 수 있도록 하고 치료시 환자에게 치료적 안정성이 보장되는지 치료적합성 여부를 결정하는데 매우 중요한 객관적인 자료로 활용할 수 있다. 물리치료사는 검사에서 얻어진 자료를 바탕으로 환자에게서 나타나는 증상 및 증후가 신체에 미치는 영향과 진단명, 신체적 기능장애와의 직접적 연관성을 설명할 수 있어야 한다.

신체조직검진은 근골격계(Musculoskeletal system), 신경계(Nervous system), 심혈관계(Cardiovascular system), 폐호흡계(Pulmonary system), 소화내장계(Gastrointestinal system), 내분비계(Endocrine system), 비뇨생식계(Genitourinary system) 그리고 정신(심리)계(Psychological system) 등 신체의 모든 기관들에서 시행할 수 있다. 이러한 신체조직검진들은 각각의 기관에서 이상증후 · 증상들이(표.1-2) 발견되면 시행한다.

표.1-2. 신체조직별 발생할 수 있는 이상징후 및 증상들

	이상징후 및 증상들
건강상태	갑작스런 체중변화, 권태감(Malaise), 약화, 과거병력, 가족병력, 과다 약물복용, 발열(Fever), 땀(Sweats) 등
근골격계	운동범위 감소, 근력약화, 움직임 · 체중부하시 통증 수반, 누름통증(Tenderness), 부종(Swelling · edema) 등
신경계	마비증세, 약화, 비정상적 반사작용, 간헐적 경련(Clonus) 및 강직(Spasticity), 간질(Seizure), 실신(Syncope), 진전(Tremor), 의사소통 이상, 기억력 감퇴, 과거병력(고혈압, 머리손상, 동맥경화증 등) 등
심혈관계	가슴통증(Angina), 식은땀을 동반한 통증, 호흡곤란(Dyspnea), 앉아숨쉬기(Orthopnea), 피로, 실신, 절뚝거림(Claudication), 팔에 저리는듯한 통증, 과거병력(고혈압, 심장마비, 심장판막증, 류마티스열, 동맥경화증 등) 등
폐호흡계	삼킴어려움, 쌕쌕거림음(Wheezing), 그렁거림음(Stridor), 기침, 객혈(Hemoptysis), 과거병력(천식, 폐렴, 결핵, 기관지염, 폐기종 등) 등
소화내장계	삼킴어려움, 속쓰림, 메스꺼움, 구토, 식욕변화, 과도한 트림, 과거병력(위, 간, 대장 등의 질환들) 등
내분비계	과도한 갈증과 배고픔, 다뇨(Polyuria), 과도한 땀, 열이나 추위에 견디지 못함, 피로, 약화, 손 · 발 마비증상, 과거병력(당뇨, 갑상샘 질환 등) 등
비뇨생식계	자주 소변을 봄, 혈뇨(Hematuria), 배뇨력 약화, 배뇨통(Dysuria), 과거병력(콩팥, 비뇨기 감염질환 등), 성기능변화, 출혈 등
정신계	과민, 긴장(Tension), 수면장애, 과거병력(우울증, 약물과다 복용 등) 등

이런 기관별 증상들은 환자의 의학적 진단명이 환자에게서 나타나는 주증상 및 증후와 일치하는지 혹은 진단명과 별개의 증상 및 증후인지를 판단하는데 큰 도움을 준다.

(5) 평가(Assessment)

신체검진을 바탕으로 치료가 환자에게 미치는 영향을 주관적, 객관적으로 예상할 수 있고 물리치료사는 환자에 대한 평가(Assessment)를 내릴 수 있다. 평가는 크게 두 가지

로 나눌 수 있는데 하나는 치료가 환자의 진단명이나 증상 및 증후에 효과적으로 작용하는 것이고 나머지 하나는 치료가 환자의 진단명이나 증상 및 증후에 별다른 효과가 없거나 악영향을 끼치는 경우이다. 예를 들어, 환자의 왼쪽 어깨에 저리는 듯한 통증이 발생할 때 발병원인이 근골격계에 있다면 전기자극치료는 통증완화에 효과적일 수 있겠지만 반면 발병원인이 심혈관계질환(심근경색)이라면 물리치료의 효과를 즉각적으로 볼 수 없을 것이다. 이처럼 발병원인에 따라서 물리치료가 미치는 영향은 다르게 나타날 수 있다. 즉 환자에 대한 의사의 진단명이 환자의 증상 및 증후와 일치할 때는 의사의 처방대로 물리치료를 시행하는데 큰 문제가 없겠지만 환자의 증상 및 증후가 의사의 진단명과 일치하지 않거나 진단명 외에 환자의 주증상에 영향을 미치는 다른 신체기관에 문제가 있을 때는 물리치료 효과를 얻기 어렵고 환자의 상태에 따라서는 증상을 악화시킬 우려도 있다.

물리치료사는 의사처방에 의해 치료를 시행하지만 치료적 결정(Therapeutic decision)은 물리치료사가 환자의 상태를 파악하여 물리치료가 환자에게 적합한지 그렇지 않은지를 판단하는 것이다. 치료적 결정은 크게 3가지로 분류할 수 있는데 첫번째는 의사처방에 따른 계속적인 치료를 시행하는 경우, 두번째는 처방에 따른 치료를 시행하지만 의사에게 환자의 상태를 보고하고 환자에게 진료를 의뢰하는 경우, 마지막으로 치료를 보류하거나 중단하고 의사에게 환자의 상태를 보고하여 환자의 진료를 의뢰하는 경우가 있다. 첫번째의 경우는 위에서 언급한 바와 같이 의사의 진단명이 환자의 증상 및 증후와 일치하여 환자에게 치료적 제한이 없을 때, 두번째의 경우는 환자의 주증상 및 증후가 의사의 진단명과 일치하지만 연관되는 다른 신체기관이상이 의심되거나 주증상 외에 치료에 영향을 미치지는 못하는 새로운 이상징후를 발견했을 때이다. 예를 들어, 진단명이 허리통증(요통, Low back pain)인 환자를 치료하는데 어느날 갑자기 환자가 다리에 저리는 듯한 통증을 호소할 때, 마지막으로 의사의 진단명과 환자의 주증상 및 증후가 일치하지 않거나 진단명 외에 물리치료가 환자의 건강에 심각한 악영향을 끼칠 수 있는 가능성이 있는 다른 질병이 발견된 경우이다. 예를 들어, 다리골절 수술 후 장시간 침대생활로 보행운동 처방을 내린 환자에게서 깊은정맥혈전증(심부정맥혈전증, Deep Vein Thrombosis, DVT; 다리가 붓거나 피부색이 변하거나 누름통증 발생)증상이 발견될 때이다.

이처럼 적절한 치료적 결정은 치료적 효과를 극대화시킬 수 있고 환자의 치료적 안정성을 확보하는데 매우 중요한 역할을 하는 물리치료사의 매우 중요한 역량 중 하나이다.

물리치료 검사(Examination)

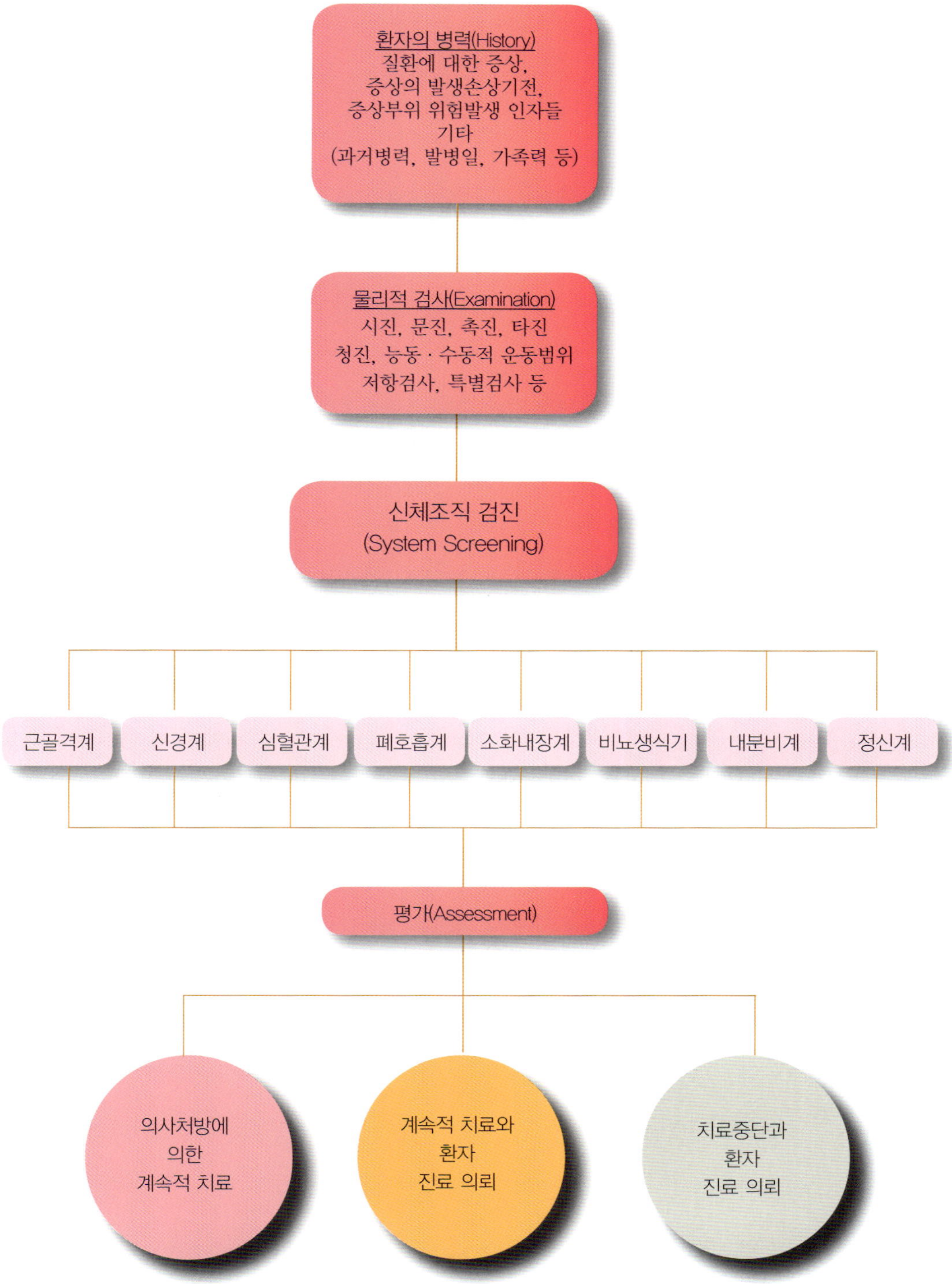

물리치료사를 위한

임상진단학

Clinical Diagnostics for Physical Therapist

Part II

통증

Chapter 01

통 증(Pain)

대부분 환자들은 통증을 호소하고 신체적 변화를 감지하면 병원을 찾는다. 통증은 신체 외부로부터의 충격이나 신체 내 조직손상에 의해 발생하는 불쾌한 느낌으로 일상생활에 장애와 고통을 주는 주관적인 감각자극으로 감각, 운동 혹은 감정적 불편함이나 장애를 유발시키는 신체이상을 알리는 신호이기도 하다. 통증은 신경학적으로 통각수용기와 신경섬유로 구성된 구심성신경로(Centripetal nerve pathway)를 통해 대뇌겉질(대뇌피질, Cerebral cortex)과 둘레계통(번연계, Limbic system) 인접부위를 자극함으로써 발생하는 일종의 감각장애로 발생원인, 발생부위, 지속시간 등에 따라 다양한 느낌을 느끼게 되는데 이런 느낌은 정확하지는 않지만 검진시 질환이나 질병을 구분하는데 중요한 자료로 사용되곤 한다. 많은 질환들에서 통증을 수반되는데 단지 통증의 감소가 질환의 치유를 의미하지는 않는다.

신체 내, 외 기관들에서 발생하는 통증은 발생부위, 발생원인, 질병이나 질환에 따라 다양하게 나타나는데 지속시간, 발생부위, 신체적 기능장애 등에 따라 구분하고 분류할 수 있다. 또한 통증의 느낌은 무딘(Dull), 쏘는듯한(Shooting), 찌르는듯한(Sharp), 쥐어짜는듯한(Cramping) 혹은 쑤시는(Aching) 등 다양한데 통증발생부위 혹은 질환의 진행상태에 따라 다르게 나타난다. 이런 통증에 대한 이해는 검진시 손상정도나 부위를 예측하는데 많은 도움을 준다.

물리치료의 주요 치료목적 중 하나인 통증완화를 위하여서는 다양하게 나타나는 통증에 대한 올바른 지식과 신체에 어떠한 영향을 미치는지를 의학적으로 접근하여 이해하는 것이 매우 중요하다. 그리고 통증이 물리치료검사 및 검진에 어떻게 이용되는지를 이번 장(Chapter)에서 살펴보도록 하겠다.

(1) 신경학적 접근(Neurological Approach)

통증은 도입(Transduction), 전달(Transmission), 조절(Modulation), 지각(Perception) 4단계를 거쳐 대뇌에서 인식하게 된다. 통증역치이상의 자극이 피부나 내장(Viscera)에 위치한 감각수용자유신경말단(Free nerve ending)이나 통각수용기(Nociceptors)를 자극하면 활동전위(Action potential)가 발생하는데 이 단계를 도입(Transduction)이라고 한다. 기계적, 화학적, 전기적 혹은 열 자극은 통각수용기 주변에 화학물질(Serotonin, Histamine, Heparin, Substance P, Bradykinin, Somatokinin 등)을 유리시켜 세포손상을 야기시키고 표.1-1과 같이 각각의 수용기를 자극한다.

표.1-1. 통각수용기 분류

통각수용기	특 징
A델타 고문턱값 기계적 수용기 (Aδ High-threshold mechanoreceptor)	• 강하고 단기 지속 기계적 자극(통증)에 반응 • 활동전위 전도속도가 빠름(5~30m/sec)
A델타 기계 열 수용기 (Aδ Mechano-thermal receptor)	• 장기 지속, 타는 듯한 감각, 발생부위가 불분명한 통증에 반응 • 기계적, 열 자극에 반응
C-다형성 수용기 (C-Polymodal receptor)	• 열, 화학적 자극에 반응, 전도속도 느림(0.5~2m/sec) • 전체 통증의 80%정도 전달(발병위치 불분명한 통증)

전달(Transmission)은 자극에 의해 발생한 활동전위가 1차 구심성신경섬유를 통해 척수로 전달되는 과정을 말하는데 활동전위는 A-델타섬유와 C섬유를 통해 전달된다(표.2-2).

표.1-2. 통각을 전달하는 1차 구심성신경섬유

신경전달섬유	특 징
A-델타 섬유(Aδ fibers)	기계적, 온도자극에 의한 급성통증 전달, 말이집(유수, Myelinated), 전도속도 빠름, 저역치 수용체
C 섬유(C fibers)	기계적, 온도자극에 의한 만성통증 전달, 민말이집(무수, Unmyelinated), 전도속도 느림, 고역치 수용체

조절(Modulation)은 뇌줄기(뇌간, Brain stem)의 회색질(Gray matter), 그물체(망상체, Reticulate formation) 혹은 솔기핵(Raphe nuclei) 등에서 엔돌핀이 분비되어 자극을 조절하는 작용을 한다. 이러한 조절작용으로 인해 자극으로 흥분되어 있는 상태에서 신체에 더 큰 외부자극이 가해져도 견딜 수 있게 한다. 통증조절기전은 오름조절(상행성조절, Ascending control)과 내림조절(하행성조절, Descending control)로 나뉘는데 오름조절은 직경이 큰 1차 구심성섬유를 통증이 유발하지 않는 자극(Nonnoxious stimulation)을 가하여 통증자극전달을 방해하여 통증을 감소시킨다. 오름조절은 TENS 치료기 치료원리인 관문조절설(Gate control theory)의 근거가 되고 있다. 내림조절은 뇌줄기의 특정부위를 자극하여 통증을 감소시키는 기전을 말한다.

지각(Perception)은 신경과 척수를 통해 전달된 자극이 대뇌에서 인식되는 것을 말하는데 통각전달경로는 다음과 같다; 통각수용기의 자극으로 발생된 활동전위가 1차 구심성신경섬유를 통해 척수뒤뿔(척수후각, Posterior horn)로 전달되면 척수 내에서 교차하여 척수시상로(Spinothalamic tract), 척수그물시상로(Spinoreticulothalamic tract), 혹은 척수중뇌로(Spinomesencephalic tract)를 통해서 뇌로 전달되고 배척주경로(척수배측로, Dorsal column pathway)는 척수의 같은 쪽으로 올라간다(표.1-3).

표.1-3. 통각 상행경로(2nd order neuron)

상행경로	특 징
척수시상로	• A-델타섬유와 관련된 빠른 전도속도의 통증지각 • 통증위치 인식, 통증에 대한 감정적 반응
척수그물시상로	• C-섬유와 관련된 느린 전도속도의 통증지각 • 발생부위가 불분명한 통증전달
척수중뇌로	• 유, 무해 자극에 모두 반응 • 오름조절 활성화
배척주경로	• 내장통증 전달

대부분의 통증 정보들은 척수시상로를 통해 직접 시상핵(Thalamic nucleus)으로 전달되고 척수그물시상로와 척수중(간)뇌로를 통해 간접적으로 전달된다. 시상(Thalamus)은 뒤뿔 이외의 모든 감각정보를 받아들이는 곳으로 체내, 외에서 발생하는 자극들을 선별하여 대뇌겉질로 전달하는 중계소역할을 한다. 시상에서 전달된 자극은 대뇌겉질의 1차와 2차 감각 뇌피질, 앞띠다발겉질(전대상피질, Anterior cingulated cortex), 섬겉질(Insular cortex), 편도체 등으로 전달되어 통각정보를 퍼뜨리고 인식하게 된다. 그림.1-1은 대뇌 표면에 크기와 위치로 감각과 운동반응 정도를 나타낸 것이다.

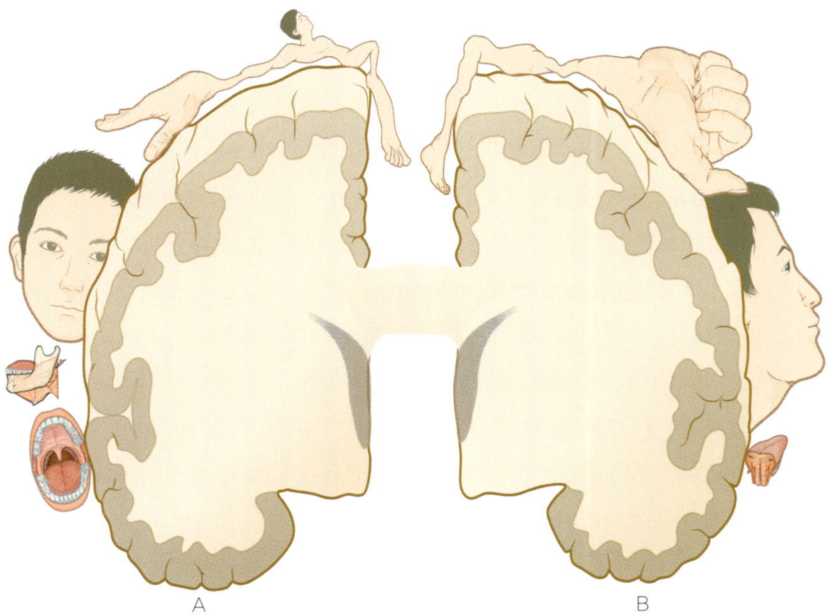

그림.1-1. 대뇌의 감각 · 운동기능 위치도(A. 지각중추, B. 운동중추 위치도)

(2) 통증 분류(Classification)

통증은 지속시간, 발생부위, 신체적 기능장애, 병리생태학, 통증묘사, 심리적 통증 등으로 구분할 수 있다. 이런 통증 분류에 따라 물리치료계획이나 치료내용이 달라질 수 있다.

1. 지속시간(Duration)

일반적으로 통증은 발병원인이 제거되거나 치유되면 통증은 일정기간 지속되다가 감소하거나 사라지지만 류마티스관절염(Rheumatoid arthritis), 말초신경병변 혹은 암 등에 의한 통증은 오랜시간 지속적으로 통증을 발생시킨다. 급성(Acute)과 만성통증(Chronic pain)은 발생일로부터 통증지속시간으로 구분되는데 급성통증은 일반적으로 1~2주 혹은 30일이내, 만성통증은 3~6개월정도 혹은 1년이상 지속적인 통증이 나타나는 것을 말한다. 급성통증은 물리적, 화학적 혹은 열 · 냉자극 등에 의한 신체적 반응으로 충격, 수술 혹은 병리적 원인에 의해 발생한다. 일반적으로 급성통증은 손상부위와 연관하여 나타나며 통증강도는 초기에는 강하게 나타나기도 하지만 시간이 지나면서 감소하는 특징이 있다. 급성통증은 후섬유단 내측섬유띠 신경로(Posterior white column medial leminscal system), 척수신경로(Spinocervical tract), 신척수시상로(Neospinothalamic tract)와 같은 빠른 전달경로를 통해서 전달된다. 반면 만성통증은 척수시상로(Spinothalamic tract)와 척수그물시상로(Spinoreticulothalamic tract)와 같은 느린 전달체계를 통해서 전달된다. 만성통증은 직접적 손상 외에 간접적 손상에 의해서도 발생하고 장시간의 지속적 통증으로 인해 신체적 장애뿐만 아니라 식욕저하, 불면증, 불안감 등과 같은 정신적 스트레스를 동반하는 경우가 많다. 급성통증 환자의 주요 치료목적이 신체적 안정과 통증완화에 있다고 한다면 만성통증 환자의 경우에는 통증완화와 일상생활의 기능적 향상과 정신심리학적 안정추구에 치료목적을 두어야 한다.

2. 발생부위(Location)

신체에서 통증발생부위는 여러 부위들에서 나타날 수 있는데 크게 표재통증(Superficial somatic pain), 심부통증(Deep somatic pain), 내장통(Visceral pain)으로 구분할 수 있다. 이러한 구분은 통각수용기의 위치와도 밀접한 관계가 있다. 표재통증은 피부 표피에 분포한 통각수용기의 자극으로 느끼는 찌르는듯한(Sharp) 통증으로 통증발생부위가 뚜렷하게 나타나며 피부상처나 표재성화상(1도 화상)시 발생한다. 심부통증은 뼈, 인대, 힘줄, 근육, 근막(Fascia), 혈관 등에 분포한 통각수용기자극으로 발생하며 무디거나(Dull) 쑤시는(Aching) 통증을 수반하며 골절이나 염좌와 같은 증상시 발생한다. 마지막으로 내장통은 내장기관의 손상이나 이상시 발생하는데 내장이 위치한 부위에서 통증이 발생하기도 하지만 내부장기와 관련된 연관통증(Referred pain, Page 5. 그림.1-

1)이 발생하여 통증발생의 정확한 부위를 찾기 어렵다. 내장통은 통증 외에 메스꺼움, 구토, 설사, 호흡곤란 등 내부장기와 관련된 증상이나 증후들이 동반되며 통증은 깊고(Deep), 타는(Burning), 무디고(Dull), 쥐어짜는(squezzing) 듯한 느낌이 발생한다.

3. 신체적 기능장애(Physical dysfunction)

통증으로 인한 신체적 기능장애의 유무에 따라 유해자극성통증과 혐오성통증으로 구분할 수 있는데 유해자극성통증은 근육이나 인대 등의 신체구조물손상으로 인해 신체적 활동시 통증이 증가하여 일상생활에 영향을 미치는 통증을 말한다. 예를 들어, 돌림근띠(회전근개, Rotator cuff)손상 환자는 어깨움직임시 통증이 증가하여 머리감기, 옷 갈아입기, 선반 위 물건 꺼내기 등 일상생활에 많은 지장을 받는다. 혐오성통증은 근육이나 인대 등의 신체구조물에 손상이 없는 통증으로 통증에 대한 두려움 때문에 신체적 기능을 제한하는 통증이다. 예를 들어, 심장질환으로 발생하는 왼쪽 어깨통증 때문에 왼쪽 팔이나 어깨를 사용하는 것을 두려워한다.

유해자극성통증과 혐오성통증의 구분은 물리치료를 하는데 있어 매우 중요하다. 유해자극성통증을 호소하는 환자에게 기능회복을 위해 무리하게 운동을 시키면 손상부위를 악화시킬 우려가 있고, 혐오성통증을 호소하는 환자에게 안정을 취하기 위해 움직임을 자제시킨다면 관절강직으로 인해 관절운동범위 제한을 초래 할 수 있다.

4. 병리생태학(Pathophysiology)

통증은 유발원인이나 발생기전에 따라 다양하게 나타나는데 침해성통증(Nociceptive pain), 염증성통증(Inflammatory pain), 신경병증성통증(Neuropathic pain)으로 구분할 수 있다. 침해성통증은 위에서 언급한 바와 같이 감각수용기를 자극하여 척수를 통하여 뇌로 전달되는 통증으로 골절, 찰과상, 화상, 암 등 체내·외의 조직손상으로 인해 발생하는 통증이다. 염증성통증은 손상된 부위에 지속적인 자극이나 감염 등에 의해 발생하여 신경말단부위를 자극하는 통증으로 콕콕 쑤시거나 발열, 부종 등의 증상을 보인다. 신경병증성통증은 자극을 감지하는 신경손상으로 화끈거리거나, 칼로 찌르는 듯한, 찌릿하게 전기가 오는 듯한 통증을 나타내며 통증은 지속적으로 나타나다가 사라지기도 한다. 신경손상정도에 따라 마비증상, 감각이상, 피부색변화, 반사(Reflex)이상 등을 수반하기도 하며 통증을 유발시키는 자극인자에 매우 예민하며 가벼운 접촉에 의해서도 통증이 심하게 나타날 수 있고 주간보다 야간에 통증이 더 심하게 발생한다.

5. 통증묘사(Pain Description)

통증은 손상원인, 손상정도, 발생기전, 질환이나 질병 등에 따라 다르게 나타나는 주관적인 감각이다. 이런 주관적인 감각은 사람들마다 표현하는 방법이 다를 수 있지만 손상조직에 따라 나타나는 통증의 형태는 공통점을 가지고 있다. 근육에서 발생하는 통증은 무디고 쑤신 통증이 발생하는데 근육이 수축하거나 이완할 때 즉 자세변화시 통증이 증가하는 경향이 있다. 인대나 관절주머니(관절낭, Joint capsule)같은 결합조직에서 발생하는 통증은 근육통증과 유사하지만 신체움직임이 없어도 통증이 발생하고 통증과 함께 관절움직임의 불안정이나 제한을 초래한다. 뼈의 연속성에 문제가 없이 뼈질환으로 발생하는 통증은 움직임과 관계없이 시큰시큰 아리며, 욱신욱신 쑤시기도 하고 지속적으로 발생하고 낮보다 밤에 통증을 심하게 느낀다. 또한 골절에 의한 통증은 참기 어려운 극심한 통증이 발생하는데 칼로 찌르거나 베는듯한 느낌이 발생하고 손상부위에 체중부하나 압력을 가하면 통증강도가 증가하며 시간이 경과하면 욱신욱신 쑤시면서 부종을 동반하기도 한다. 신경계통증은 신경근(Nerve root)처럼 신경주행로를 따라 저리거나 칼로 찌르는 듯한 통증이 발생하기도 하고 삼차신경통이나 궁둥(좌골)신경통 같은 신경통은 발작성으로 신경지배영역이 강렬하게 쑤시거나 전기가 흐르는 듯한 찌릿한 통증이 발생하는데 통증부위에 압박을 가하면 통증이 완화되는 경향이 있다. 그리고 교감신경계(Sympathetic nerve)통증은 화끈거리거나 바늘로 콕콕 찌르거나 작은 자극에 과민한 반응을 보이는 경향이 있다. 마지막으로 혈관손상으로 발생하는 통증은 따끔거리거나 움켜쥐는것 같이 무거운 느낌이 들거나 무감각하게도 느껴지게 된다.

6. 정신(심리)적 통증(Psychogenic Pain)

장시간 지속되는 만성통증은 신체적 활동제한뿐만 아니라 정신적인 스트레스도 발생시킨다. 이러한 스트레스로 인해 유해자극수용을 증가시키고 통증역치나 통증내성 감소를 초래하여 신체조직에 이상 없는데도 통증이 발생한다. 심리적인 불안감이나 스트레스 등에서 발생하는 정신(심리)적 통증은 약물치료나 통증경감치료가 효과적으로 작용하지 않는다. 정신(심리)적 통증은 신체의 한 부위 혹은 여러 부위에 다발적으로 심한 통증이 발생하기도 하는데 통증을 과대하게 표현하는 경우도 종종 있다. 일반적으로 발생하는 정신

(심리)적 통증은 머리아픔(두통, Headache), 가슴통증, 허리통증, 관절통 등이 있다. 정신(심리)적 통증은 정신질환 환자들에게 발생빈도가 높게 나타난다고 생각하지만 실제로는 고통, 슬픔, 분노 등의 감정적 표현을 제대로 표출하지 못하는 사람들에게서 발생빈도가 더 높다고 보고되고 있다.

(3) 통증 평가(Pain Assessment)

통증은 위에서 언급한 바와 같이 매우 주관적인 감각으로 매우 다양하게 표현할 수 있다. 같은 증상이라도 환자에 따라 통증강도나 느낌을 제각기 다르게 표현할 수 있고, 환자의 통증표현을 물리치료사가 정확하게 인식하는 것도 불가능하다. 그러므로 제한적 언어로 표현되는 통증으로만 질병이나 손상을 구별하기는 어렵다. 이런 점을 개선하기 위하여 주관적인 통증에 대한 객관화나 수치화를 통해 평가자간 신뢰도(Interrater Reliability)를 높이고 검진시 중요한 자료로 활용할 수 있다.

통증평가는 주로 진료나 검진 전 구두질문이나 설문지형태로 환자에 의해 답하거나 작성되는데 환자가 느끼는 통증에 대한 느낌, 강도, 발생빈도 등을 답하거나 표시하는 방법을 많이 사용한다. 이렇게 작성된 내용들은 진료나 검진을 하는데 의료적 정보를 제공한다. 그리고 통증에 대한 치료효과를 알기 위하여 환자중간평가시 치료 전 사용된 통증평가를 다시 실시하여 치료 전 상태와 치료 혹은 치료종료시 상태를 비교하는 자료로도 활용할 수 있다. 현재 임상에서 많이 사용되는 통증 평가들은 다음과 같다.

1. 언어통증등급(Verbal Rating Scale, VRS)

물리치료사가 어떻게, 얼마나 아프냐고 물어볼 때 환자는 구두로 통증을 표현하는데 이것을 언어통증표현이라고 한다. 언어통증등급은 통증강도를 측정하는데 사용되는 방법으로 신뢰도(Reliability)와 타당도(Validity)는 높으나 통증등급간 구분이 없고 통증표현에 있어 제한적이다. 예를 들어, 쑤시는 통증과 얼얼한 통증구분이 어렵고 어떤 통증이 더 강한 통증인지를 알 수 없다.

2. 시각통증등급(Visual Analogue Scale, VAS)

10cm정도의 직선에 통증강도를 표시하는 방법으로 한쪽은 통증없음, 다른 한쪽은 못

참을 정도의 강한 통증으로 설정한다. 통증변화를 측정하는데 유용하게 활용되지만 객관적인 통증에 대한 자료를 얻기는 힘들다(그림.1-2).

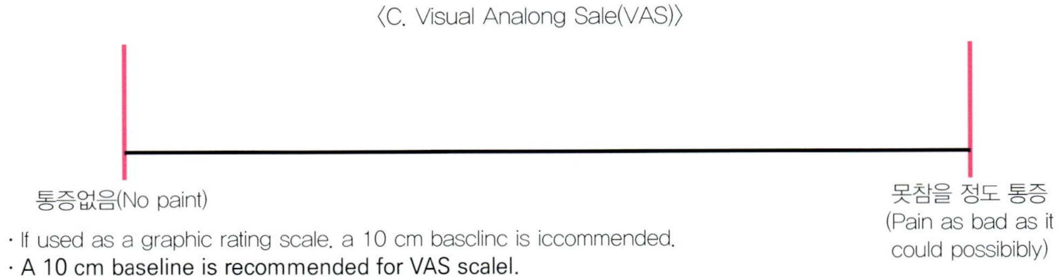

그림.1-2. 시각통증등급(Visual Analogue Scale, VAS)

3. 숫자통증등급(Numberical Rating Scale, NRS)

직선이나 그림을 숫자등급으로 나뉘어 통증강도를 구분하는 방법으로 통증등급을 나누는데 용이하며 치료 전, 후의 통증강도 비교에 유용하게 활용된다. 하지만 등급간에 기준이 예매모호하고 주관적 성향이 강하다. 일반적으로 통증이 3~4이상시 통증완화 치료가 필요하다고 판단한다(그림.1-3).

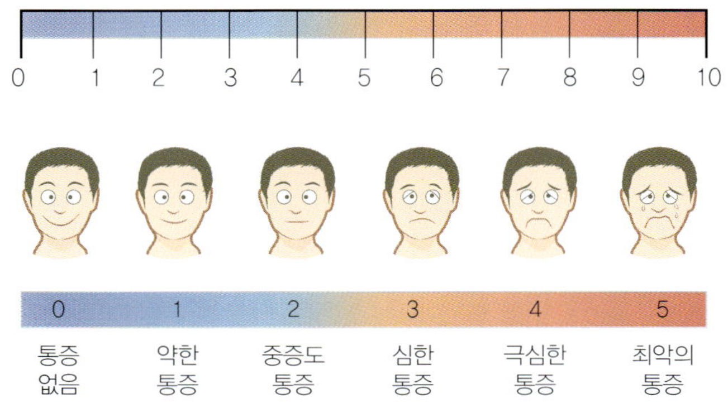

그림.1-3. 숫자통증등급(Numberical Rating Scale, NRS)

4. 맥길통증설문(McGill-Melzack Pain Questionnaire(MPQ))

통증을 감각(Sensory), 정서적(Affective), 평가적(Evaluative) 3가지 형태로 구분하여 평가하였는데, 이 평가방법을 맥길통증설문(McGill-Melzack Pain Questionnaire(MPQ))이라고 한다. 맥길통증설문은 주관적인 환자의 통증표현을 세분화하여 객관성을 보완한 통증평가방법으로 임상에서 많이 사용된다. 통증이 어떤 감각인지를 알아보기 위한 것으로 20개 항목으로 구성되어 있는데 1~10항목은 감각적 통증, 11~15항목은 감정적 통증, 16항목은 통증강도, 17~20항목은 기타 항목이다. 현재통증강도(Present Pain Intensity, PPI)는 현재 통증상태를 알아보기 위한 항목이고 그리고 통증패턴을 알아보기 위한 항목이 있다. 신체도에는 통증이 어디에서 발생하는지를 표시하는데 심부에서 발생하면 "I"로, 외부에서 발생하면 "E"로, 외부와 심부에서 동시 발생하면 "EI"로 표시한다(그림.1-4).

McGill–Melzack Pain Questionnaire

Patient's name	Date	Time	am/pm
Analgersic(S)	Dosage	Time Given	am/pm
Analgersic(S)	Dosage	Time Given	am/pm

Analgesic Time Difference (Hours) : +1 +1 +2 +3

PRI: S______ A______ E______ M(S)______ M(AE)______ M(T)______ PRI(T)______
(1–10) (11–15) (16) (17–19) (20) (17–19) (1–20)

1 filckening ___
quivering ___
pulsing ___
throbbing ___
beating ___
pounding ___

2 jumping ___
flashing ___
shooting ___

3 pnicking ___
boring ___
dniling ___
stabbing ___
lancinating ___

4 sharp ___
cutting ___
lacerating ___

5 pinching ___
pressing ___
gnawing ___
cramping ___
cnushing ___

6 tugging ___
pulling ___
wrenching ___

7 hot ___
buming ___
sciccding ___
searing ___

8 tingling ___
itchy ___
smarting ___
stinging ___

9 dull ___
sore ___
hurting ___
aching ___
heavy ___

10 tender ___
laut ___
rasping ___
splitting ___

11 tining ___
texhausting ___

12 sickening ___
suffocating ___

13 feerful ___
frightful ___
terrifying ___

14 punishin ___
grueling ___
cruel ___
vicious ___
kiling ___

15 wertched ___
blinding ___

16 annoying ___
troubiesome ___
miserable ___
intense ___
unbearable ___

17 spreading ___
radiating ___
penetraating ___
piercing ___

18 tight ___
numb ___
drawing ___
squeezing ___
learing ___

19 cool ___
cold ___
freezing ___

20 nagging ___
nauseating ___
agonizing ___
dreadful ___
torturing ___

PPI
0 no pain ___
1 mild ___
2 disscomforting ___
3 distressing ___
4 homible ___
5 excruclating ___

PPI ________ Comments:

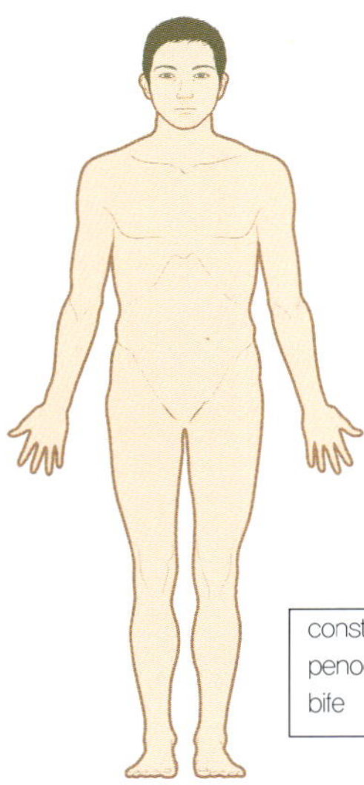

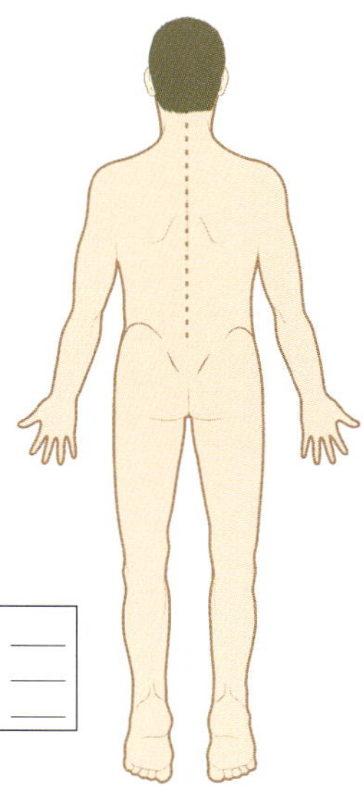

constant ___
penodic ___
bife ___

accompanying symputome:	Sleep	Food intake:
nauses ___	good ___	good ___
headache ___	fitful ___	some ___
dizziness ___	can't sleep ___	little ___
drowsiness ___	Comments:	none ___
constipation ___		Comments:
diarmhea ___		
comments	Activity:	Comments:
	good: ___	
	some: ___	
	little ___	
	none ___	

그림.1–4. 맥길통증설문지(McGill–Melzack Pain Questionnaire(MPQ))

Part Ⅲ
신체조직검진

Chapter 01

심혈관계 검진(Screening for Cardiovascular system)

심혈관계의 문제는 사람의 생명과 직접적 연관성을 가지고 있기 때문에, 물리치료사는 치료시 환자의 심혈관계기관에 대해서 항상 많은 관심을 가져야 하며 심혈관질환들은 응급상황과도 밀접한 관계가 있기 때문에 치료에 주의를 기울려야 한다. 심혈관질환의 증후 및 증상은 가슴, 목, 머리 그리고 팔에서 주로 발생한다. 심혈관질환들은 질환별로 다양한 증상들을 나타낸다. 하지만 심혈관기관손상이나 이상으로 발생되는 증상들은 근골격계에서 발생되는 증상들과 구분하기 어려운 점도 가지고 있다. 그렇기 때문에 물리치료사는 심혈관질환들의 증상들에 대하여 정확하게 파악하기 위해서는 심혈관계에 대한 전문적인 의학적 지식을 갖추어야 한다.

검진, 치료시 환자의 심혈관상태에 따라서 치료여부 및 지속성을 결정하는 것은 물리치료사의 능력이라고 말할 수 있다. 특히 심장에 직접적인 부담을 주는 운동치료경우 환자의 심혈관상태를 고려하지 않고 무리하게 시행된다면 치료에 역효과를 불러 일으킬 것이다. 그러므로 물리치료사는 치료의 가이드라인을 숙지해서 올바른 치료적 판단을 내릴 수 있어야 한다.

임상에서 시행되는 객관적인 심혈관계검진은 혈압측정, 심장박동 청진, 맥박촉진 그리고 심전도검사(Electrocardiograph, ECG)등이 있다. 심혈관계검진은 환자의 심장과 혈관내의 문제점을 인지하고, 적절한 치료계획과 치료를 시행할 수 있도록 돕는다.

이 장에서는 심장의 해부학적 구조 및 생리학을 알아보고 심장질환에 따른 객관적인 검진방법들과 검진결과에 대한 해석방법들을 바탕으로 환자상태를 파악할 수 있도록 하고, 심장질환들에서 나타나는 증상 및 증후들을 파악해서 물리치료사가 적절한 검진방법을 선택할 수 있도록 도울 수 있다. 또한 우리가 임상에서 흔하게 접할 수 있는 심장질환들에 대한 병리생리학적 지식을 습득하여서 효과적인 물리치료학적 검진 및 치료적 접근방법을 찾을 수 있도록 도움을 줄 것이다.

(1) 심장, 혈관의 해부학(Anatomy)

심장은 전신으로 혈액을 공급해주는 펌프 역할을 한다. 심장은 심낭(Pericardium)이라는 섬유성 이중막으로 싸여있고, 복장뼈(흉골, Sternum)를 중심으로 왼쪽으로 제 3~6번째 갈비뼈(늑골, Rib) 사이 세로칸(종격동, Mediastinum)에 위치한다. 심장은 2개의 방(atrium)과 2개의 실(Ventricle)로 구성되어 있다. 오른심방(우심방, Right atrium)은 위, 아래 정맥(상, 하대정맥, Superior, Inferior vena cava)을 통해 전신에서 순환된 혈액을 공급받고, 혈액은 오른심실로 들어가 폐동맥을 통하여 혈액 내 산소공급을 하기 위해 폐로 이동한다. 폐에서 산소공급이 이루어진 혈액은 폐정맥을 통해 왼심방으로 들어오고, 왼심방(좌심방, Left atrium)으로 들어온 혈액은 왼심실(좌심실, Left verthricle)을 통하여 대동맥을 거쳐서 전신으로 순환하게 된다. 심장에는 심장 내의 혈류를 조절하는 4개의 판막들이 있다. 오른심방과 오른심실 사이에 오른방실판막(삼첨판막, Tricuspid valve), 왼심방과 왼심실 사이에 승모판막(Mitral valve), 오른심실과 폐동맥 사이에 폐동맥판막(Pulmonary valve) 그리고 왼심실과 대동맥 사이에 대동맥판막(Aortic valve)이 있다(그림.1-1). 심장은 심장외벽의 심장바깥막(외심막, Epicardium), 심장근육을 구성하는 심근(Myocardium) 그리고 심장의 부드러운 내부를 구성하는 심장속막(심장내막, Endocardium)으로 구성되어 있다.

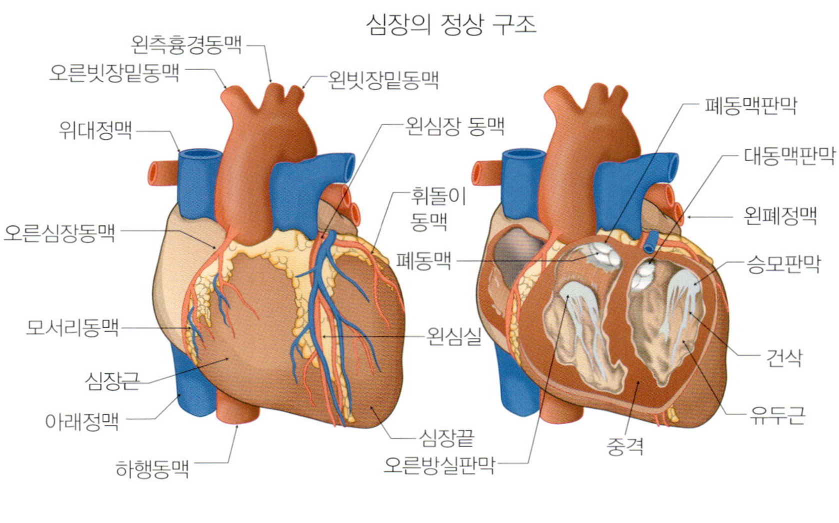

그림.1-1. 심장의 구조도와 단면도

혈액 순환도
위, 아래 대정맥(Superior, Inferior vena cava)→오른심방→오른방실판막(Tricuspid valve)→오른심실→폐동맥판막(Pulmonary valve)→폐동맥→폐세동맥(Lung arterioles)→폐→폐정맥→왼심방→승모판막(Mitral valve)→왼심실→대동맥판막(Aortic valve)→대동맥(Aorta)→온몸의 모세혈관→대정맥(Vena cava)→ 위, 아래 대정맥(Superior, Inferior vena cava)

심장주기(Cardiac cycle)는 심실이 수축하는 심장수축기(Systole)와 심실이 이완되면서 심실 내에 혈액이 차는 심장확장(이완)기(Diastole)로 나뉜다. 관상동맥(Coronary artery)은 심근에 혈액을 통해 산소와 영양분을 공급함으로써 심장의 수축과 이완을 반복적으로 할 수 있도록 돕는다. 관상동맥은 크게 3개로 나뉜다. 오른관상동맥은 주로 오른심실과 오른심방, 왼심실의 아래부위에 산소와 영양분을 공급하고, 왼관상동맥은 좌전하방동맥(Left anterior descending artery)과 휘돌이동맥(회선동맥, Circumflex artery)으로 나뉜다. 좌전하방동맥은 왼심실과 심실사이막(심실중격, Interventricular septum) 그리고 심장끝(심첨, Apex of heart)에 산소와 영양분을 공급하고, 휘돌이동맥은 왼심실의 바깥측과 아랫부분에 혈액을 공급한다. 관상정맥은 관상동맥과 병행하며 심장에서 나오는 혈액은 관상정맥동(Coronary sinus)이라는 굵은 정맥을 통해서 오른심방으로 순환하게 된다.

심장박동은 오른심방과 위대정맥 사이에 위치한 동굴심방결절(동방결절, Sinoatrial node, SA node)에서 심장수축을 일으킬 수 있는 전기자극이 발생되어 왼, 오른 심방근을 자극하고, 오른심방과 오른심실 사이(우심방중격)에 위치한 방실결절(Atrioventricular node, AV node)을 거쳐서 방실다발(AV bundle), 왼, 오른 푸르킨에 섬유(Purkinje fiber)를 자극하여 왼, 오른 심실근을 수축시킨다(그림.1-2). 동굴심방결절과 방실결절은 교감신경과 부교감신경의 지배를 받으며, 동굴심방결절은 심장의 전기적 신호를 주도하는 역할(Pacemaker)을 한다. 만약에 동굴심방결절의 기능이 떨어지면 동굴심방결절에서 그 역할을 대신하게 된다.

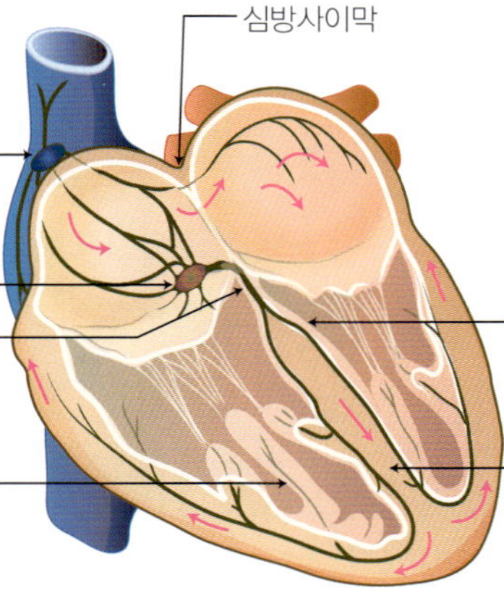

그림 1–2. 심장 내 전기적 자극 전도 모형도

심장흥분 전도순서
동굴심방결절(S–A node)→왼, 오른심방(좌심방은 Bachmann's 다발 전도에 의해)→방실결절(A–V node)→방실다발(Bundle of His)→왼, 오른 다발가지(Bundle Branch)→푸르킨예 섬유(Purkinje fiber)→왼, 오른심실근 수축

인체 내 혈관은 크게 동맥, 정맥, 그리고 모세혈관으로 나뉜다. 동맥은 심장에서 대동맥, 중동맥, 소동맥 그리고 세동맥으로 나뉘면서 모세혈관으로 산소가 풍부한 혈액을 전달한다. 동맥은 혈관속막(내막, Tunica intima), 혈관중간막(중막, Tunica media), 그리고 혈관바깥막(외막, Tunica adventitia)으로 구성되어 있다. 혈관속막은 탄력막(Elastic membrane)과 부드러운 내피(Endothelium)로 구성된 결합조직으로 되어 있고 혈관중간막은 두꺼우며 평활근인 민무늬근섬유와 탄성섬유로 이루어져 있고, 혈관바깥막은 혈압에 내구성이 있는 탄력성이 강한 콜라겐섬유(Collagen fiber)와 탄력섬유(Elastic fiber)로 구성된 결합조직으로 이루어져 있다. 모세혈관은 내피세포층으로 구성되었으며 내피세포 사이로 모세혈관구멍(Capillary pore)이 있다. 정맥에는 혈액의 역류를 방지하는 판막이 있으며 동맥과 같이 혈관속막, 혈관중간막 그리고 혈관바깥막으로 이루어져있지만 혈관중간막은 동맥에 비해서 얇고 민무늬근섬유와 탄성섬유가 적게 구성되어 있고, 혈관속막에는 탄력막이 없다(그림.1–3).

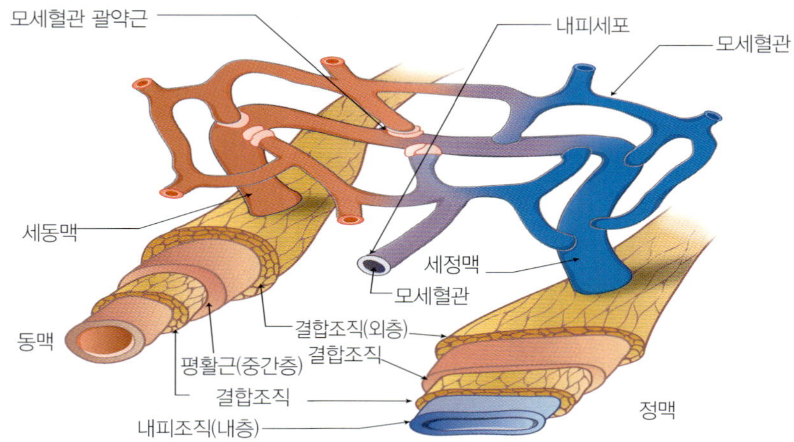

그림.1-3. 동맥, 모세혈관, 정맥 구조

1. 심장주기(Cardiac Cycle)

심방과 심실의 수축과 이완의 주기적인 반복을 심장박동(Heartbeat)이라고 한다. 심장주기는 심방수축 시작부터 다음 심방수축 시작까지를 말한다. 심방이 수축하게 되면 심방 내 압력이 심실 내 압력보다 높아져서 오른방실판막, 승모판막(이첨판막)이 열리면서 심방 내 혈액이 심실로 이동하게 된다. 심전도(Electrocardiogram, ECG)에서 P파형이 이 시기에 발생된다. 혈액의 심실 내 유입으로, 심실 내 압력이 증가되면서 심실의 수축이 시작되는데 심실의 수축이 시작되면 오른방실판막, 승모판막(이첨판막)은 닫히면서 긴 저음의 심음(Heart sound, S1)을 내고, 폐동맥판막, 대동맥판막(반월판)막이 열리면서 혈액이 폐동맥과 대동맥으로 이동된다. 심전도에서 QRST파형은 심실수축기에 발생된다. 심실 안에 혈액이 심실 밖으로 이동하면, 심실이완이 시작되는데 혈류의 역류를 막기 위하여 폐동맥판막, 대동맥판막(반월판)이 닫히면서 짧은 고음의 심음(S2)이 발생된다. 심실이완 후 심방이 이완하면서 혈액이 위대정맥, 아래대정맥 그리고 폐정맥을 통해 심방으로 들어오게 된다(그림.1-4).

심장주기시간은 약 0.8초정도 소요된다. 이를 시기별로 분류하면 심방수축기는 0.11초, 심실수축기는 0.27초 그리고 심실과 심방이완기는 0.42초정도 소요된다.

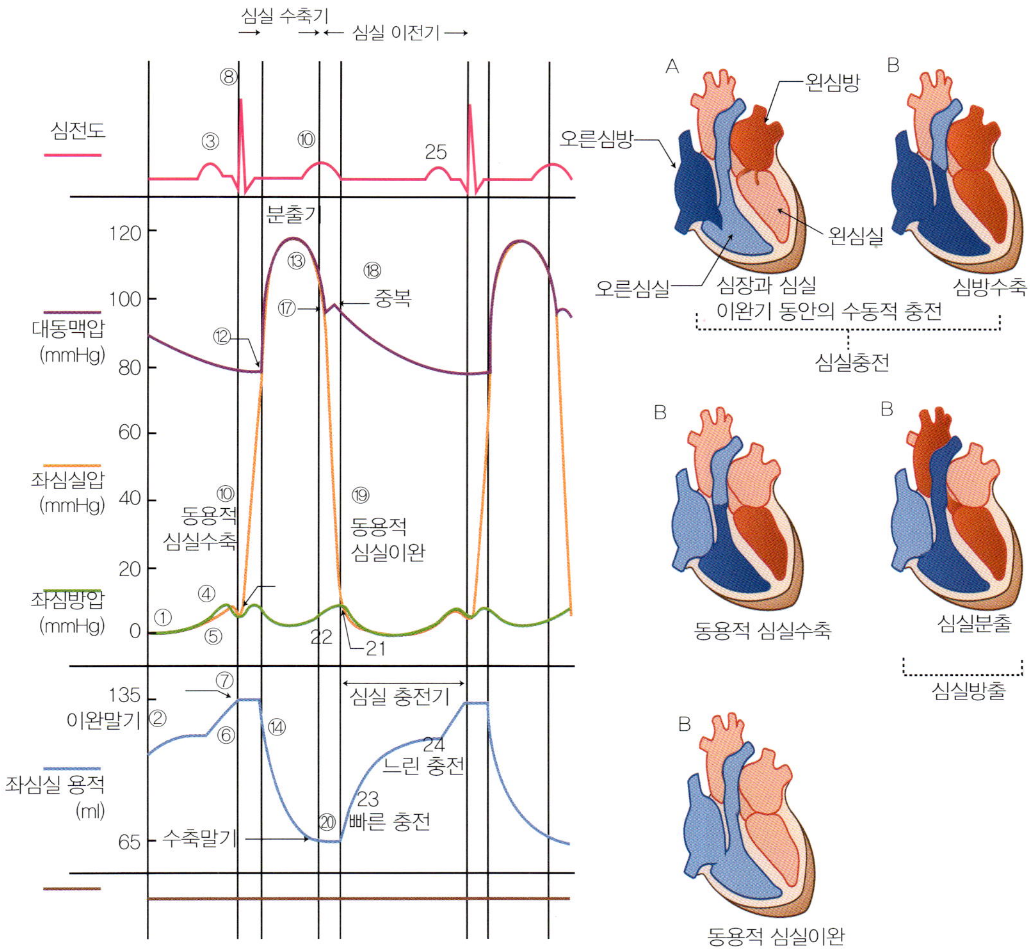

그림.1-4. 심장주기(심전도, 혈압, 심실용적 비교)

2. 혈류역학(Hemodynamic)

정상적인 심장은 24시간 멈추지 않고 계속적으로 신체 내 기관들에 혈액을 공급한다. 심근의 수축시 왼심실에서 대동맥으로 내보내는 혈액량을 1회 구축량(Storke volume, SV)이라고 하며 약 70mL정도이다. 확장기말용적(End-diastolic volume, EDV)은 심실수축 이전에 심실 내에 있는 혈액량, 수축기말용적(End-systolic volume, ESV)은 심실수축 이후에 심실에 남아있는 혈액량을 말한다. 확장기말용적은 약 120mL이고 수축기말용적은 약 50mL 정도이다. 확장기말용적과 수축기말용적의 변화는 1회 구축량 변화를 초래시킨다. 예를 들어, 확장기말용적이 증가하면 1회 구축량도 증가하고 수축기말용적이 증가하면 1회 구축량은 감소한다.

1회 구축량은 전부하(Preload), 후부하(Afterload), 그리고 심근수축력(Contractility)에 의해 변화한다. 전부하는 심장 내에 혈액이 충분히 차 있는지를 말하는데 전부하가 클수록 1회 구축량은 증가한다. 후부하는 왼심실에서 혈액이 박출될 때 심실벽에서 발생하는 저항을 말하며 후부하가 커질수록 왼심실의 펌프능력이 저하되면서 1회 구축량이 감소한다. 그리고 심근수축력이 강할수록 1회 구축량은 증가한다.

SV(1회 구축량) = EDV(확장기말용적) – ESV(수축기말용적)

심장박출량(Cardiac output, CO)은 왼 혹은 오른심실에서 1분간 박출되는 혈액량을 말한다. 심장박출량은 1회 구축량(SV) 과 1분간 심장박동수(Heart rate)를 곱한 양을 말하며 약 4~6L/분정도이다. 비록 왼심실의 압력이 오른심실보다 강하지만 왼심실과 오른심실의 1회 구축량은 같다.

CO(심장박출량) = SV(1회 구축량) * HR(심박동 수)

심장박출량은 심장용적이 늘어남으로써 증가하게 된다. 그래서 어린이보다 심장용적이 큰 성인의 심장박출량이 높게 나타난다. 격렬한 운동을 하면 심장박동수는 증가하게 되지만 박동할 때마다 심근이 충분히 수축할 시간적 여유를 가지지 못하기 때문에 1회 구축량은 오히려 감소하게 된다.

3. 혈압(Blood Pressure)

심장에서 나온 혈액이 혈관 속에서 흐를 때 혈관벽에 미치는 압력을 혈압이라고 말하는데 혈압은 심장박출량과 혈관저항력에 의해 결정된다. 심장박출량이 증가하면 혈압은 상승하지만 혈관저항력은 혈관의 지름, 정맥 내에 혈액량 그리고 심장의 1회 구축량에 의해 영향을 받는다. 심실이 수축하여 혈액이 동맥으로 분출되고 동맥 내 긴장이 최고조일 때를 수축기혈압(Systolic blood pressure, SBP)혹은 최고혈압이라고 하며 심실이 이완하여 혈액이 분출되지 않아 동맥 내 혈압이 최소일 때를 이완기혈압(Diastolic blood pressure, DBP)혹은 최소혈압이라고 한다. 최고혈압과 최소혈압의 차이를 맥박압(Pulse pressure)이라고 한다. 심장박출량이 증가하거나, 동맥의 탄성이 줄어들면 맥박압이 증가한다. 일반적으로 사람마다 차이는 있지만 평균적 맥박압은 40mmHg정도이다.

혈압은 심장반사와 혈관반사를 조절하는 자율신경에 의해서 조절되는데 심장반사는 심장벽에 있는 압력수용기(Baroreceptor)와 화학수용기(Chemoreceptor)작용에 의해 일정하게 유지된다. 혈관반사는 교감신경지배를 받는 혈관수축신경과 교감신경과 부교감신경지배를 받는 혈관이완신경에 의해 혈관 내 혈액량을 조절하면서 혈압조절에 영향을 미친다.

4. 말초순환(Peripheral circulation)

말초순환은 동맥(Arteries), 정맥(Veins), 모세혈관(Capillaries) 그리고 림프(Lymphatic system)순환으로 나뉜다. 동맥은 폐에서 가스교환 후 혈액 내에 산소량이 풍부한 혈액이 지나는 대동맥과 전신순환 후 이산화탄소를 포함한 정맥혈을 폐로 보내는 폐동맥으로 나뉜다. 동맥혈은 심장펌프작용에 의해서 신체 내에 압력이 높은 곳에서 낮은 곳으로 흐르는 혈액을 말한다. 동맥은 탄성이 강한 속막, 두꺼우면서 탄성섬유와 민무늬근섬유로 구성된 중간막, 그리고 결합조직섬유로 구성된 바깥막으로 이루어져 있다.

정맥은 각 신체조직에서 심장으로 혈액을 보내는 혈관으로 동맥과 평행하게 흐른다. 정맥도 동맥과 마찬가지로 3층 막으로 구성되어 있는데, 정맥의 중간막은 동맥보다 얇으며 정맥은 동맥과 달리 혈관자체 운동이 불가능하기 때문에 혈액역류를 막기 위하여 정맥 내에 정맥판막이 있다. 정맥혈은 체내순환을 하고 심장으로 되돌아오는 혈액으로 암적색이며 혈액 내에 산소량이 적다. 정맥순환은 정맥을 감싸고 있는 근육의 수축, 중력 혹은 호흡 등 혈관 외부적 자극에 영향을 받는다.

모세혈관은 세동맥(Arterioles)과 세정맥(Venules)을 이어주는 그물망 같은 작은 혈관이다. 모세혈관의 벽은 내피세포(Endothellal cell)로 구성되어있으며 매우 얇으며 투과성이 높아 혈관 내 혈액과 주위조직이나 세포 사이에서 산소, 영양분 그리고 노폐물을 확산, 여과, 그리고 삼투압작용에 의해 내피세포를 통해 교환하는 기능이 있다.

모세혈관을 통해 나온 혈장성분의 조직액이 림프관을 통해 흐르는 것을 림프액이라고 한다. 림프액은 모세림프관, 림프관, 림프절(Lymph node), 림프본관 그리고 집합체를 거쳐 빗장밑정맥(쇄골하정맥, Subclavian vein)으로 흐른다. 림프순환도 정맥순환과 비슷하게 주변 근육수축작용으로 림프액이 한 방향으로 흐르게 한다. 림프관에는 림프액의 역류를 방지하기 위하여 판막이 발달되어 있다. 림프절은 림프액을 포식작용을 통하여 여과시키고 림프구를 생성하여 항체를 만드는 역할을 한다. 림프절은 아래턱

(Submaxillary), 목(Cervical), 겨드랑이(Axillary), 창자간막(Mensenteric), 엉덩이뼈(장골, Iliac), 샅굴(서혜부, Inguinal), 다리오금(Popliteal) 그리고 팔꿈치(Cubital)에 분포되어 있다. 림프계는 체액이동, 면역기능, 여과작용 그리고 부종완화 등의 기능을 한다.

5. 심장의 산소요구량(Oxygen Consumption of Heart)

근육이 수축하기 위해서는 포도당과 같은 영양분이 필요한 것 같이 심근이 수축하려면 심근 내에 산소공급이 원활하여야 한다. 심근의 산소요구량(Myocardial oxygen demand, MVO_2)은 심장박동수, 혈압, 심근의 수축력 그리고 심근 내 장력에 의해 결정된다. 심장박동수, 혈압, 심근의 수축력 그리고 심근 내 장력의 증가는 심근의 산소요구량을 증가시킨다. 심근 내 산소요구량 증가는 관상동맥혈관저항을 저하시켜 심근 내 혈류량을 증가시킨다. 협심증은 심근의 산소요구량과 공급량이 불균형하면서 발생하는데 심근의 수축력과 심근 내 장력은 의학적으로 측정이 어려우나, 심장박동수와 수축기, 이완기혈압 측정으로 심근산소요구량을 측정할 수 있다.

6. 심장지배 신경(Cardiac nerve)과 순환에 영향을 미치는 요소들

심장은 자율신경의 교감신경(Sympathetic nerve)과 부교감신경(Parasympathetic nerve)의 이중지배를 받는다. 교감, 부교감신경은 뇌줄기(뇌간, Brain stem)에 위치한 숨뇌(연수, Medulla oblongata)에 의해 지배를 받는다. 교감신경은 심장기능을 촉진하는 신경으로 흉부교감신경절(T1–T4)은 심장으로 가서 심장박동 증가, 혈압상승 혹은 관상동맥 확장을 유발한다. 교감신경자극은 신경말단에서 에프네프린(Epinephrine)과 노르에프네프린(Norepinephrine)분비를 촉진하여 심장박동, 심근수축력 그리고 심근 내 신진대사를 촉진하게 된다. 부교감신경은 심장기능을 억제하는 신경으로 미주신경(Vagus nerve)에 의해서 심장박동 감소, 혈압저하 혹은 관상동맥 수축을 유발한다. 부교감신경의 자극은 신경말단에서 아세틸콜린(Acetylcholine) 분비를 활성화하여 심장박동, 심근수축력 그리고 심근 내 신진대사를 저하시킨다.

압력수용기(Baroreceptors)는 대동맥활(궁)(Aortic arch)벽과 목동맥팽대(경동맥동, Carotid sinus)에 위치한 감각수용기로써 혈압에 반응하여 심박수(Heart rate)를 조절하는 역할을 한다. 혈압이 상승하면 부교감신경이 활성화되고, 심박수와 심장수축력이 감소하며 말초혈관의 저항이 줄어들게 된다. 혈압이 저하되면 교감신경이 활성화되고, 심박수와 심장수축력이 증가하며 말초혈관 수축으로 인하여 저항력이 증가된다.

화학수용기(Chemoreceptor)는 목동맥토리(경동맥소체, Carotid body)에 위치하며 혈액의 화학적 요소, 온도변화 혹은 이온농도에 의해 반응한다. 혈액 내 이산화탄소량이 증가 혹은 산소량이 감소하면 혈액 내에 산성도(pH)는 감소하게 되고 화학수용기가 반응하여 심박수를 증가시킨다. 반대로 혈액 내에 산소량이 많으면 심박수를 감소시킨다. 체온상승은 심박수를 증가시키고 체온저하는 심박수를 감소시킨다. 혈액 내 칼륨농도가 높아지면(Hyperkalemia) 심박수와 심근수축력을 감소시키고 혈액 내 칼륨농도가 낮아지면(Hypokalemia) 심박수와 심근수축력을 증가시킨다. 혈액 내 칼슘농도가 높아지면(Hypercalcemia) 심장기능이 증가하고 반대로 혈액 내 칼슘농도가 낮아지면(Hypocalcemia) 심장기능이 저하된다.

(2) 심장질환들의 증후 및 증상들(Signs and symptoms of Cardiac diseases)

신체 여러 기관들에 영향을 주는 심장은 손상시 광범위한 신체부위에서 다양한 증후 및 증상들을 나타낸다. 이렇게 다양한 증후 및 증상들은 심장질환과 다른 질환들을 구분하는데 도움을 준다. 일반적인 심장질환의 증후 및 증상들은 통증, 피로, 심장박동 변화, 어지러움, 실신, 기침 그리고 호흡곤란(Dyspnea) 등이 있다.

1. 통증(Pain)

심장질환의 통증은 발병원인에 따라 여러 형태들로 나타난다. 협심증(Angina pectoris)과 심근경색(Myocardial infarction)의 경우 가슴이 조이는 듯한 통증을 심장부위에서 느낀다. 협심증의 경우 휴식이나 니트로글리세린(Nitroglycerin)을 복용하면 수분 내에 통증이 완화되는 경향을 보이나 심근경색의 경우 휴식이나 약물복용이 통증완화에 영향을 미치지 못한다. 일반적으로 협심증의 통증은 왼쪽가슴에서 왼쪽어깨와 왼쪽 팔 특히 자뼈(척골)(C7-T1)신경패턴의 연관통증(Referred pain)을 일으킨다. 이례적 협심증(Atypical angina)의 경우에는 가슴통증이 없으며 욱신거리거나 당기는듯한 통증, 양쪽 어깨, 등, 목, 얼굴, 턱, 치아 혹은 양쪽 팔에 통증이 휴식시에 발생하며 인체의 체온이 낮아지는 새벽 2~5시경에 자주 나타나곤 한다. 그리고 피로, 땀, 근력약화, 메스꺼움 증상을 보이며 노인연령층에 많이 발병하며 당뇨병을 수반하기도 한다. 협심증은 종종 메스꺼움(Nausea), 구토(Vomiting), 트림(Burping)을 동반 수반하는데 이는 소화불량으로 오인되는 경우도 있다. 심근경색은 가슴과 뒷목에 통증을 호소하며 팔에서 부챗살통증(방사통증, Radiating pain)을 느끼고 복통이나 구토증세를 보이기도 한다. 심장막염(Pericarditis)은 들숨시 찌르는 듯한 가슴통증이 발생하며 자세를 바꿀 때 통증이 악화된다. 통증은 앉거나 상체를 앞으로 기울이면 완화된다. 심장근육염(Myocarditis)과 심장내막염(Endocarditis)은 가슴통증은 없지만 가슴의 답답함을 느끼고 발열이 나타나며 호흡이 짧아지고 피로감을 느끼게 된다. 대동맥자루(대동맥류, Aortic aneurysm)는 갑자기 뜨거운 느낌의 통증과 심장의 두근거림을 느끼며 신체활동력이 늘어나면 악화되는 경향을 보이며 등에서 화끈거리는 통증을 호소한다.

다리통증은 혈관의 문제에 의한 정맥염(Phlebitis), 혈관염(Vasculitis), 허혈(Ischemia) 그리고 간헐절뚝거림(간헐파행, Intermittent claudication)과 같은 혈액순환장애에 의해 주로 발생한다. 다리통증은 관절염과 같은 근골격계 질환, 당뇨에 의한 하체 신경병변 등에 의하여서도 나타난다. 정맥질환의 경우 시큰거리는 통증(Aching pain)과 함께 양쪽 발목아래로 부종이 생기며 피부색이 변한다(청색, 검정색 혹은 보라색). 정맥성질환의 깊은정맥혈전증(Deep vein thrombosis, DVT)은 종아리 부위에 통증과 다리에 부종, 누름통증 증세를 보인다. 동맥질환 경우 조이는 듯(Cramping)하고 저리는 듯(Numbness)한 통증과 함께 다리가 혈액순환 문제로 창백해지며, 털이 빠지고, 피부온도가 떨어진다. 동맥성질환의 간헐절뚝거림의 경우는 휴식을 취하면 통증은 감소하나 활동을 하면 통증이 악화된다.

2. 피로(Fatigue)

피로는 체내 에너지 고갈로 일상생활의 활동력이 줄어드는 것을 말한다. 피로감은 여러신체기관들의 이상으로 발생한다. 과도한 활동에 의한 근육 내에 글리코겐(Glycogen) 고갈, 젖산(Lactate)침착, 우울증 혹은 갑상샘기능항진 등에 의해 전신 혹은 국소적 피로를 느끼게 한다. 심장질환경우, 심장박출량에 영향을 미치는 질환들 즉 관상동맥질환(Coronary artery disease, CAD), 대동맥판 이상 그리고 심장기능상실증(심부전증, Heart failure)같은 심근병변들에서 피로 증세가 나타난다.

심장박출량 감소는 신체조직 내에 산소, 영양분 그리고 혈액공급 등의 차질을 야기시켜 신체 내 신진대사량의 증가를 초래하여 피로감을 느끼게 한다.

3. 불규칙한 심장박동(Irregular Heartbeat)

심장에 이상 유무를 알기 위하여 가장 쉽게 판단할 수 있는 방법은 심장박동이 빠른지 느린지를 맥박촉지(Palpation)를 통해 검사하는 것이다. 심장박동이 1분에 60회이하이면 느린맥(서맥, Bradycardia), 100회이상이면 빠른맥(빈맥, Tachycardia)이라고 한다. 심장박동의 불규칙함은 단순히 심장에 문제가 있음을 말하는 것뿐만 아니라 응급상황에 해당하는 위급한 상황이다.

부정맥(Arrhythmia)은 심장박동이 불규칙적이거나 규칙적이라도 정상보다 빨라지거나 느려지는 경향을 보인다. 심장박동을 모니터링 하기 위해 심전도(ECG)판독을 유용하게 사용하고 있다.

심실위 빠른맥(상심실성 빈맥, Supraventricular tachycardia, SVT)의 ECG 특징은 P파형과 T파형이 합쳐친다는 것이다. 심장된떨림(심방조동, Atrial flutter)은 동굴심방결절에서 심장박동이 시작되지 않으며 P파형은 존재하나 심전도파형은 톱니형태를 보이며 심장박동수는 250~300회/분정도이다. 심방잔떨림(심방세동, Atrial fibrillation) 역시 동굴심방결절에서 심장박동이 시작되지 않으며, P파형이 없고 심장리듬이 불규칙적이며 심장박동수는 350회/분이상이다. 심실빠른맥(심실성 빈맥, Ventricular tachycardia)도 동굴심방결절에서 심장박동이 시작되지 않으며, P파형이 없고 QRS파형은 넓고 기이한 형태(Bizarre)이고 심장박동수는 100~250회/분정도이다. 심실잔떨림(심실세동, Ventricular fibrillation) 역시 동굴심방결절에서 심장박동이 시작되지 않으며, QRS파형이 없고 불규칙한 파형형태를 보인다(그림.3-5).

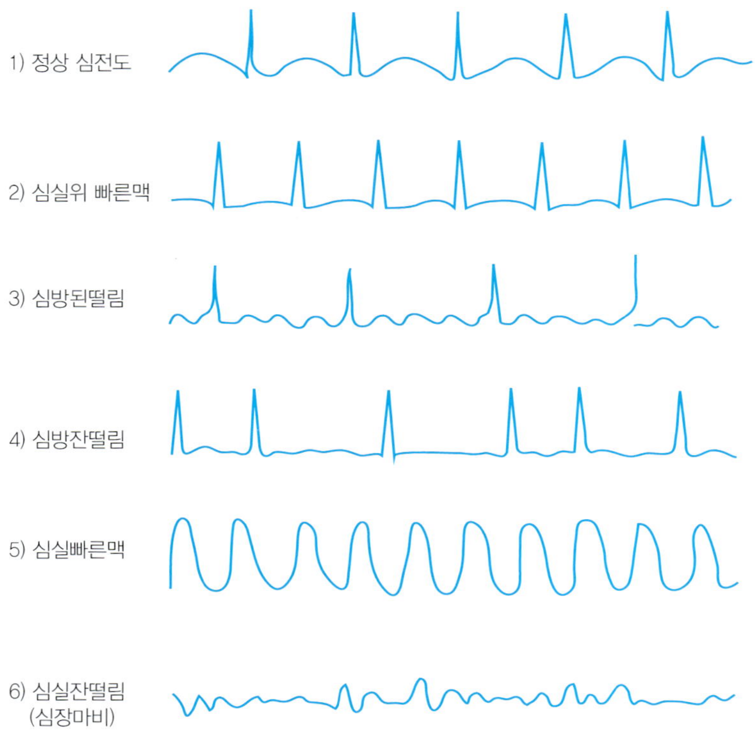

그림.1-5. 부정맥들의 심전도(ECG)

4. 어지럼증 혹은 현기증(Light-headedness or Dizziness)

어지러움 혹은 현기증은 심장질환에서 일반적으로 나타나는 증상이다. 어지러움 혹은 현기증의 원인은 신경계, 내분비계, 비뇨생식계 그리고 소화기질환 등 여러가지가 있다. 심장질환에서는 과다호흡(Hyperventilation), 저혈압(Hypotension), 심실이소성 활동(Ventricular ectopic activity, VEA), 부정맥(Arrhythmia), 울혈성심장기능상실증 등에서 어지러움과 현기증이 가슴통증과 호흡곤란과 같은 증상들과 같이 발생한다. 과다호흡은 어지러움 뿐만 아니라 불안감증세와 팔이나 손가락이 저리거나 마비되는 느낌을 보이곤 한다. 기립성저혈압은 자세의 변화 즉 앉아있다가 일어설 때마다 반복적으로 어지러움이 발생하는 것이다. 심실이소성 활동, 부정맥, 울혈성심장기능상실증에 의한 어지러움은 심장박출량 감소로 중추신경계 내 허혈로 인해 발생한다. 부정맥 환자는 실신 혹은 실신 전 단계에 어지럼증을 호소하곤 한다. 그 외에 부교감신경의 활성화로 인하여 동, 정맥의 확장으로 인한 혈압저하와 느린맥으로 인해 어지러움 혹은 현기증을 호소할 수 있다.

5. 실신(Syncope)

갑작스럽게 의식을 잃는 것을 실신이라고 한다. 보통 사람들이 가장 많이 경험하는 심장신경성실신(Neurocardiogenic syncope)은 심장 자체에는 문제가 없으나 통증, 주변 환경(더위, 밀폐된 공간), 공포감, 피로 혹은 출혈 등과 같은 외부요인들에 의하여 자율신경계 불균형을 초래하여 심박수가 줄어들고 혈압이 떨어져서 발생한다. 실신 이전 증상은 얼굴에 창백, 지속적 하품, 과다호흡, 윗배부위 통증(Epigastric pain), 메스꺼움, 희미해지는 시야 등이 있다. 이러한 증상들은 해당되는 수용체를 자극하고 구심성신경신호(Afferent neural signal)가 미주신경의 C섬유를 타고 자율신경을 조절하는 뇌줄기의 숨뇌로 전달되어 상부 중추로부터 원심성신경신호(Efferent neural signal)가 심장과 혈관으로 전달되어 혈관확장에 의한 혈압저하, 느린맥 혹은 심장정지를 초래하여 실신증상이 발생하게 된다. 심장신경성실신 중에서 가장 흔하게 발생되는 혈관미주신경성실신(Vasovagal syncope)은 갑자기 일어서거나, 오래 서있는 것 같은 외부자극에 의해 교감신경이 과도하게 활성화되어 심실의 과도한 수축이 일어나 왼심실 뒤쪽아래에 위치하는 심장내막 기계수용체(Endocardial mechanoreceptor)가 자극하게 되고, 이 자극은 구심성신경신호를 발생시켜 숨뇌로 전달되고 위와 같이 원심성신경신호를 발생시켜 심장과 혈관에 영향을 미쳐 실신을 발생시킨다.

사람이 누워있다가 앉거나 서게 되면 500cc정도의 혈액이 다리 밑으로 쏠리면서 머리의 혈압이 떨어지게 된다. 이것은 목동맥팽대(경동맥동, Carotid sinus)에 위치한 압력수용기(Baroreceptor)가 작용하여 심장과 다리에 있는 혈관을 조절하여서 혈압을 상승시킨다. 목동맥팽대과민증은 이러한 조절능력에 이상이 생겨서 실신을 초래한다.

심장이상으로 발생하는 심장성실신(Cardiac syncope)은 심장에서 발생하는 각종 부정맥으로 인한 경우가 많다. 부정맥의 경우 일시적으로 혈압이 떨어지며 뇌혈류량이 감소하여 실신을 유발시킨다. 또한 심실잔떨림같은 심실 내 이상과 심근경색과 같이 심장기능이 갑자기 심하게 저하되면서 실신할 수 있다. 이러한 심장성실신은 돌연사로 이어질 가능성이 높기 때문에 응급상황에 해당하므로 반드시 주의하여야 한다.

6. 기침(Cough)

기침은 기도를 막는 이물질을 제거하는 보호반사의 일종으로 일반적으로 기침은 폐렴, 만성기관지염과 같은 기관지질환에서 올 수도 있지만 심장질환에서 나타날 수도 있다. 심장질환에 의한 기침은 가래가 없는 마른기침을 하며 수면 중에 증상이 심해질 수 있으며 자세변화에 의해서 기침이 줄어들 수 있으며 기침과 같이 피가 나올 수 있다.

심장기능상실증의 왼심실기능상실(좌심실부전, Left ventricular failure)은 기관지를 압박하여 기침을 발생시키고 폐부종(Pulmonary edema)을 동반하여 기침과 함께 피가 섞인 선홍빛의 가래가 나오기도 한다.

7. 호흡곤란(Dyspnea or Short of Breath, SOB)

일반적으로 과격한 운동 후에 호흡에 어려움을 느끼는데 이런 현상을 호흡곤란이라고 한다. 호흡곤란은 40회/분 이상의 호흡수(Respiratory rate)를 동반한다. 호흡곤란을 일으키는 심장질환들은 관상동맥질환, 판막성질환, 심근질환, 협착심장막염(Constrictive pericarditis) 등에서 볼 수 있다.

심장기능상실증의 가장 흔한 원인이 되는 관상동맥질환은 심장 내에 충분한 혈액 공급이 되지 않아서 가슴통증과 함께 호흡곤란을 겪게 된다. 판막성질환 중 승모판역류(Mitral Regurgitation)는 혈액이 역류하여 왼심방이 확장되고 폐동맥압이 상승하여 호흡곤란을 야기시킨다. 심근경색(Myocardial infarction, MI)은 관상동맥에 동맥경화가 일어나서 심장근육에 이상이 생기면서 10분이상 가슴통증과 호흡곤란을 일으킨다. 심근경색일 때 자세변화는 가슴통증이나 호흡곤란 증세에 별다른 영향을 미치지 못한다. 협착심장막염의 호흡곤란은 누우면 악화되지만 서있거나 앉거나, 몸을 앞으로 숙이면 증세가 호전된다.

(3) 물리적 검사(Physical Examination)

1. 문진(Interview)

환자와의 대화를 통하여 가족병력, 과거 현재 병력, 생활태도, 습관, 심리상태 등 질환에 영향을 미치는 요소들을 파악함으로써 진단에 큰 도움을 줄 수 있다. 가족병력은 유전적 심장질환을 이해하는데 도움을 주지만 대부분의 심장질환들에서 유전성과의 연관성은 확실히 밝혀지지는 않았다. 하지만 심장질환에 영향을 미치는 질환의 가족병력(당뇨, 고혈압, 비만)이 있다면 심장질환이 나타날 수 있는 확률은 높아지게 된다. 과거와 현재병력은 진단방향을 결정하는데 큰 도움을 준다. 특히 현재의 병력은 병의 시작, 진행, 증세 등 진단에 있어서 가장 중요한 정보를 제공한다. 예를 들어, 동맥경화증이나 고혈압과 같은 질환을 환자가 과거나 현재에 앓았거나 앓고 있다면 심장과 혈관에 무리를 주고 영향을 미칠 수 있기 때문에 물리치료사는 반드시 검진을 할 때 심혈관조직검사를 고려하여야 한다. 많은 질병들은 생활습관에 의해 발생하곤 한다. 비활동적인 사람들은 규칙적으로 운동을 하는 사람들보다 심장기능이 떨어지기 때문에 심장질환에 노출될 수 있는 확률이 높고 과도한 육류섭취나 지속적인 흡연습관은 혈관 내에 콜레스테롤 침착으로 인하여 혈관의 문제를 야기시키고 심장의 부담감을 증진시킬 수 있다. 정신적 심리상태의 불안은 생체의 리듬을 떨어뜨릴 뿐만 아니라 면역성 감퇴를 촉진하여 질환의 발생률을 증가시킬 수 있다.

이렇게 물리치료사는 문진을 통하여 환자가 심혈관질환에 영향을 줄 수 있는 위험인자 요소들을 가졌는지와 가졌으면 얼마나 많이 가지고 있는지를 파악하여 검진을 시행할 때 고려하여야 한다.

심장질환 위험인자요소들

· 직접요소들

고혈압(Hypertension, HTN), 고지혈증(High blood cholesterol), 당뇨(Diabetes), 비만(Obesity), 흡연(Smoking), 비활동적 생활습관(Sedentary life style), 가족병력(Family history) 등

· 간접요소들

스트레스(Stress), 성별(Gender), 나이(Age), 유전(Heredity) 등

문진을 통하여 얻어진 환자의 건강정보를 바탕으로 물리치료사가 환자에게 어떤 신체 조직의 검진, 검사가 필요한지를 판단하고 계획을 세울 수 있게 한다.

2. 시진(Inspection)

시진을 통하여 환자의 자세, 호흡상태, 피부상태, 피부색 등을 검사 할 수 있다. 심장질

환마다 나타나는 증상들이 다양하지만 일반적으로 심장질환을 가진 환자들의 자세는 앞으로 움츠리는 자세를 취하며 가슴통증으로 인해 왼쪽 가슴을 손으로 움켜잡거나 양쪽 팔로 어깨를 감싼다. 그리고 목, 가슴, 배 부위의 호흡 보조근들을 이용한 호흡을 하기 때문에 짧고 얕은 호흡을 하게 된다.

동맥질환의 경우 피부는 건조하고 창백하며 탈모증세가 보인다. 정맥질환의 경우에는 피부색은 진한 갈색 혹은 검푸르게 변하며(Cyanosis) 피부가 두꺼워진다. 그리고 양쪽 발목에서 통증이 없는 부종이 나타나곤 한다. 오른심실기능상실증(Right ventricular failure)의 경우에도 양쪽 발목에서 통증이 없는 부종이 발생하는데 정맥질환과 달리 피부색 변화는 없으며 단시간에 체중증가 현상을 보인다. 편측 부종은 혈전정맥염(Thrombophlebitis)이나 말초혈관질환(Peripheral vascular disease, PVD)에서 나타난다.

목정맥압(경정맥압, Jugular venous pressure, JVP)은 오른심방과 전신 체액량을 알 수 있는 지표이다. 침대의 머리 쪽을 30~45도정도 올린 상태에서 복장빗장꼭지돌기근육(흉쇄유돌근, Sternocleidomastoid muscle)의 긴장을 풀고 목정맥이 잘 보이도록 고개를 관찰하고자 하는 쪽 반대로 살짝 돌린다. 바깥목정맥(외경정맥, External jugular vein)과 안목정맥(내경정맥, Internal jugular vein)의 맥박을 확인한다. 복장뼈각(흉골각, Sternal angle)을 기점으로 자를 수직으로 세워서 설압자를 이용하여 오른쪽 바깥목정맥 혹은 오른쪽 안목정맥의 수직거리를 재는데 일반적으로 오른쪽 안목정맥이 오른쪽 바깥목정맥보다 정확하다. 정맥압이 복장뼈각에서 4cm이상이면 증가된 것으로 생각해야 한다(그림.3-6).

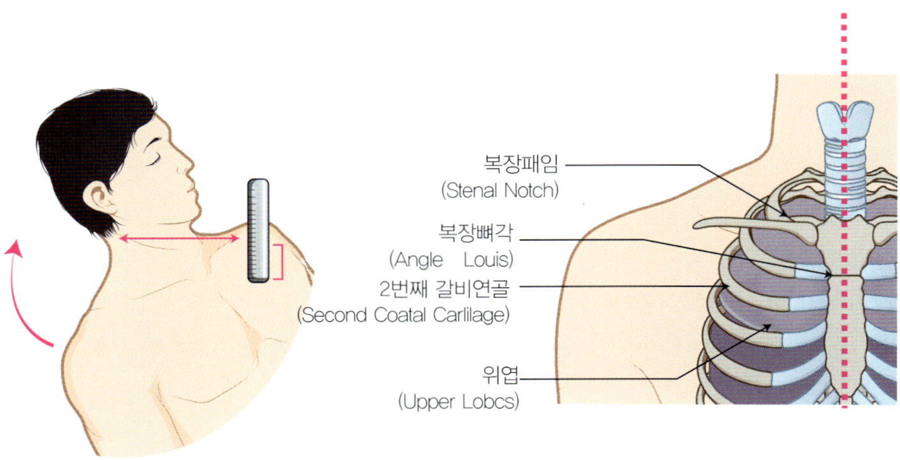

그림.1-6. 목정맥압 검진

선천성 심장질환이나 만성폐질환시 조직 내에 저산소혈증(Hypoxemia)이 생기면 손톱이나 발톱끝이 곤봉처럼 뭉툭해지고 손(발)톱 바닥 부위와 손(발)톱 표면부위가 이루는 각이 180도이상되는 곤봉지(Clubbing digit)를 볼 수 있다. 곤봉지 자체는 질병이 아니지만 심장, 폐질환과 연관되어 나타난다(그림.3-7).

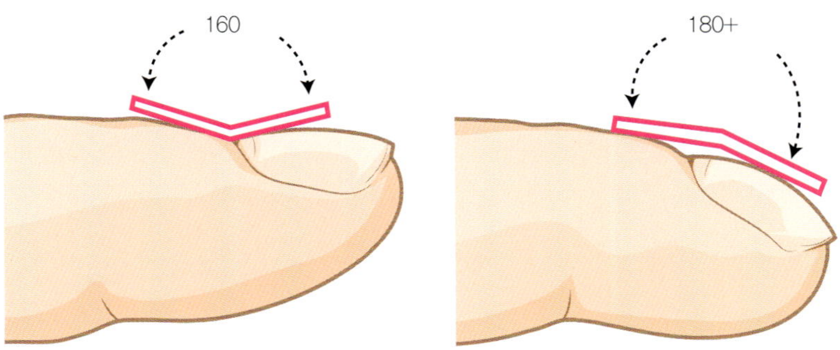

그림.1-7. 정상손톱과 곤봉지(Clubbing nail)

3. 촉진(Palpation)

촉진은 가슴통증을 유발하는 심장질환을 검사하는데 유용하게 사용되는 검진방법 중에 하나이다. 맥박은 심장의 박동으로 인해 대동맥 속으로 급속히 유입되는 혈액의 압력이 동맥에 나타나는 현상이다. 맥박촉진은 심장박동에 의한 동맥의 두근거림을 측정하는 방법이다. 맥박촉진부위는 심장꼭대기박동(심첨맥박, Apical impulse), 목동맥(Carotid artery), 관자동맥(Temporal artery), 노동맥(요골동맥, Radial artery), 위팔동맥(상완동맥, Brachial artery), 넙다리동맥(대퇴동맥, Femoral artery), 오금동맥(슬와동맥, Popliteal artery), 뒤정강동맥(후경골동맥, Posterior tibial artery), 발등동맥(족배동맥, Dorsal pedal artery)이 있다(표.1-1). 심장꼭대기박동은 가장 정확한 맥박촉진방법이며 말초맥박촉진이 어려울 때 사용된다. 노동맥은 맥박촉진에서 가장 흔하게 사용되며 위팔동맥은 노동맥 촉지가 어려운 신생아에 많이 사용한다.

뒤정강동맥, 발등동맥은 말초혈관질환을 검사하기 위한 발목위팔지수(Ankle brachial index, ABI)를 검사할 때 사용된다. 맥박촉지시 검사자는 검사자의 두번째 혹은 세번째 손가락을 맥박이 뛰는 부위에 살짝 대고 맥박의 리듬, 횟수, 강도를 느낀다. 검사자의 엄지손가락으로 맥박촉지시 검사자의 맥박느낌을 엄지손가락을 통하여 느끼기 때문에 정확한 측정이 어렵다.

심장박동이 규칙적인 경우에는 30초간 맥박을 측정한 다음 측정값의 2배를 하여 1분간 맥박수를 산출할 수 있으나 심장박동이 불규칙하거나 비정상적으로 빠르거나 느린 경우에는 1분간 맥박을 측정한다.

표.1-1. 맥박촉지부위들

	촉 지 부 위
심장꼭대기박동(Apical impulse)	왼쪽가슴 5번째 갈비뼈 사이와 빗장뼈중심선이 만나는 지점
목동맥(Carotid artery)	복장빗장꼭지돌기근육과 기관(Trachea) 사이
관자동맥 (Temporal artery)	귀 위의 앞쪽
노동맥(Radial artery)	아래 팔 바깥쪽에 엄지손가락 바닥부분
위팔동맥(Brachial artery)	팔오금(주와, Antecubital fossa)의 안쪽
넙다리동맥(Femoral artery)	위앞엉덩이뼈가시(장골능, ASIS)와 두덩결합(치골결합, Pubic symphysis) 사이
오금동맥(Popliteal artery)	무릎을 약간 구부리고 무릎 뒤쪽
뒤정강동맥(Posterior tibial artery)	안쪽 발목뼈 뒤쪽
발등동맥(Dorsalis pedis artery)	발등의 엄지발가락에서 발목에 연결되는 인대부위

촉진에 의한 피부온도 비교만으로 정확히 말초혈관질환들을 구분하는 것이 쉬운 일은 아니지만 양쪽 팔이나 다리의 피부온도비교를 통해 동맥, 정맥성질환을 추측할 수 있다. 동맥질환의 경우 정상적인 피부온도(30~32도)보다 낮으며 맥박이 감소된다. 정맥질환의 경우 피부온도에는 별 차이가 없으나 촉촉한 느낌과 부종이 나타난다. 장시간 침대에 누워서 움직임이 없는 환자에게서 나타나는 깊은정맥혈전증(심부정맥혈전증, Deep venous thrombosis, DVT)은 종아리에 심한 통증과 편측 부종을 수반한다.

부종은 오목성부종(Pitting Edema)과 비오목성부종(Non-pitting Edema)으로 나뉜다. 전자는 심장과 콩팥질환에서 발생하며 후자는 림프성부종에서 나타난다. 오목성부종은 압력을 가하였을 때 함몰부위가 생기며 피부가 원래상태로 부어 오르는데 시간이 걸린다. 오목성부종의 등급은 표.1-2와 같다.

표.1-2. 오목부종(함몰부종) 등급표

등 급	함 몰 깊 이	회 복 시 간
1+	2mm 이하	10초 이내
2+	2 ~ 4 mm	10 ~ 15초 정도
3+	4 ~ 6 mm	1분 이상 지속
4+	8mm 이상	2 ~ 5분 정도 지속

4. 타진(Percussion)

타진방법은 오른손이나 왼손의 2 혹은 3번째 손가락을 타진부위 위에 살짝 올려놓고 다른 손의 2, 3번째 손가락으로 타진부위에 올려놓은 손가락 위를 손목 스냅을 이용하여 두드려주는 오른손 · 왼손 기술이 있다. 심장막삼출(Pericardial effusion)과 같이 심장꼭대기박동(Apical impulse)이 촉지되지 않을 때는 타진법을 사용하는데 3, 4, 5번째의 갈비뼈 사이를 겨드랑이에서 복장뼈몸통 방향으로 2.5cm정도 간격으로 타진한다(그림.1-8). 타진시 환자는 호흡을 멈추고 있으며 정상적인 타진음은 겨드랑이쪽에서는 청명한 소리(Resonance)가 나며 복장뼈몸통으로 접근할수록 둔탁한(Dullness) 소리가 난다.

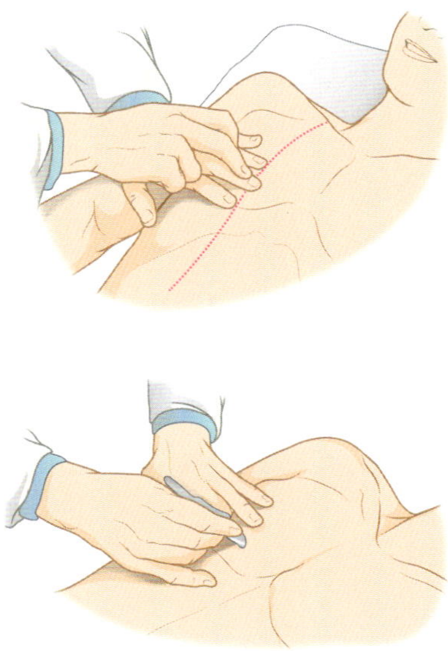

그림.1-8. 심장의 오른손 · 왼손 타진방법

5. 청진(Auscultation)

청진은 심장소리(심음)와 호흡소리를 청진기(Stethoscope)를 통해 들으므로 심장질환과 폐질환의 유무를 판단하는데 도움을 준다. 검사자가 청진을 할 때 피검사자는 타진을 할 때처럼 호흡을 멈춰야 한다. 심음은 박동하는 심장과 그로 인해 발생되는 혈류가 만들어내는 소리이다. 정상적은 심음에는 서로 다른 음색을 지닌 두가지의 소리들이 있다(S1, S2). 첫번째 소리인 S1은 심장이 수축을 시작하면서 오른방실판막판과 승모판막이 닫힐 때 나는 소리로 청진시 "럽(lub)"하고 들린다. S2 소리는 심장수축이 완료될 때 대동맥판과 폐동맥판이 닫힐 때 나는 소리로 "덥(dub)"하고 들린다. S1, S2 소리 이외에 S3, S4 소리도 청진시 들을 수 있는데, S3 소리는 어린이, 임산부 그리고 운동선수에게서 들을 수 있으며 S2가 끝난 후 이완기 초기에 나타난다. S1 이나 S2 소리보다 음조가 낮으며 소리가 "켄-터-키"같이 들려서 켄터키켈럽(Kentuck gallop)이라고도 한다. S3은 왼심실부전일 때 들을 수 있다. S4는 비정상적인 소리로 비대해진 심실로 혈액이 유입되면서 생성되는 소리이다. 왼심실기능상실이나 제한성 심근병변(Restrictive cardiomyopathy)시에 들을 수 있으며 S1 이전에 발생한다. S4는 관상동맥질환, 심근경색, 대동맥협착, 그리고 만성고혈압환자에게서 들을 수 있다. 그밖에 비정상적인 심음에는 째각째각 시계바늘 움직이는 소리 같은 째각음(Click)과 심장막염같이 두 심장막벽의 마찰로 생기는 마찰음(Rub)이 있다.

심음청진시 청진기의 벨(Bell)면으로 대동맥, 심장꼭대기박동소리, 그리고 심장판막소리를 듣는다. 삼첨판 청진은 목장뼈에 근접한 왼쪽 제 5번째 갈비뼈 사이(1), 승모판은 빗장뼈의 중심선의 안쪽에 있는 왼쪽 제 5번째 갈비뼈 사이(2), 대동맥판은 복장뼈에 근접한 오른쪽 제 2번째 갈비뼈 사이(3), 그리고 폐동맥판은 복장뼈에 근접한 왼쪽 제 2번째 갈비뼈 사이(그림.1-9) 부위에서 청진된다.

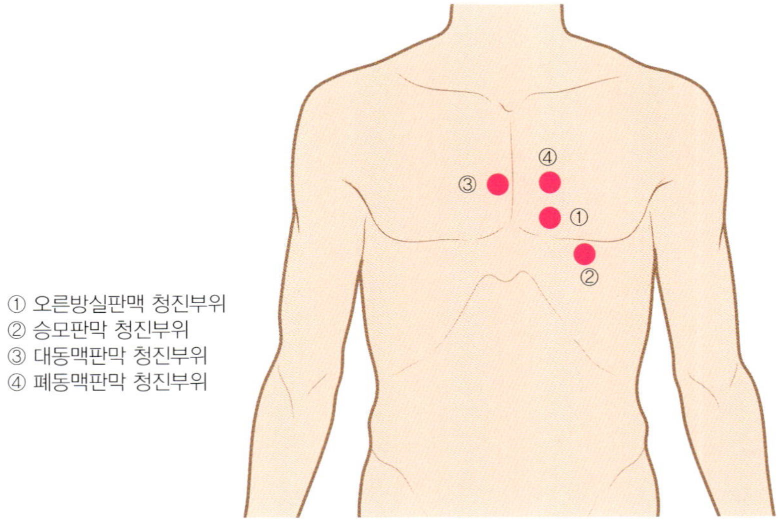

그림.1-9. 심음(심장판막) 청진부위

6. 혈압(Blood Pressure) 측정

혈압측정은 환자의 심장상태, 운동에 대한 심장의 반응상태, 자세변화에 의한 심장상태, 그리고 심리, 정신적 상황에 따른 심장상태 등을 객관적 수치로 측정할 수 있는 유용한 방법 중 하나이다. 하지만 혈압계를 이용한 일반적인 혈압측정치는 에이라인(Aterial line, A-line)을 통한 혈압측정치와 5~20mmHg정도 차이가 난다. 그러므로 혈압측정 시 5~6회 정도 측정해야 정확한 혈압을 알 수 있다.

수축기혈압은 심장박출량과 말초혈관저항과 관련이 있다. 수축기혈압이 높다는 말은 심장박출량이 많거나 말초혈관저항이 높다는 것을 의미한다. 반대로 수축기혈압이 낮다는 말은 심장박출량과 말초혈관저항이 낮다는 것을 의미한다. 정상인이 심한 운동을 하면 수축기혈압은 급상승하지만 어느 한계점에 다다르면 완만한 상승선을 이루게 된다. 반면 이완기혈압은 약간의 상승(10mmHg정도)을 보이거나 휴식 시와 큰 차이가 없다. 하지만 심장의 문제를 가진 사람인 경우 이완기혈압이 급상승하거나 급하강할 수 있으며, 수축기혈압 또한 지속적으로 상승하여 220mmHg를 넘을 수 있다. 자세의 변화에 따라서 혈압은 변할 수 있다. 누운자세보다 앉은자세에서 측정혈압이 높고, 앉은자세보다 서있는 자세에서 측정혈압이 높다. 흥분된 상태에서 혈압을 측정하게 되면 혈압은 정상치보다 상승하게 된다.

일상적으로 사용되는 혈압계는 수은혈압계, 아네로이드혈압계, 전자혈압계가 있다. 수은혈압계와 아네로이드혈압계 사용시, 혈압측정은 앉은자세에서 시행하며 혈압측정 30분 전에는 혈압에 영향을 미치는 커피나 흡연을 삼가하고 배뇨를 하여 방광을 비워야 한다. 혈압커프(Cuff) 크기선택은 팔의 직경보다 20%정도 넓은 것을 선택한다. 만약 너무 넓은 커프를 사용하게 되면 혈압이 낮게 나올 수 있다. 혈압측정시 팔의 위치는 심장위치와 같게 한다. 팔이 심장보다 낮으면 실제보다 혈압이 높게 나오고 심장보다 높으면 실제보다 혈압이 낮게 나오기 때문이다. 위팔동맥을 촉지하여 혈압계 커프 중심선을 위팔동맥에 맞추고, 청진기를 커프 아래 위팔동맥에 대고 커프 내 공기를 주입하고 커프벨브를 열어서 맥박이 1회당 2mmHg 내려가는 속도로 풀어준다. 검사자의 눈높이는 정확한 측정을 위하여 혈압계수은주나 혈압계판에 수평으로 한다. 커프 내 공기가 빠지면서 청진기를 통해 첫 음이 들리는데 이것을 수축기혈압(최고혈압)이라고 하고, 소리가 점점 약해지다가 사라지게 되는데 이때를 이완기혈압(최저혈압)이라 한다. 연령, 성별마다 정상혈압은 다르나 보통 120~80mmHg를 정상 혈압으로 본다. 성별, 연령별 혈압은 표.1-3과 같다.

표.1-3. 성별, 연령별 혈압관리

성별 / 연령	남 성		여 성	
	최고혈압	최저혈압	최고혈압	최저혈압
15 ~ 19	110 - 134	59 - 79	101 - 123	57 - 75
20 ~ 29	113 - 137	64 - 84	103- 125	60 - 78
30 ~ 39	114 - 142	67 - 89	106 - 134	63 - 83
40 ~ 49	126 - 150	71 - 95	112 - 146	68 - 90
50 ~ 59	121 - 159	73 - 97	117 - 159	70 - 94
60 ~ 69	124 -166	73 - 95	124 - 166	71 - 93
70 이상	128 - 170	71 - 95	131 - 173	68 - 94

7. 심전도(Electrocardiogram, ECG)

심전도는 심장활동의 전기적 신호를 곡선으로 기록한 것이다. 심전도를 기록하기 위해서는 심장과 심전도계 사이에 전기적인 회로가 형성되어야 하므로 신체의 2곳 이상에 전극을 부착하여야 한다. 일반적으로 표준 12유도(12 leads) 심전도를 많이 사용한다. 전극은 환자가 편히 누운자세에서 양쪽 손목, 발목, 가슴에 부착한다. 표준 12유도 심전도는 양극표준유도(I, II, III), 단극사지유도(aVR, aVL, aVF), 가슴유도(V1, V2, V3, V4, V5, V6)를 포함한다. 양극 표준유도는 두 부위간의 전위차에 의하여 기록된다. 전극을 오른쪽 손목(RA), 왼쪽 손목(LA), 왼쪽 발목(LL)에 연결한 후 심전도를 기록하여 오른쪽 발목(RL)에 사용한 전극은 접지를 사용한다. 유도 I은 LA와 RA의 전위차, 유도 II는 RA와 LL의 전위차, 그리고 유도 III은 LL와 LA의 전위차에 의해 기록된다.

단극사지유도는 오른쪽 손목(VR), 왼쪽 손목(VL), 왼쪽 발목(VF)에 연결하여 심전도를 기록하는데 기록되는 심전도 파형은 크기가 작기 때문에 그 심전도 파형을 50% 증폭(Augmented)한 aVR, aVL, aVF를 사용한다.

가슴유도는 양극표준유도나 단극사지유도보다 심장에 가까운 부위에서 심전도를 기록하는 장점을 가지고 있다. 전극의 위치는 표.3-4, 그림.3-10과 같다.

표.1-4. 가슴유도전극 위치

전극	위 치
V1	제 4번째 갈비뼈 사이의 오른쪽 복장뼈근접 부위
V2	제 4번째 갈비뼈 사이의 왼쪽 복장뼈근접 부위
V3	V2와 V4 중간부위
V4	제 5번째 갈비뼈 사이와 왼쪽 빗장뼈 중심선이 만나는 부위
V5	V4와 V6의 중간부위
V6	V4와 수평이 되는 앞 겨드랑이선이 만나는 부위

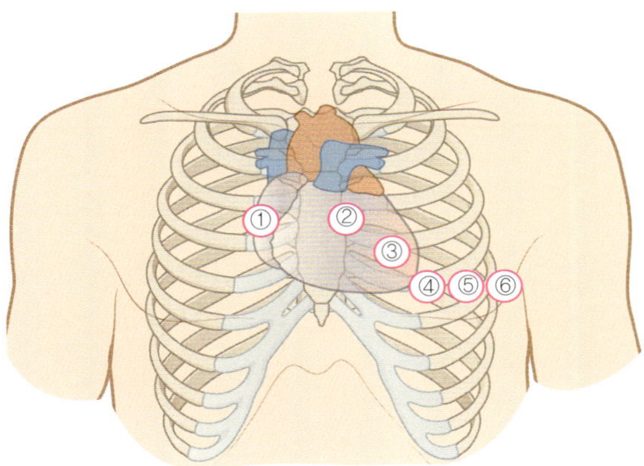

그림.1-10. 흉부유도전극 위치

심전도에서 심장박동 1주기에는 P-QRS-T파형이 차례로 나타난다. P파형은 왼, 오른심방이 수축하는 것을 나타내는 것으로 완만한 반원형태이며 0.1초이내 끝나고 전압은 0.25mV이하이다. P파형 뒤로 그려지는 PR간격은 심방과 심실벽의 흥분 즉 전기자극이 왼, 오른심방에서 퍼킨지섬유에 전도되는 시간을 나타내며 0.12~0.20초정도 소요된다. QRS파형은 왼, 오른심실과 심실사이막이 흥분하는 것을 나타내며 0.06~0.10초이내, 높이는 2.6mV이하이다. 심실비대나 심근경색시에는 QRS파형의 높이가 증가한다. ST분절은 심실벽의 재분극(복구)이 시작하는 것을 의미하며 0.12초정도 소요된다. T파형은 심실벽이 복구되는 것을 의미하며 0.16초정도 소요되고 0.25mV이상이다. QST 시작구간에서 T파형의 끝까지를 QT간격이라고 하는데 전기적 수축시간을 의미하며 0.30~0.45초정도 소요된다. 마지막으로 T파형 이후 나타나는 U파형이 있는데 비정상적인 파형으로 저칼륨혈증(Hypokalemia) 환자에게서 발견된다(그림.1-11).

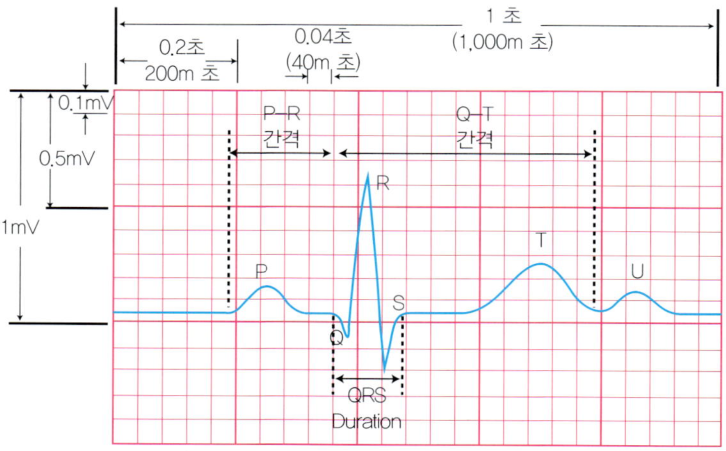

세로축	1 작은 사각형 = 1mm(0.1mV) 1 큰 사각형 = 5mm(0.5mV) 2 큰 사각형 = 1mV

가로축	1 작은 사각형 = 0.4초(40m 초) 1 큰 사각형 = 0.2초(200m 초) 5 큰 사각형 = 1초(1,000m 초)

그림.1-11. 심전도의 구성요소 및 심전도 기록지

심전도 기록지에서 가로축의 작은 정사각형 칸은 0.04초를 의미하며 굵은 실선으로 된 큰 정사각형은 0.2초를 의미한다. 큰 정사각형 5개는 1초를 의미한다. 세로축의 작은 정사각형 칸은 0.1mV를 의미하고 세로축 굵은 실선은 0.5mV를 의미한다. 세로축 굵은 실선 2개는 1mV가 된다.

8. 임상병리검사(Laboratory tests & values)

임상병리검사를 통해서 혈액 내 산소농도, 콜레스테롤 수치, 적혈구와 백혈구의 수, 혈액 구성성분 등 질병의 진단과 치료에 대한 지침을 제공한다. 혈중 산소농도저하는 심장기능 특히 심근기능의 저하를 초래하고 심근경색이나 심장기능상실증을 야기시킬 수 있다. 콜레스테롤수치는 관상동맥질환을 유발시킬 수 있는 원인인자로 저밀도지질단백(Low Density Lipoprotein, LDL)과 고밀도지질단백(High Density Lipoprotein, HDL)으로 나뉜다. 저밀도지질단백은 입자가 큰 콜레스테롤 인자로써 혈관벽에 지방덩어리를 쌓고 온몸으로 지방을 뿌린다. 그래서 저밀도지질단백을 나쁜 콜레스테롤이라고 하고 고밀도지질단백은 작은 콜레스테롤 인자로써 혈관벽에 붙어있는 콜레스테롤을 간으로 이동시키는 역할을 해서 좋은 콜레스테롤이라고 한다. 저밀도지질단백의 수치를 낮추고, 고밀도지질단백의 수치를 높이면 혈관질환의 위험성을 낮출 수 있다. 헤모글로빈 수치가 낮으면 빈혈, 백혈병 등을 의심하며, 반대로 수치가 높으면 혈액의 점성이 증가하여서 심근경색 등의 심장질환을 유발시킬 수 있는 위험성을 가진다.

동맥혈 가스분석(Arterial Blood Gases, ABGs)은 심폐기능의 저하에 의한 호흡곤란 환자에게 행해지는 검사로 질병의 중증도와 치료시 운동능력을 판단하는 중요한 자료이다. 동맥혈 산소포화도(Saturation of Arterial Blood, SaO2), 동맥혈 산소분압(Arterial Oxygen Pressure, PaO2), 동맥혈 탄산가스분압(Arterial Carbon Dioxide Pressure, PaCO2), 산성도(pH)가 포함된다(표.1-5).

이와 같이 임상병리검사결과를 기준치와 비교하여 환자의 건강상태를 파악하고 환자에게 적정한 치료계획을 수립하고 치료시 환자의 한계점을 인식하고 치료를 할 수 있다. 또한 물리치료사가 환자치료에 물리치료학적 치료적 결정을 짓는데 객관적인 자료가 될 수 있다.

표.1-5. 임상병리검사와 기준치. Nicoll D, Mcphee S, Chou eds Pocket guide to diagnostic tests, 2nd ed. 1997

	기 준 치
동맥혈 가스분석(ABGs) 동맥혈 산소포화도(SaO_2)	$SaO_2 \geq 95\%$ 88% 이하 일 때 산소공급이 요구됨
동맥혈 산소분압(PaO_2)	95 ~ 100mmHg 증가 시 과호흡(hyperventilation) 감소 시 대상부전(cardiac decompensation)

동맥혈 탄산가스분압($PaCO_2$)	35 ~ 45mmHg 증가 시 만성폐질환 감소 시 임신, 폐색전증, 불안
산성도(pH)	7.35 ~ 7.45 7.35 이하 시 산성 7.45 이상 시 알칼리성
지혈인자(Hemostasis) 프로트롬빈 타임(Prothrombin time)	11 ~ 15초 혈액응고 시간이 프로트롬빈시간의 2.5배 이상일 때 물리치료는 금기사항에 해당
출혈시간(Bleeding time)	2 ~ 10분 10분 이상 시 혈소판감소(thrombocytopenia)
콜레스테롤(Cholesterol) 총 콜레스테롤 저밀도지질단백(LDL) 고밀도지질단백(HDL)	 120 ~ 200mg/dL 100mg/dL 이하 50 ~ 100mg/dL
트리글리세드(Triglycerides)	40 ~ 150mg/dL
혈구(Blood cell) 백혈구(WBCs)	5,000 ~ 10,000개/mm^3 증가 시 박테리아, 바이러스의 감염, 염증, 종양 감소 시 빈혈, B12결핍, 면역결핍 >5,000 약한 운동가능 <5,000 격렬한 운동금지 <1,000 운동금지, 마스크 착용(면역력 약화)
적혈구(RBCs)	남자: 4.7 ~ 6.1 x 10^6개/mm^3 여자: 4.2 ~ 5.4 x 10^6개/mm^3 증가 시 적혈구과다증(Polycythemia), 감소 시 빈혈
적혈구용적률 (Hematocrit(Hct))	남자: 42 ~ 52% 여자: 37 ~ 47% 증가 시 탈수, 쇼크, 적혈구 과다증 감소 시 심한 빈혈, 출혈 <25% 시 운동은 금기

헤모글로빈(Hgb)	남자: 14 ~ 18g/dL 여자: 12 ~ 16g/dL 증가 시 탈수, 쇼크, 적혈구 과다증 감소 시 심한 빈혈, 출혈, 암, 낫적혈구병(Sickle cell disease) <8g/dL 시 운동은 금기
혈소판(Platelet)	150,000 ~ 450,000개/mm^3 증가 시 만성백혈병, 혈액농축 감소 시 급성백혈병, 항암치료 후, 빈혈 <20,000개/mm^3 시 능동운동, 단순일상생활가능 20,000~30,000개/mm^3 시 가벼운 운동가능 30,000~50,000개/mm^3 시 중간 정도 운동가능

9. 운동부하검사(Exercise Tolerance Test, ETT)

운동부하검사는 신체활동에 대한 심장기능의 반응을 검사하는 방법으로 운동 중 심박동수, 혈압, ECG변화를 측정하여 심장기능상태를 객관적으로 파악하는 검사방법이다. 운동부하검사는 피검사자가 러닝머신(Treadmil)이나 실내자전거 위에서 휴대용 ECG와 혈압측정기를 착용하고 점진적으로 운동부하량을 증가시키면서 심장기능을 측정하는데 심혈관계질환여부를 예측 및 확진하는데 유용하게 사용된다. 운동부하검사는 자신과 타인의 체력능력을 비교할 수 있고, 반복적인 측정으로 체력능력 향상을 객관적으로 파악할 수 장점이 있다.

운동부하검사는 낮은 운동강도에서 시작하여 점진적으로 운동강도를 증진시키는데 각 단계별로 제한시간이 있으며 심장박동, 혈압, 혹은 ECG변화, 환자의 자각적 운동강도(Rating scale of Perceived Exertion, RPE)에 의해 검사를 중단한다. 운동부하검사 종료 및 중단의 요건들은 다음과 같다.

- 피검사자가 운동중단을 요구할 때(RPE 참고)
- 협심증 증상이 발생할 때
- 호흡곤란 증상을 보일 때
- ECG에서 ST분절이 2mm이상 상승하거나 하강할 때
- 지속적인 심실위빠른맥(Supraventricular tachycardia)이 발생할 때
- 운동 중 수축기혈압이 현저히 하강하거나 운동강도가 증가하는데 상승하지 않을 때
- 피검사자가 실신, 구토, 창백해지거나 혹은 식은 땀을 흘릴 때
- 심실빠른맥(Ventricular tachycardia)이 발생할 때
- 수축기혈압이 250mmHg이상 혹은 이완기혈압이 120mmHg이상 상승 시
- 심실조기수축(PCV)이 1분에 6회이상 발생 시
- 맥박이 비정상적으로 느껴질 때
- 수축기혈압이 20mmHg이상 떨어질 때
- 비정상적인 느린맥 일 때
- 검사기구, 장비가 고장 났을 때

운동부하검사 장비로는 런닝머신, 실내자전거, 팔자전거 등이 있고 운동프로토콜(Protocol)로는 Bruce protocol, Modified Bruce protocol, Naughton protocol, Balke protocol, Ellested protocol 등이 있다. 운동부하검사시 피검사자의 심장에 무리가 가지 않도록 각 단계별로 일정한 휴식시간이 주어진다.

(4) 심혈관 병리생리학(Cardiovascular Pathophysiology)

다양한 심혈관질환의 증상들만으로 각각의 질환을 정확히 구분한다는 것은 어려운 일이다. 하지만 심혈관질환의 발생기전과 질환에 대하여 정확하게 이해한다면 검진학적, 그리고 치료적 접근을 보다 용이하게 할 수 있을 것이다. 다양한 심혈관질환들 중에 발병률이 높고 임상에서 접하기 쉬운 질환들을 몇 가지 정리해보겠다.

1. 관상동맥질환(Coronary Artery Disease, CAD)

관상동맥질환은 관상동맥에 병변으로 인해 관상동맥혈관내에 협착이 생기면서 심근

에 허혈이 생기고 심장에 손상을 야기하여 심장기능장애를 발생시킨다. 죽상경화증은 중간크기, 큰 동맥의 내피(endothelium)에 지방, 혈소판, 단핵백혈구(monocytes), 판(plaque), 그리고 체내 노폐물이 축적되어 혈관벽이 좁아지거나 굵어지는 진행성질환이며, 동맥경화증은 주로 혈관의 탄성섬유(Elastic fiber)에서 퇴행성변화가 일어나 섬유화가 일어나고 혈관의 탄력이 줄어드는 퇴행성질환이다. 이 두 가지를 혼합하여 죽상동맥경화(Atherosclerosis)라고 한다.

죽상동맥경화 위험인자요소들

- 변화가능 위험요소들(Modifiable risk factors)
  고혈압(Hypertension,HTN), 흡연(Smoking), 콜레스테롤(Cholesterol)수치(LDL>100mg/dL, HDL<50mg/dL, 총 콜레스테롤>200mg/dL), 비만(Obesity), 비활동적 생활습관(Sedentary life style), 스트레스(Stress) 등
- 변화불가능 위험요소들(Non-modifiable risk factors)
  성별(Gender), 나이(Age), 가족병력(Family history), 인종(Race) 등

죽상동맥경화에 의한 혈관폐색은 심장으로 공급되는 혈액과 산소량을 감소시켜 협심증, 심근경색, 말초혈관질환 등을 발생시키며 악화될 경우 사망에까지 이르게 한다.

협심증(Angina Pectoris)은 관상동맥이 좁아져 심장으로 가는 혈류가 감소하여 활동에 따른 심장 내 심장근육에 적정한 혈액공급에 문제가 생겨 가슴에 통증이 발생하는 것이다(Levine sign: 환자가 복장뼈몸통 주변을 움켜쥐는 현상). 협심증은 안정성, 불안정으로 나뉘는데 안정성협심증은 휴식시에 심장근육에 어느 정도 혈액공급이 이루어져서 증상이 완화되지만, 불안정성협심증은 휴식이나 자세변화에 의하여 통증조절이 어렵고 심근경색이나 갑작스런 사망에까지 이르게 한다.

심근경색(Myocardial Infarction, MI)은 관상동맥 안에 혈전이 생기면서 심장근육으로 가는 혈류가 완전히 차단되어 발생하는 허혈성손상이다. 심근경색은 휴식을 취하더라도 가슴통증이 사라지지 않고, 심장근육에 혈액이 30분이상 공급되지 못하면 해당부위의 심장근육세포가 죽게 되고 그 부위는 기능이 소실되어 심장펌프기능저하를 일으켜 심장기능상실증으로 진행될 수 있다. 손상부위는 심근허혈부위(Zone of ischemia), 심근손상부위(Zone of injury), 심근괴사부위(Zone of infarction/necrosis) 세 가지로 나뉜다. 심근경색의 손상부위에 따라서 ECG파형은 다르게 나타난다. 심근허혈부위의 ECG는 T파형이 역방향으로 생성되며, 심근손상부위의 ECG는 ST분절이 상승하며, 심근괴사부위의 ECG는 비정상적인 Q파형을 생성한다.

말초혈관폐쇄성질환은 혈관이 협착되어 혈류공급 이상으로 장기기능에 손상이 생기는 것을 말한다. 말초혈관폐쇄 중에서 다리동맥에서 가장 흔하게 발생하는 질환은 간헐절뚝거림(Intermittent Claudication)이다. 간헐절뚝거림 증상은 다리에서 터지는 듯한 통증을 느끼고 하지 맥박이 감소하며 피부가 차갑고 보행을 하면 증상은 더욱 악화되나 휴식을 취하면 증상은 완화된다.

2. 부정맥(Arrhythmias)

부정맥은 심장박동이 비정상적으로 빠르거나 느리게 뛰는 심장질환으로 심장박동이 빨라지게 되면 심장 내에 혈액이 차기도 전에 펌프작용에 의해 심장 밖으로 충분한 혈액이 나가는 것을 방해하고 심장박동이 느려지면서 혈액공급지연으로 문제가 발생한다. 부정맥의 증상은 어지러움, 호흡곤란, 실신, 피로, 가슴통증 등이 있는데 평상시에 갑자기 호흡이 빨라지거나 느려지면서 위의 증상들을 호소한다면 부정맥을 의심할 수 있다.

부정맥의 원인은 여러가지가 있지만 크게 세 가지로 나누면 자극형성장애(Abnormal impulse formation), 전도장애(Abnormal conduction), 혼합장애으로 나눌 수 있다. 자극형성장애는 동성자극형성장애와 이소성자극형성장애가 있는데, 동성자극형성장애는 교감신경과 부교감신경의 활성화로 인해 동굴심방결절(SA node)에서 문제가 발생하여 심장박동이 빨라지는 굴빠른맥(동성빈맥, Sinus tachycardia)과 느려지는 굴느린맥(동성서맥, Sinus bradycardia)이 있다. 동굴심방결절 이외의 부위에서 발생되는 자극형성에 의하여 부정맥이 발생하는 이소성자극형성장애는 심방에서 전기자극이 형성되는 심방성자극형성과 심방과 심실이 만나는 접합부에서 전기자극이 형성되는 방실접합부성(AV nodal junction)자극형성 그리고 심실에서 전기자극이 형성되는 심실성자극형성이 있다. 심방성자극형성은 심방조기박동, 심방빠른맥, 심방된떨림, 심방잔떨림 등을 발생시키며, 방실접합부성 자극형성은 방실접합부성 이탈박동, 방실접합부 조기박동, 방실접합부빠른맥 등을 일으킨다. 심실성자극형성은 심실조기박동, 심실빠른맥, 심실된떨림, 심실잔떨림 등의 발생의 원인이 된다.

전도장애는 동굴심방결절에서 생성된 전기자극신호가 전도계의 이상으로 인해 심장이 정상적으로 수축하지 못하게 한다. 전도장애는 동방전도장애(동굴심방결절과 심방사이), 심방 내 전도장애(심방내부 전도), 방실전도장애(심방과 심실사이), 심실 내 전도장애(심실내부 전도)로 나뉜다. 방실차단(AV block)은 방실간전도장애를 유발하는데 3단계로 나뉜다.

1도 방실차단	방실결절 근처에서 전도가 느려진다. ECG상 PR간격이 길어진다.
2도 방실차단	Mobitz type I: 방실결절 안에서 전도가 느려진다. Mobitz type II: 방실결절 아래(예: His -퍼킨지 섬유)에서 전도가 느려진다.
3도 방실차단	심방에서 심실간 전도사이 완전히 차단 각차단(Bundle branch block)

마지막으로 혼합장애는 자극형성장애와 자극전도장애가 복합적으로 발생하는 것이다(그림.1-12).

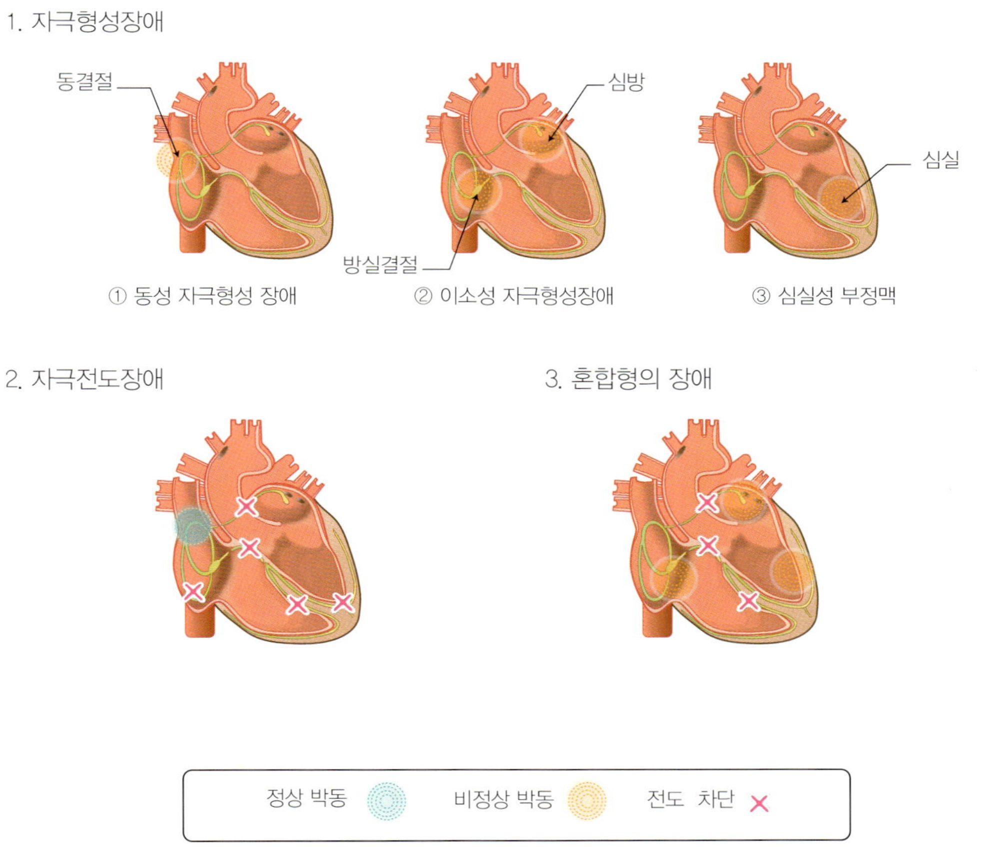

그림.1-12. 부정맥 분류

3. 심장기능상실증(심부전, Heart failure)

심장기능상실증은 심장의 펌프기능저하로 신체에 산소가 충만한 혈액을 공급하지 못하는 것을 의미한다. 심장기능상실증은 심장으로 들어오는 정맥의 이상으로도 발생하므로 심장근육이 정상적으로 활동하여도 발생할 수 있다. 심장기능상실증 증상은 호흡곤란, 만성기침, 부종, 피로, 식욕부진, 의식혼돈 등이 나타날 수 있다. 호흡곤란은 활동시 더욱 악화되며 수면 중에도 호흡이 어려워져 잠에서 깨어날 수도 있다. 기침시에 하얗거나 분홍색 가래를 동반할 수 있다. 부종은 다리, 발목, 발에서 자주 나타나며 원인모를 체중증가가 나타나기도 한다. 일상생활에 쉽게 피로감을 느끼며 배부위포만감을 느껴 식욕부진으로 이어지기도 하고 기억력이나 인지력이 떨어져서 날짜나 요일같은 것을 잃어버리기도 한다. 심장기능상실증 증상은 심장기능상실증이 발생하는 부위에 따라 다르게 나타난다(표.3-6).

표.1-6. 왼, 오른쪽 심장기능상실증 증상 비교

왼쪽 심장기능상실증	오른쪽 심장기능상실증
• 이완기 말 왼심실압력 증가 • 심폐계 영향 – 폐부종(Pulmonary edema) – 호흡곤란(Dyspnea) – 기침 – 발작성야간호흡곤란(PND) – 기관지 경련(Bronchospasm) • 피로감(Fatigue) • 의식혼란(Confusion) • 배뇨기능 저하 • 두근거림(심계항진, Tachycardia) • 승모판막 이상	• 이완기 말 오른심실압력 증가 • 전신 영향 – 간 비대 – 복수(Ascites) – 부정맥확장(Jugular venous distention) – 말초부종(Peripheral edema) – 체중증가 • 메스꺼움(Nausea) • 오른쪽 팔 통증 • 간목정맥반사 양성(Hepatojugular reflex) • 신경성 식욕부진(Anorexia) • 오른방실판막 이상

심장기능상실증을 일으키는 위험요소에는 고혈압, 흡연, 비만, 당뇨, 높은 콜레스테롤 수치 등이 있다. 이러한 위험요소들의 영향에 의해 발생하는 심혈관질환, 심근경색, 심장판막 이상, 부정맥 등은 심장기능상실증을 일으키는 원인이 된다. 심장에 혈액을 공급하는 혈관이 콜레스테롤이나 지방덩어리에 의해 좁아지게 되면 심근에 충분한 혈액이 공급되지 못하게 되어 손상을 발생시킨다. 심근손상은 염증을 유발하여 심근염(Myocarditis)으로 발전하고 심장기능을 저하시키게 된다. 심근경색은 심장근육으로 가는 혈관의 폐쇄

로 인해 심근에 괴사가 유발되고 심근괴사는 다른 부위 심근에 부담을 주어 심장기능을 저하시키게 된다.

고혈압은 혈관의 압력을 증가시켜서 심장은 혈액을 신체로 보내기 위하여 강한 심장수축력을 필요하게 되고 심장이 비대해지면서 심장수축력이 떨어지게 되어 심장기능의 저하를 초래하게 된다. 일반적으로 고혈압을 가진 사람은 그렇지 않은 사람에 비해 심장기능상실증이 발생할 확률이 2~3배 높다. 심장판막이상은 심장 내에 혈액역류를 발생시키고 심장은 혈액역류를 막기 위하여 과도하게 활동하면서 심장기능저하를 가져온다. 부정맥은 심장박동의 불규칙으로 인하여 심장 내에 충분한 혈액이 채워질 시간부족, 펌프력약화, 수축리듬의 부조화로 심장기능상실증을 발생시킨다. 확장성심근질환같이 심근이 두꺼워지면 심장이완에 문제가 생기고 심장 내에 혈액이 차지 않게 된다.

4. 심장판막증(Valvular Heart disease)

심장에는 4개의 판막들이 있다. 판막의 역할은 심장 안에서 혈액의 역류를 막는 역할을 하는데 각각의 심장판막증은 다양한 심장질환을 일으키는 원인이 된다.

① 승모판막협착증(Mitral Stenosis)

승모판막협착증은 왼심방과 왼심실 사이의 판막이 좁아지면서 왼심방에서 왼심실로 가는 혈류량이 줄어들고 왼심방이 확장되는 질환이다. 승모판막협착증은 대부분 류마티스열(Rheumatic fever) 합병증으로 인하여 발생하며 여성이 남성보다 발병률이 높다. 승모판막의 정상적인 열림 정도는 4~6cm^2정도이고 2cm^2이면 약한손상 1cm^2이하이면 심한 손상으로 분류한다. 승모판막협착이 생기면 심실이완기에 왼심방에서 왼심실로의 혈액유입이 방해되어 왼심방에 울혈이 생기며 확장된다. 왼심방 내의 혈액은 순환되지 않으면서 혈전이 생성되어 뇌혈관으로 이동되어 뇌색전(Cerebral embolism)을 일으킬 수 있다. 이러한 왼심방 압력상승은 폐혈관 내의 저항력을 증가시키고 왼심방에서 폐로 나가는 혈류량이 감소하여 폐울혈(Pulmonary congestion)을 일으키게 된다. 왼심방 내의 압력이 증가되면 심방잔떨림(Atrial fibrillation)이 발생된다. 승모판막협착증은 폐동맥 압력상승과 그로 인한 오른방실판막역류(Tricuspid regurgitation)와 오른심실의 비대와 기능저하를 초래하기도 한다.

증상은 누워서는 호흡이 곤란하고 앉은상태에서는 호흡이 가능한 앉은자세호흡, 피로, 발작야간호흡곤란(Paroxysmal Nocturnal Dyspnea, PND), 가슴 두근거림 등이 있다.

② 승모판막역류(Mitral Regurgitation)

승모판막역류는 왼심방에서 왼심실로 들어간 혈액이 심실수축기시 승모판이 닫히지 않으면서 왼심방으로 역류하여 왼심방과 심실이 확장되는 질환이다. 원인으로는 노령에 의한 승모판막 퇴행성변화가 가장 흔하고, 류마티스열에 의한 심장판막손상, 승모판에 영양공급의 문제를 일으키는 관상동맥질환, 승모판고리(Mitral annular) 탄력을 저하시키는 승모판고리 석회화(Calcification), 승모판 힘줄끈(건삭, Chordae tendineae) 파열을 유도하는 승모판 점액종증(Myxomatosis), 세균성 심장내막염(Bacterial endocarditis)같이 미생물이 혈액에 들어가 혈액을 오염시켜서 판막에 손상을 주는 경우가 있다.

만성승모판역류는 왼심실이 잘 적응하기 때문에 심잡음 이외에는 별다른 증상을 보이지 않는다. 그러나 병변이 진행되면 왼심실은 점진적으로 확장되고 왼심실수축력이 저하되면서 왼심실부전이 발생하게 된다. 왼심실기능상실의 악화는 폐동맥압력을 상승시키고 오른심실의 비대와 기능저하를 초래한다.

증상은 가벼운 일상생활(걷기, 계단 오르기, 누워있기 등)에도 숨가쁨, 피로, 발목의 부종, 무기력 등과 같이 왼쪽 심장기능상실증 증상과 유사하다(Page 62. 표.1-6).

③ 대동맥판협착증(Aortic Stenosis)

대동맥판이 좁아져 왼심실에서 대동맥으로 흐르는 혈액 흐름에 방해가 되고 그로 인해 심장이 더욱 강하게 수축하게 된다. 대동맥을 통하여 신체로 나가는 혈액의 제한은 여러 증상들을 유발하는데 가슴통증, 실신, 호흡곤란이 대표적이다. 대동맥판협착증은 판막의 협착이 서서히 진행하면서 별 증상을 보이지 않다가 증상이 시작되면 짧은 기간에 급사할 수 있을 정도로 악화된다. 증상발생 후 적절한 조치가 이루어지지 않으면 2~5년 정도의 생존율을 가진다. 대동맥판협착은 60대 나이에서 빈발하게 발생하며 선천적인 판막기형 혹은 퇴행성으로 발생하고 오랜 잠복기를 가진다. 가장 흔한 발생기전은 판막첨판(Cusps)에 칼슘덩어리가 침착되어서 심실수축시 판막열림을 방해하는 것이다. 왼심실 안에서 혈액정체는 폐정맥에서 왼쪽 심장으로 유입되는 혈액의 이동을 방해하게 되고, 왼심실과 대동맥 사이의 압력을 증가시키고 왼심실을 두껍게 한다. 왼심실확장은 심근의 비대로 이어지고 심근의 산소요구량이 높아지지만 관상동맥 압박으로 인하여 심근 내 산소량은 감소하게 된다. 왼심실비대일 경우 ECG상 QRS파형이 눈에 띄게 커진다.

④ 대동맥판역류(Aortic Regurgitation)

대동맥판은 왼심실이 수축할 때 열리고 왼심실이 이완할 때 닫힌다. 류마티스열이나 심장내막질환에 의한 첨판(Leaflet)이상 그리고 Marfan증후군, 매독(Syphilis), 류마티스 관절염에 의해 대동맥판이상을 발생시킨다. 대동맥판역류는 이런 원인들로 인해 대동맥판이 왼심실 이완시 제대로 닫히지 않으면서 혈액이 왼심실로 역류하게 되는 것을 말한다. 혈액의 왼심실로의 역류는 왼심실을 비대하게 하고 대동맥을 통한 심장박출량을 감소시키게 된다. 왼쪽 심장근육은 심장박출량을 증가시키기 위해 심장운동부하가 증가되면서 심근에 무리를 주게 되고 심장기능상실증으로 발전된다. 이러한 왼쪽 심장근육의 피로는 호흡곤란을 발생시키며 특히 수면 중에도 발생한다. 과도한 심장운동부하는 심장박출시 대동맥을 통한 혈액량이 증가되면서 고혈압증세를 보인다. 대동맥판역류 환자와 일반 고혈압환자의 특징적인 차이는 대동맥판막역류환자의 경우에는 대동맥 내에 혈액이 왼심실로 역류하기 때문에 이완기 혈압이 정상치에 비해 매우 낮아 맥압 차이가 크다는 것이다. 왼심실로 역류된 혈액에 의하여 왼심실이 이완할 때 심실 내 압력이 증가하면서 가슴통증과 두근거림을 느끼게 된다.

5. 말초혈관질환(Peripheral Vascular Disease, PVD)

말초혈관질환은 심장에서 보내는 혈류장애, 혈관자체의 문제 혹은 혈관운동신경이상 등에 의하여 발생하며 혈관에 따라 나타나는 증상도 다양하다.

① 폐쇄 혈전혈관염(Thromboangiitis obliterans, Buerger's Disease)

작은 동맥이나 정맥에서 염증이 발생되어 혈관이 폐쇄되는 만성질환이다. 발병원인은 밝혀지지 않았지만 흡연자에서 발병률이 높다고 보고되고 있다. 30~40대 남성에서 발병률이 높으며 손끝과 발끝같이 신체 말단부위에서 발생하여 신체 근위부위로 진행한다. 증상은 통증, 피부의 온도감각 약화, 팔 · 다리 청색증(Cyanosis), 감각이상(Paresthesias), 피로 등이 있다.

② 레이노 증후(Raynaud's Phenomenon)

차가운 온도나 정신적 스트레스에 대해 신체 내 작은 동맥이나 세동맥에 경련이 발생하며 비정상적인 혈관수축반사를 일으키는 질환이다. 여성의 발병률은 남성의 5배정도이며, 주로 손가락 끝에서 발생하는데 창백, 청색증, 감각이상, 쑤심, 저림 등의 증상을 나타내며 진행하면서 피부궤양(Ulcer)으로 발전할 수 있다.

③ 정맥류(Varicose Vein)

정맥질환 중에서 가장 흔한 질환으로 얕은정맥(Superficial vein)이 팽창하거나 좁아져서 정맥혈류이상으로 정맥내강이 확장하는 질환이다. 원인으로는 정맥 내 판막이상, 임신 중 여성호르몬 (Progesterone)에 의한 정맥확장, 혈전, 생활습관(장시간 서있는 것)등이 있다. 정맥류는 주로 다리에서 발생하며 정맥이 부풀어서 피부가 울퉁불퉁해지거나 증상이 심해지면 피부가 가려우면서 궤양이 발생된다.

④ 깊은정맥혈전증(Deep Vein Thrombophlebitis, DVT)

심장과 연결되는 깊은정맥(Deep vein)에 혈전이 생기는 질환으로 주로 다리에서 발생하며 장시간 침대생활로 인한 운동부족, 혈관외상, 혈액의 과응고(Hyperactivity of blood coagulation), 혈전증의 과거병력 등이 원인이 된다. 깊은정맥혈전증은 엉덩정맥(장골정맥, Iliac vein), 넙다리정액(대퇴정맥, Femoral vein), 오금정맥(슬와정맥, Popliteal vein)에서 주로 발생하며 증상은 종아리통증, 부종, 피부민감, 발열, 발목, 발등굽힘(배측굴곡, Dorsiflexion)시 통증(Homan's sign) 등이 있다.

깊은정맥혈전증은 폐색전증(Pulmonary embolism)으로 발전할 수 있으므로 물리치료는 금기사항이며 침대안정을 취하여야 한다.

(5) 심혈관계 평가(Assessment)

갑작스런 심장기능이상은 생명과도 직관된 문제를 발생시킬 수 있으므로 심장질환을 가진 환자를 평가할 때 환자의 현재 건강상태는 검사 및 검진 그리고 치료에 매우 중요한 역할을 한다. 현재 심장의 건강상태를 객관적으로 판단하여 환자에게 물리치료가 적합한지 아니면 물리치료를 중단하여야 하는지 혹은 의사에게 진료를 의뢰해야 하는 응급상황에 해당되는지를 물리치료사는 판단하여 적절하게 대처하여야 한다. 특히 최근 심장수술이나 심장질환을 가지고 있는 환자 재활운동시 물리치료사는 검진 및 검사 시 혹은 재활운동 전, 중 그리고 후에 철저한 주의를 기울여야 한다.

일반적으로 환자가 2가지 이상의 심장질환 발생위험인자들을 가지고 있으면 심혈관계에 대한 검진 및 검사를 실시하는데 운동을 통한 검사 및 재활운동 참여여부를 결정할 수 있는 객관적인 기준은 다음과 같다.

우선 운동을 통한 환자의 심장기능 검사시 운동을 중단해야 할 때는 아래와 같다.

- 가벼운 활동에 비정상적인 심장박동수(HR) 50회/분 이상 증가시
- 운동검사시 최고혈압(SBP)이 200mmHg 이상 상승시
- 운동검사시 최저혈압(DBP)이 110mmHg 이상 상승시
- 가벼운 활동시 최고혈압이 10mmHg 이상 하락시
- 심전도(ECG)에서 ST분절에 변화시
- 빠른맥이나 느린맥 발생시
- 다리에서 절뚝거림(Claudication)을 느낄 때
- 극도의 피로감 호소시
- 가슴통증(Angina)을 느낄 때
- 제 3심음(S3) 청진시: 심실성말달림음(Ventricular gallop) 발생시
- 호흡곤란, 어지러움 호소시

환자에게 운동검사나 재활운동이 불가능 할 때는 아래와 같다.

- 제어할 수 없는 심방 · 심실 부정맥(Arrhythmia) 발생시
- 최근 색전증(Embolism)진단을 받았을 때
- 휴식 시 최저혈압(DBP)이 110mmHg 이상 일 때
- 휴식 시 최고혈압(SBP)이 200mmHg 이상 일 때
- 휴식 시 심전도에 현격한 변화가 있을 때
- 혈전정맥염(Thrombophlebitis)진단시
- 심한 기립성저혈압시(자세변화 시 20mmHg 이상 하락시)
- 심전도(ECG)에서 ST분절이 2mm이상 상승 혹은 하강시
- 급성심장감염(심내막염, 심근염)시
- 심장기능상실증 증상 발생시
- 불안전성 협심증시
- 감염이 의심되는 고열, 심한 통증 혹은 림프선이 부었을 때

심장질환 환자에게 물리치료를 시행하면 안되고 즉시 의사에게 환자상태를 알려야 할 때는 아래와 같다.

- 3도 심장차단(Heart block)
- 심장기능상실증 증상 발생시
- 휴식시 1분에 6회 이상 조기심실수축(PVC) 발생시
- 복합적 조기심실수축 발생시
- 가슴통증과 ST분절 변화시
- 심전도변화와 심근허혈(Myocardial ischemia) 증세 발생시
- 박리성 대동맥류(Dissecting aortic aneurysm) 발생시
- 불안정성협심증 증상 발생시

이처럼 심혈관기능에 이상증후가 보이게 되면 환자의 안전확보를 위해 적절한 조치를 취하여야 하는데 만약 그러지 못하면 심한 고혈압이나 저혈압에 의해 의식을 잃거나 심장정지에 의한 호흡곤란같은 응급상황에 처할 수도 있기 때문이다. 상황에 따라서는 의료적 응급조치가 필요로 할 경우도 있다.

기립성저혈압(Orthostatic hypotension)과 심폐기능저하로 인한 호흡곤란은 심혈관질환 환자치료시 발생할 수 있는 응급상황에 해당된다. 기립성저혈압은 자세변화시 특히 누워있다가 앉거나 일어설 때 수축기혈압이 20mmHg이상 감소하거나 이완기혈압이 10mmHg 이상 감소하여 순간적으로 혈액순환에 문제가 발생하여 현기증, 메스거움, 시력장애, 심각할경우 실신 같은 증상이 발생하기도 한다. 환자가 기립성저혈압증상을 보이면 물리치료사는 환자가 누워있는 자세에서 하체를 상체보다 높게 하여 머리쪽으로 혈액이 잘 공급되도록 하고 호흡이 용이하도록 환자의 고개는 왼쪽 혹은 오른쪽으로 돌린다. 환자가 의식을 회복하거나 증상이 호전되면 서서히 조금씩 환자의 상체를 세워주는데 환자가 현기증이나 메스거운 증상을 호소하면 자세변화를 즉시 중단한다. 기립성저혈압의 진단은 누운자세와 앉거나 서있는 자세에서 혈압측정으로 파악할 수 있는데 누운자세에서 혈압측정 후 앉거나 서있는자세에서 1~3분이내 혈압을 측정하여 수축기와 이완기 혈압을 비교한다.

심장기능이 정지하면 매우 위급한 응급상황으로 5분 이내 적당한 응급조치가 취해지지 않으면 뇌손상이나 생명에 치명적인 결과를 초래한다. 심장기능정지나 호흡곤란을 보이는 사람이 목격되면 즉시 심폐소생술(Cardiopulmonary Resuscitation, CPR)을 실시하는데, 심폐소생술 시행시 ABC를 숙지하여야 하는데 기도개방(Airway), 호흡(Breathing)확인, 순환(Circulation)확인이 있다. 심폐소생술은 아래의 순서로 시행한다.

심폐소생술(CPR)

1. 환자를 가볍게 흔들거나 말을 걸어서 의식을 확인하고 호흡유무를 확인한다.
2. 환자가 반응이 없다면 본인이 119에 신고를 하던지 주위사람들에게 119신고 도움을 청한다.
3. 환자를 바로 누인자세에서 머리를 뒤로 젖히고 아래턱을 들어올려 기도를 개방하고 입안에 이물질이 있는지를 확인하고 호흡을 다시 한번 확인한다.
4. 만약 환자가 호흡을 하지 않는다면 시술자는 엄지와 검지로 환자의 코를 막고 입으로 환자의 입에 대고 1초 정도 2회 호흡을 하고 환자의 가슴이 올라오는지를 확인하고 입을 떼고 코를 잡은 손가락을 떼주어 공기가 배출되게 해준다.
5. 2회 호흡 후 맥박이 잡히지 않는다면 심폐소생술을 실시하는데 시술자가 2인이면 한 명은 가슴압박을 15회 하고 다른 한 명은 호흡을 2회 나눠서 시행하고 5회 주기를 시행하면 서로 임무를 교대하고, 시술자가 1명 일 때는 30회 가슴압박 후 2회 호흡을 시행한다.
6. 일반적으로 심폐소생술을 응급구조사가 도착할 때까지 시행하거나, 환자가 기침을 하거나 환자상태가 회복될 때까지, 혹은 시술자가 지쳐서 심폐소생술을 더 이상 시행할 수 없을 때까지 실시한다.
7. 환자가 호흡을 하거나 회복하게 되면 시술자는 환자를 옆으로 눕혀 기도가 폐쇄되는 것을 예방한다.

심혈관계 질환의 증상은 종종 근골격계 혹은 신경계질환의 증상과 비슷하게 나타나 물리치료사들이 판단하기 어려울 때가 종종 발생하는데 물리치료사는 과거병력, 가족력, 약물복용 및 임상학적 검사자료들을 바탕으로 의심되는 모든 신체조직검진을 실시하여 정확한 증상의 원인을 찾아야 한다. 그리고 의사의 진단이 검진내용과 다를 경우에는 의사에게 검진결과를 보고하고 정확한 진단명에 의한 치료와 계획수립을 하여야 한다.

(6) Case Study

55세 남성이 왼쪽 어깨통증과 과도한 피로감을 호소하여 정형외과의원에 내원하였고 의사는 왼쪽 어깨염좌 진단명과 전기자극치료를 통한 통증완화 처방을 내렸다.

History

그는 건설업계에 종사하고 있으며 중장비를 다루는 일을 하는데 2일전 밤에 잠을 자는데 갑자기 왼쪽 어깨에 심한 통증을 느껴서 진통제(타이네롤)을 복용하였지만 통증이 점점 심해져서 오늘 병원에 내원하게 되었다.

- 가정환경: 1남1녀의 가장으로 부인과 함께 아파트에 살고 있음
- 생활습관: 흡연자로서 하루 담배 한 갑 정도 흡연하고 주 1~2회정도 음주를 함(소주 2병), 현재는 주기적인 운동은 하지 않고 있음
- 과거력병(PMH): 고혈압, 비만도(BMI 40), 고콜레스테롤(250) 및 고지혈증, 협심증
- 약물복용: Lorpressor, Lipitor, Motrin, Nitroglycerine
- 환자와의 면담: 최근 경기불황으로 인한 정신적 스트레스로 흡연과 음주량이 증가하였고 통증이 발생하기 전에 일상생활을 비롯한 활동에 아무런 지장이 없었다고 말하며 5~6년 전에는 1주일에 4~5회정도 정기적으로 운동을 하였으나, 1년 전 협심증으로 병원후송 후 불안감과 만성피로감으로 운동을 하지 않게 되었고 체중이 급격히 증가하였다고 하였다.
- 임상학적검진 결과:

X-ray: 어깨부위(음성), 폐(음성)

Vital signs(휴식시); 심박동수(HR): 78, 혈압(BP): 145~90, 체온: 37℃, SaO_2: 96%

ECG결과: ST 분절 하강(ST segment depression)

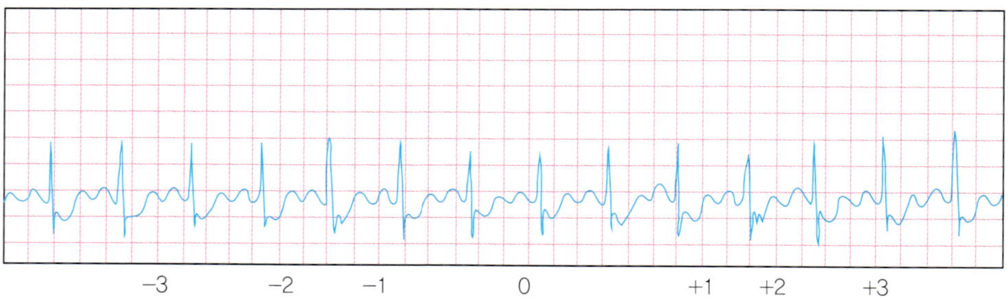

물리적 검사

- 문진: 환자는 가족력으로 고혈압이 있었으며 심장질환에 직접적인 영향을 줄 수 있는 고혈압, 비만, 고콜레스테롤 및 고지혈증을 가지고 있었으며 1년전 협심증증상으로 병원에서 치료받은 경험과 현재 약물을 복용하고 있다. 또한 심장에 무리가 될가봐서 비활동적인 생활습관을 하고 있으며 경제적사정으로 인한 심한 정신적 스트레스를 받는다고 하였다. 비록 작업시 무거운 물건을 다루지만 왼쪽 어깨에는 무리가 가는 행동을 하거나 외부자극을 받은 적은 없다고 하였다.

- 시진: 별다른 이상증후 발견하지 못함
- 촉진: 가로막호흡(횡격막호흡, Diaphragmatic respiration)
- 청진 · 타진: 정상적인 심장음 하지만 약간 신체적 활동 후 숨쉬기 곤란함을 호소

위의 내용을 토대로 물리치료사는 신체조직 검진을 실시하여야 하는데 우선 물리치료사는 신체조직에 영향을 미치는 요소들을 파악하고 환자에게 어떤 신체조직 검진이 필요한지를 파악하여 추리고 필요한 적절한 검사방법이 무엇이 있는지를 고려하여 환자에게 어떻게 적용할지를 생각하여야 한다.

– 신체조직 검진에 영향을 미치는 요소들

- 근골격계: 왼쪽 어깨통증으로 인한 활동성제한, 생활습관
- 신경계: 어깨통증
- 심혈관계: 고혈압, 고콜레스테롤 및 고지혈증, 협심증, ECG결과, 비만, 생활습관, 약물
- 폐호흡계: 가로막 호흡, 숨쉬기 곤란함, 생활습관(흡연)
- 내분비계: 만성피로, 체중증가
- 정신계: 스트레스, 만성피로

신체조직 검진

- 근골격계 검진: 근력 및 관절가동범위 검사(정상)
- 신경계 검진: 감각 및 반사검사(정상)
- 심혈관계: 운동부하 검사(Naughton protocol방식, 9분 후 환자의 요구로 치료종료(총 휴식시간: 5분, RPE 7/10, 최고 심장박동수: 110, 최대혈압: 170~95, SaO_2: 91)
- 폐호흡계: 폐기능 검사(PFT) 정상
- 내분비계 검사: 이상징후 발견 못함
- 정신계: 정신(심리)적 불안감이나 수면장애 없음

신체조직 검진을 바탕으로 환자에 대한 평가를 내릴 수 있는데 이 환자의 경우 외관상 근골격계증상을 호소하지만 근골격계검진시 통증의 발생과 근골격계 연관성을 찾을 수

없었고 기타 다른 신체기관에서도 별다른 특이사항을 발견하지 못하였다. 하지만 심혈관계에서 환자는 심장질환을 유발할 수 있는 위험요소를 3가지 이상 가지고 있었고, 비록 환자가 현재 협심증약물(Nitroglycerine)을 복용하고 있지만 통증패턴이나 운동부하검사 결과를 종합하여 고려해볼 때 환자는 관상동맥질환 증상을 보이는 것으로 추론할 수 있다. 하지만 물리치료 처방은 근골격계질환에 대한 치료이므로 물리치료사는 환자의 안전성을 확보하기 위하여 치료를 중단하고 의사에게 환자의 증상과 검진내용을 보고하여야 한다.

Chapter 02

폐호흡계 검진(Screening for Pulmonary Respiratory System)

많은 사람들은 건강증진이나 신체미용을 위하여 유산소운동에 대하여 많은 관심을 가지고 있다. 하지만 자신의 운동능력상태를 제대로 파악하지 못하고 과도한 운동을 시행하므로 신체에 부담이나 손상을 주는 경우를 우리는 종종 볼 수 있다. 이렇듯 개개인의 신체적 능력은 연령별, 성별, 건강상태 등에 따라 많은 차이를 나타나게 되는데, 재활을 목적으로 운동을 실시하는 환자들은 일반인들에 비해 신체적 능력이 현저히 떨어지기 마련이다.

물리치료사는 치료에 앞서 환자가 물리치료사에 의해 수립된 치료계획을 이행할 수 있는지 알기 위해 환자의 운동능력을 평가하여야 한다. 여러 가지 운동능력 중에서 호흡은 유산소운동치료시 중요한 항목 중 하나이다. 호흡장애는 체내 가스교환을 저하시키고 유기물분해를 어렵게 하여 생활에 필요한 에너지생산자질을 초래하여 신체활동력을 감소시킨다. 물리치료사가 환자에 대한 정확한 호흡능력 평가 및 가이드라인을 알지 못한다면 치료효율성과 환자의 안전을 보장하기 어려울 것이다. 그리고 호흡문제로 발생되는 응급상황에 적절하게 대응하기도 어렵게 된다.

물리치료사는 호흡문제를 가진 환자뿐만 아니라 유산소운동을 필요로 하는 환자를 치료를 할 때 적절한 검사나 검진을 통해 환자치료 적합여부를 판단할 수 있고, 검사나 검진결과를 토대로 치료가이드라인을 만들 수 있다. 폐의 해부학적 구조와 정확한 검진을 위하여 폐에서 발생되는 소리를 청진하고 각각의 청진된 소리특징을 파악하여 폐, 호흡기관계의 이상유무를 판단하고 다양한 폐질환들의 이해를 통하여 폐호흡계 검사 및 검진에 많은 도움을 줄 것이다.

(1) 폐, 호흡기관계 해부학(Anatomy)

폐의 역할은 가스교환을 통해 혈액에 산소를 공급하고 혈액 내 노폐물(이산화탄소)을 분해하는 역할을 한다. 심장의 양쪽에 위치하며 위쪽이 볼록한 원추형으로 왼쪽, 오른쪽 한 쌍을 이루는 기관으로 폐의 상단을 폐꼭대기(폐첨, Apex)라고 하며 빗장뼈 위에 위치한다. 가로막 위에 위치한 폐의 하단을 폐바닥(폐저, Base)이라고 하며 제 7번째 갈비뼈에 위치하고 들숨시에는 제 9~10번째 갈비뼈까지 내려간다. 왼쪽 폐는 비스듬선(사열, Oblique fissure line)으로 2엽(위엽, 아래엽)으로 나뉘고, 오른쪽 폐는 사열과 수평선(횡열, Horizontal fissure line)으로 3엽(상엽, 중엽, 하엽)으로 나뉜다. 왼쪽 폐는 오른쪽 폐에 비해 크기가 작은데 심장에 더 가깝게 있기 때문이다.

폐 속에는 기관지 외에 폐동맥, 폐정맥이 뻗어있고 수많은 허파꽈리(폐포, Alveola)가 있다. 폐포는 탄력섬유와 교원질섬유로 이루어진 얇은 막으로 되어있으며 모세혈관들이 덮고 있고 확산을 통해 허파꽈리와 모세혈관 간 산소와 이산화탄소 가스교환이 이루어진다.

> 기도호흡시 공기 이동순서
> 코, 입→인두(Pharynx)→후두(Larynx)→기관(Trachea)→기관지(Bronchus)→세기관지(Bronchiole)→허파꽈리(Alveola)→모세혈관 간 가스교환

기관(Trachea)은 후두에서 폐로 들어가는 엄지손가락 굵기의 관으로 제 6~7번째 목뼈의 높이에서 시작하여 제 5번째 등뼈 부위에서 두 갈래로 갈라지는데 이것을 기관지(Bronchus)라고 한다. 기관은 연골과 연골이 고리인대(윤상인대, Annular ligament)인대로 이어져 있으며 내면은 섬모상피로 이루어져서 호흡 중 이물질이 들어오면 점액과 작용하여 가래(담)가 되어 구강 밖으로 배출된다. 기관지는 왼, 오른쪽으로 분지하는데 오른쪽 기관지가 굵고, 짧으며 분지각도가 크다. 기관지는 나뭇가지처럼 여러갈래로 뻗는데 주기관지(Mainstem bronchus), 구역기관지가지(분절기관지, Segmental bronchi), 구역하기관지(Subsegmental bronchi), 종말세기관지(Terminal bronchiole)로 세분화된다(그림.2-1).

가슴막(흉막, Pleura)은 가슴 안 가로막(Diaphragm), 폐 표면을 덮는 장막으로 가슴 안쪽과 폐 표면 가슴막 사이에 공간을 가슴막안(흉막강, Pleural cavity)이라고 하며 가슴막안 안에는 장액이 차있다.

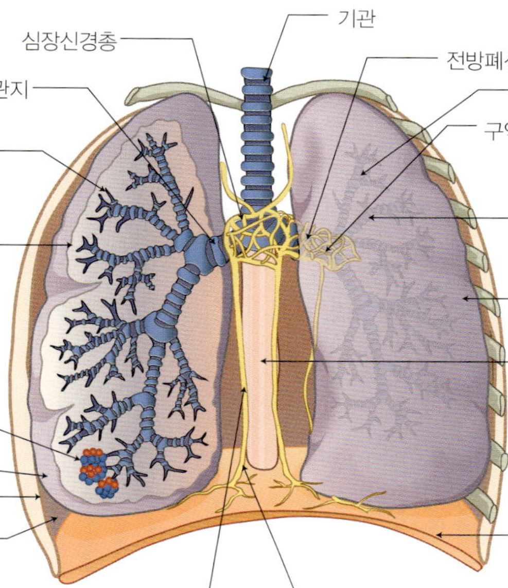

그림.2-1. 폐와 호흡기관 단면도

(2) 폐 구역(Bronchopulmonal Segments)

오른쪽 폐는 3엽으로 나뉘며 10구역(Segement)으로 이루어져 있고 3엽은 위엽(Upper), 중간엽(Middle), 아래엽(Lower)으로 나뉜다. 왼쪽 폐는 2엽으로 나뉘고 8구역으로 이루어져 있고, 2엽은 위엽과 아래엽으로 나뉜다(그림.4-2).

1. 오른쪽 폐(The Right Lung)

오른쪽 폐의 위엽(Upper lobe)은 꼭대기구역(폐첨구, Apical segment), 앞구역(전상엽구, Anterior segment) 그리고 뒤구역(후상엽구, Posterior segment)으로 나뉜다. 꼭대기구역은 오른쪽 빗장뼈 위쪽 2~3cm 정도 올라와 있어서 오른쪽 빗장뼈 뒤쪽이나 오른쪽 등세모근(승모근, Trapezius) 윗부위를 청진하면 폐음을 들을 수 있다. 앞구역의 아래부위는 오른쪽 4번째 갈비뼈부위, 윗부위는 빗장뼈 밑, 그리고 가쪽부위는 겨드랑이와 중심선에서 청진이 가능하다. 뒤구역의 안쪽부위는 등뼈부위, 위쪽부위는 겨드랑이와 중심선을 따라 제 3~6번째 갈비뼈 사이, 아랫부위는 제 5번째 등뼈 가시돌기와 접하는 제 6번째 갈비뼈, 윗부위는 제 3번째 등뼈 가시돌기 혹은 견갑극부위에서 청진이 가능하다.

중간엽(Middle lobe)은 안쪽구역(내측중엽구, Medial segment)과 가쪽구역(외측중엽구, Lateral segment)으로 나뉘며 안쪽구역의 경계는 오른쪽 제 4~6번째 갈비뼈 사이 젖꼭지를 기준으로 안쪽부위이며 외측엽구는 가쪽구역은 오른쪽 제 6번째 갈비뼈를 따라 겨드랑이와 중심선 방향(젖꼭지 기준 가쪽부위)에서 청진이 가능하다.

아래엽(Lower lobe)은 앞바닥구역(전폐저구, Anterior basal segment), 가쪽바닥구역(외측폐저구, Lateral basilar segment), 뒤바닥구역(후폐저구, Posterior basilar segment), 위구역(상엽구, Superior segment), 안바닥구역(내측폐저구, Medial basilar segment)으로 나뉜다. 앞바닥구역의 윗부위는 오른쪽 제 6번째 갈비뼈이고 아랫부위는 오른쪽 제 10번째 갈비뼈의 5~7.5cm 정도 위이며 가쪽부위부는 겨드랑이와 중심선에서 청진이 가능하다. 가쪽바닥구역은 오른쪽 옆구리 쪽 제 8번째 갈비뼈와 겨드랑이와 중심선에서 5~7.5cm 뒤에서 청진이 가능하다. 뒤바닥구역의 가쪽부위는 오른쪽 가슴뒷면에서 등뼈와 가쪽바닥구역 사이, 윗부위는 제 9번째 등뼈 가시돌기 아래, 아래부위는 제 11번째 등뼈 가시돌기부위에서 청진이 가능하다. 위구역의 아래부위는 겨드랑이와 중심선에서 제 9번째 등뼈 가시돌기부위, 안쪽부위는 제 5~9번째 등뼈 가시돌기 사이, 바깥부위는 오른쪽 비스듬선(Oblique line)부위에서 청진이 가능하다. 안바닥구역은 앞바닥구역 안에 위치하여 청진이 불가능하다(그림.2-3).

2. 왼쪽 폐(The left lung)

왼쪽 폐의 위엽은 꼭대기뒤구역(폐첨후구, Apicoposterior segment), 앞구역(전상엽구, Anterior segment), 위혀구역(상설구, Superior lingular segment), 그리고 아래혀구역(하설구, Inferior lingular segment)으로 나뉜다. 꼭대기뒤구역은 오른쪽 꼭대기구역과 유사하여 왼쪽 빗장뼈 뒤쪽이나 왼쪽 등세모근 윗부위를 청진하면 폐음을 들을 수 있다. 앞구역의 아래부위는 왼쪽 제 4번째 갈비뼈부위, 윗부위는 빗장뼈 밑, 바깥부위는 겨드랑이와 중심선에서 청진이 가능하다. 뒤혀구역과 아래혀구역은 오른쪽 중간엽부위와 일치한다.

아래엽은 앞바닥구역(Anterior basal segment), 위구역(Superior segment), 가쪽바닥구역(Lateral basilar segment), 뒷바닥구역(Posterior basilar segment)으로 나뉘는데 앞바닥구역, 위구역, 가쪽바닥구역은 오른쪽 앞바닥구역, 위구역, 가쪽바닥구역과 유사한 위치이고 뒤바닥구역의 상위부는 제 9번째 등뼈 가시돌기, 하위부는 제 11번째 등뼈, 가쪽부위는 어깨뼈 관절강과 어깨뼈 목 사이 부위를 수직으로 내린 부위에서 청진이 가능하다(그림.2-3).

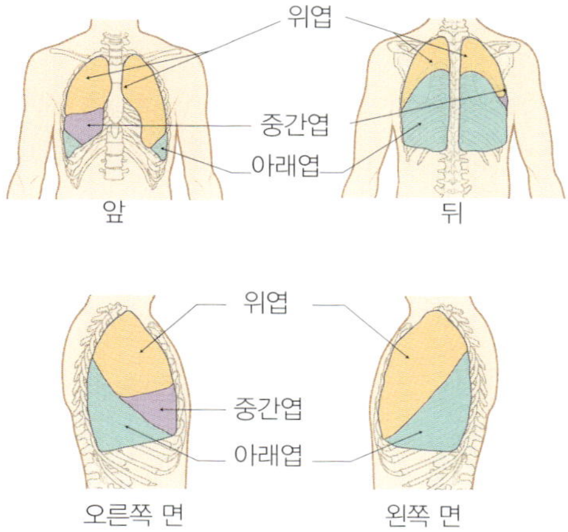

그림.2-2. 폐엽의 전면도, 후면도, 왼 · 오른쪽 측면도

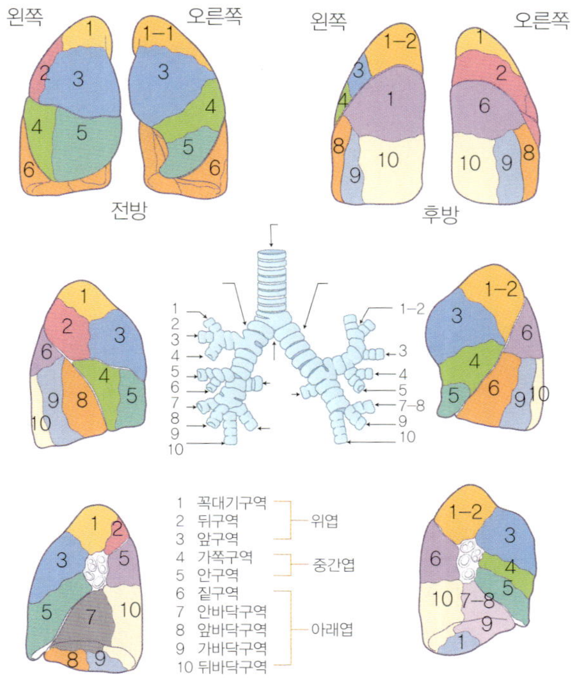

그림.2-3. 폐 구역 앞면도, 뒤면도, 왼 · 오른쪽 측면도

(3) 정상적인 호흡음(Normal Breath Sounds)

정상적인 호흡음은 네 가지가 있는데 기관(Tracheal), 기관지(Bronchial), 폐포(Vesicular), 기관지폐포(Bronchovesicular) 호흡음이 있다. 각각의 호흡음은 호흡기 각 부위에서 청진된다. 하지만 정상적인 호흡음이라 하더라도 호흡기의 정상부위이외 부위에서 청진된다면 호흡기질환의 증후로 간주할 수 있다.

1. 기관호흡음(Tracheal Breath Sounds)

기관호흡음은 폐에서 생성되는 소리가 아니기 때문에 후두(Larynx)밑과 기관(Trachea)에서만 청진된다. 하지만 기관호흡음은 청진하기가 쉽지 않다. 기관호흡음은 기관지호흡음(Bronchial breath sounds)과 많이 유사하지만 특징이 있다. 특징은 고음, 소리가 크며, 빈 파이프에 공기가 지나는 소리, 쉿소리가 난다. 들숨음에 비해 날숨음이 뚜렷하게 청진되며, 들숨과 날숨비율은 비슷하거나 날숨비율이 약간 길 때도 있다(1:1 혹은 1:1.5). 그리고 들숨과 날숨 중간에 정지기가 있다. 들숨과 날숨비율을 그래프로 표현하면 다음과 같다.

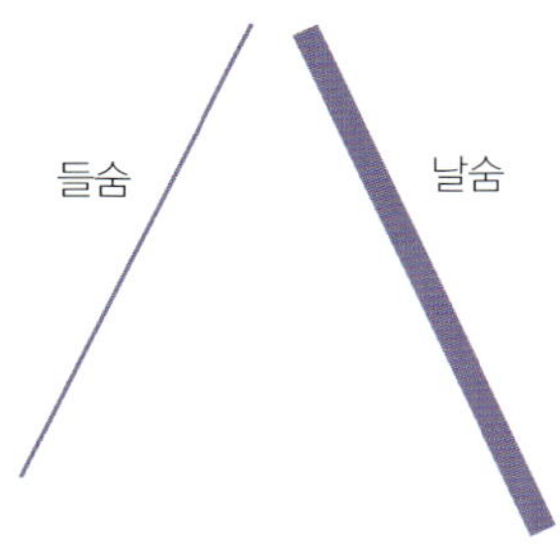

호흡음의 분석

선의 굵기는 소리의 크기

높이는 음조(Pitch)

2. 기관지호흡음(Bronchial Breath Sounds)

기관지호흡음은 복장뼈에 가까운 폐의 위엽(폐첨구 부위), 복장뼈자루(흉골병, Manubrium), 목아래패임(경절흔, Jugular notch)부위에서 청진되는 소리이다. 기관지호흡음은 기관호흡음처럼 소리가 크지 않으며 음조는 기관호흡보다 약간 낮으며 거칠고 빈 파이프에 공기가 지나는 소리가 더 강하게 들린다. 들숨음과 날숨음 둘 다 뚜렷하게 들리지만 날숨음이 더 길게 잘 들린다. 들숨 대 날숨의 비율은 1:1.25 혹은 1:1.5정도 비율이며 들숨과 날숨 중간에 정지기가 있다. 들숨과 날숨 비율을 그래프로 표현하면 다음과 같다.

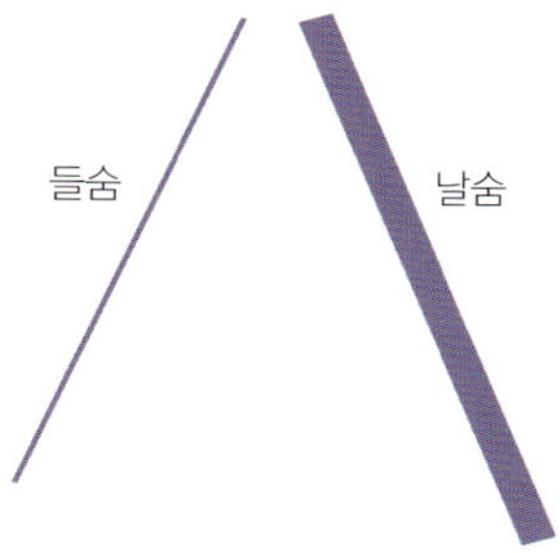

기관지호흡음이 앞구역, 오른쪽 중간엽 혹은 양쪽 아래엽에서 청진이 된다면 비정상적인 호흡음으로 폐에 액체가 차거나, 무기폐(Atelectasis) 혹은 폐조직의 경화(Consolidated lung)로 인한 폐조직 밀도증가와 허파꽈리에 공기가 차서 소리여과작용이 사라져 나타난다.

3. 폐포호흡음(Vesicular Breath Sounds)

폐포호흡음은 가슴의 앞면 대부분 부위, 윗면은 어깨뼈 사이, 그리고 주기관지가 분지되는 부위(제 5번째 등뼈)에서 청진된다. 폐포호흡음은 부드럽고 낮은 음의 소리로 들숨 시 호흡음은 잘 들리며 들숨 후에 휴지기가 없으며 날숨음은 들숨음에 비해 약하며 짧다. 들숨 대 날숨비율은 3:1이다. 들숨과 날숨비율을 그래프로 표현하면 다음과 같다.

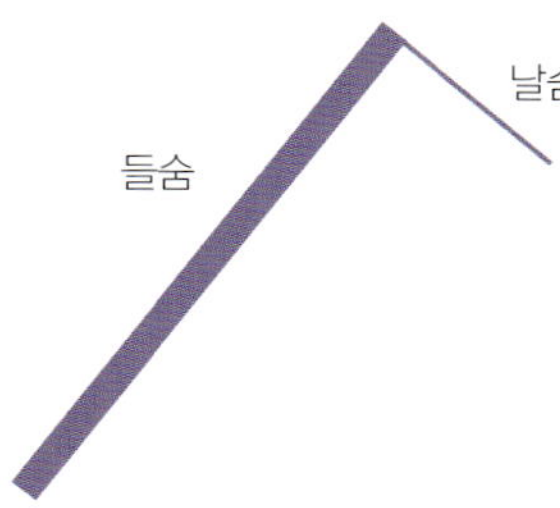

폐포호흡음은 기관이나 기관지호흡음처럼 어느 폐구역에서 호흡음이 발생하느냐에 따라 비정상적 호흡음으로 구분하는게 아니라 호흡음의 세기(intensity) 혹은 음선명도 변

화를 기준으로 정상인지 비정상인지를 판단한다. 이러한 비정상적인 폐포호흡음은 폐렴(Pnuemonia), 무기폐, 만성폐쇄성폐질환(Chronic Obstructive Pulmonary Disease, COPD) 환자들에게서 청진된다. 비정상적인 폐포호흡음(호흡음 감소)은 들숨과 날숨 중간에 정지기가 있고 들숨 대 날숨비율은 1:0 혹은 1:0.5정도이다.

4. 기관지폐포호흡음(Bronchovesicular Breath Sounds)

기관지폐포호흡음은 기관지호흡음과 폐포호흡음의 특징이 복합적으로 갖춰진 호흡음이다. 들숨시에는 폐포호흡음, 날숨시에는 기관지호흡음의 특징을 나타내는데 들숨시에는 낮고 부드러운 호흡음이 날숨시에는 고음의 빈 파이프에 공기가 지나는듯한 호흡음이 청진된다. 들숨과 날숨중간에 정지기가 있으며 들숨 대 날숨의 비율은 1:1 정도이다.

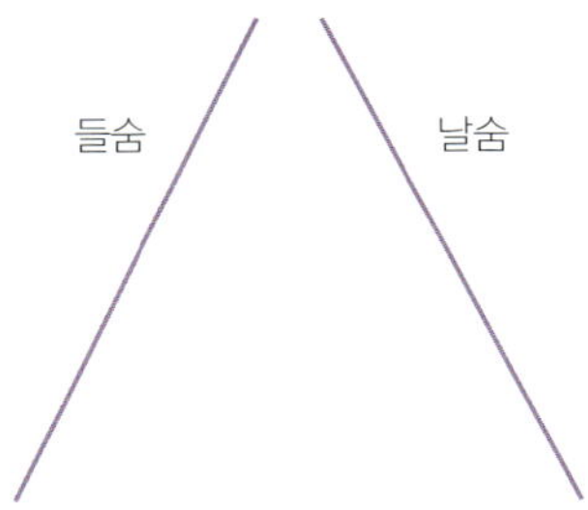

기관지폐포호흡음은 가슴부위 앞면 제 1, 2번째 갈비뼈 사이와 등 뒤면에서는 어깨뼈 사이(Interscapular) 제 3~6번째 등뼈 부위에서 청진이 가능하다. 기관지폐포호흡음은 13세 이전의 아이들에게서 들리는 정상적인 호흡음이다. 위의 청진부위 이외 장소에서 기관지폐포호흡음이 들린다면 비정상적인 호흡음으로 폐렴, 무기폐 혹은 폐의 부분적 경화 등일 때 나타난다.

5. 호흡음 감소(Diminished Breath Sounds)

폐의 특정부위에 산소공급저하로 인하여 폐의 울림이 줄어들면서 호흡음감소를 초래하는데 호흡음감소의 원인들은:

1. 가슴막(Pleural)에 유체가 고일 때
   혈액가슴(혈흉증, Hemothorax), 흉막삼출염(Inflammatory pleural effusion)
2. 가슴에 공기가 찰 때 공기가슴증(기흉, Pneumothorax)

3. 섬유화로 인해 가슴막 두꺼워 질 때 가슴고름집(농흉, Empyema)
4. 기도폐쇄로 인한 소리전도 속도가 감소할 때(만성폐쇄성폐질환(COPD))
5. 점액이나 이물질에 의한 기관지가 폐쇄될 때
6. 가슴절개나 흉막염(Pleurisy)에 의한 호흡저하(Hypoventilation)가 발생할 때

(4) 비정상음(Adventitious Sounds)

비정상음은 가슴에서 정상적으로 청진되지 않는 호흡음이며 폐질환 특히 폐쇄성질환으로 인한 폐 안에서 공기흐름 방해로 인해 발생하는 호흡음으로 거품소리음(수포음, Crackle, Rales), 쌕쌕거림음(천명음, Wheeze), 그렁거림음(협착음, Stridor), 마찰음(Friction rub)이 대표적이다.

1. 거품소리음(수포음, Crackles, Rales)

거품소리음은 폭발적인 단속성 소리(팝콘이 터지거나 나무가 불에 타는 듯한 소리)로 들숨시 세기관지 이하 원위부 기도에 점액이나 분비물(객담)에 의해 공기흐름 방해로 인해 발생하기도 하고, 세기관지 내 분비물 없이 염증 등으로 폐색됐던 세기관지가 들숨시 열리면서 폐색원위부와 근위부 사이 압력차가 순간적으로 소실되며 거품소리과 가슴부위에 통증을 초래하기도 한다. 만성폐쇄성폐질환이나 폐의 심한 손상은 폐기관 내에 공기흐름 변화를 가져오고 그로 인하여 충분한 들숨이 어렵게 되고 날숨시에도 거품소리음을 청진할 수 있다. 폐 안 수분량에 따라 거품소리음이 건조한지 촉촉한지를 구분될 수 있으며 거품소리음은 높은음(Fine Crackles/Rales), 중음(Medium Crackles/Rales), 낮은음(Course Crackles/Rales)으로 구분된다.

2. 높은음 거품소리음(Fine Crackles/Rales)

높은음 거품소리음은 분비물이 세기관지 말단부위에 축적되면 발생되는 소리로 부드러운 높은음이며 낮은음 거품소리음에 비하여 소리가 작고 짧아서 청진기로 구분하기가 어렵다. 높은음 거품소리음은 허파꽈리(Alveoli)에 염증이나 경화시 청진되며 숨을 들이마시기 시작할 때 발생한다.

3. 중간음 거품소리(Medium Crackles/Rales)

중간음 거품소리음은 고음 수포음에 비하여 소리가 무겁고 우렁차며 들숨 중 어느 때나 청진되지만 일반적으로 들숨시 중반에 흔히 청진된다. 폐세엽(Acinus)이나 기도 원위부에 점액이나 분비물(객담)침착에 의해 발생한다.

4. 낮은음 거품소리음(Course Crackles/Rales)

기관지염(Tracheobronchitis)이나 기관지확장증(Bronchiectasia)같이 기도 원위부에 수분이 많고 끈끈한 분비물(객담)축적에 의해 발생하며 들숨시 청진된다. 소리는 높은음 거품소리에 비해 크게 들린다.

5. 쌕쌕거림음(천명음, Wheeze)

쌕쌕거림음은 기관(Trachea), 기관지(Bronchi), 그리고 세기관지(Bronchioles)에 질병이나 점액에 의해 좁아진 벽으로 공기가 흐르면서 진동이 발생되어 생성되는 소리로 휘파람소리와 비슷하다. 쌕쌕거림음은 들숨시나 날숨시 다 발생하지만 들숨시 가슴 내 기도가 더 수축하므로 날숨시 더 선명하게 들린다. 쌕쌕거리음은 기침이나 이물질 흡입으로 상태를 호전시킬 수 있지만 거품소리음은 이런 방법들로 상태를 호전시키지 못한다.

6. 그렁거림음(천음, Stridor)

그렁거림음은 후두종양이나 기관협착증과 같이 후두나 기관협착으로 인하여 연속적으로 발생하는 소리로 높은음, 쉰목소리, 그리고 휘파람소리의 특징을 가진다. 쌕쌕거림음과 유사하지만 날숨시보다 들숨시에 더 잘 들리고 어린아이들에게서 잘 발생한다. 들숨시 충분한 호흡이 되지 않아 저산소혈증(Hypoxemia)을 유발할 수 있으며 이는 응급상황으로 이어질 수 있다.

7. 마찰음(Pleural Friction Rub)

가슴막에 염증발생으로 인해 벽측가슴막과 장측가슴막이 마찰이 되면서 발생되는 지속적인 소리로 들숨중반에서 들숨완료시 혹은 날숨초반까지 청진된다. 마찰음 특징은 끽하는 소리, 삐걱거리는 소리 혹은 찰칵거리는 듯한 소리를 내며 호흡시 통증을 호소한다. 마찰음은 가슴곽의 후방외측과 전방외측 그리고 후방에서 청진하기 용이하며, 폐렴, 가슴부타박상(Blunt trauma), 가슴막에 박테리아성 감염, 종양, 가슴부위수술 후 등에서 발생한다.

(5) 음성(Vocal Sounds)

음성은 기관지들을 거쳐 폐 밖으로 나온 공기(날숨류)에 의해 성대가 계속적으로 계폐되면서 진동을 일으켜서 발생하는 소리를 말한다. 음파는 기도와 가슴을 따라 전달되는데 음성은 소리전달을 약하게 하는 폐조직이 적은 기관과 주요기관지근처에서 가장 크게 들린다. 그래서 청진을 할 때 기관(Traches)과 복장뼈와 갈비뼈 경계부위에서는 음성이 정확하게 들리지만 폐의 원위부(뒤바닥구역)에서는 음성이 웅알거리는것처럼 약하게 들린다. 폐렴이나 폐경화증 같이 폐조직의 탄성도가 떨어질때는 폐조직간의 진동능력이 약화되어 청진시 음성을 정확하게 듣기 어렵다. 폐조직경화시 나타나는 비정상적인 음성에는 기관지소리(Bronchophony), 속삭임가슴소리(섭음흉성음, Whispered Pectoriloquy), 그리고 염소울음소리(양명성음, Egophony)가 있다.

1. 기관지소리(Bronchophony)

기관지소리는 음성이 증가되어 마치 가슴에서 소리가 발생하는 것처럼 들리지만 음절은 크지만 깨끗하게 구별되어 들리지는 않는다. 일반적으로 폐의 위엽의 폐꼭대기구역, 기관(Trachea), 빗장뼈, 복장뼈부위처럼 살이 없고 뼈 돌출부위에서는 폐의 원위부보다 목소리가 명확하고 깨끗하게 전달된다. 환자가 모음자(아(a), 에(e), 이(i), 오(o), 우(u))를 길게 발음할 때 폐의 원위부에서 이 소리가 크게 잘 들린다면 폐경화(Lung consolidation)를 의심할 수 있다. 이렇게 원위부에서 높은음의 소리가 잘 전달되는 이유는 폐실질의 공기량이 줄어들어서인데 폐경변, 무기폐, 기도폐쇄 등에서 발생한다.

2. 속삭임가슴소리(Whispered Pectoriloquy)

속삭이듯이 말을 하면 기관, 성대문(Glottis), 후두에서 진동현상이 일어나지 않아서 성대의 반복적 개폐현상은 발생하지 않는다. 정상적인 폐에서는 속삭이듯 말을 하면 이런 소리는 전도되면서 소실되어 청진되지 않는다. 환자가 1부터 10까지 수를 작은 목소리로 셀 때 폐의 원위부에서 그 소리가 뚜렷하게 청진된다면 폐경화와 같은 폐실질병변을 의심할 수 있다.

3. 염소울음소리(Egophony)

Egophony는 그리스 말로 "염소의 목소리"라는 뜻으로 기관지성 변형으로 공명이 덜되고 음조가 높아지고 콧소리가 들리는 현상이다. 환자가 "에에에(EEE)"하고 길게 발음하면 청진시 "아아아(AAA)"하고 들리게 된다. "에(E)"하는 소리파형이 폐경화조직을 지나면서 "아(A)"라는 소리파형으로 바뀌는 현상(E-to-A Egophony)이라고 한다. 속삭임가슴소리처럼 단순폐실질병변에서는 들리지 않으며 가슴막삼출(Pleural effusion)같이 폐가 압박되어 폐 내에 공기가 적어지면서 발생하는 소리이므로 단순한 폐병변에 의한 손상인지 가슴막삼출에 의한 손상인지 여부를 판단하는데 도움이 된다.

(6) 물리적 검진(Physical Examination)

1. 문진(Interview)

환자와 대화를 통하여 현재 환자의 건강상태를 파악, 과거병력, 자각증상 등 전반적인 사항을 파악할 수 있어 검사방향을 결정하는데 많은 도움을 준다. 예를 들어, 환자가 심호흡을 하기 힘들다고 호소하면 물리치료사는 어떤 문제점이 심호흡을 하는데 방해를 하는지를 생각하여야 한다. 폐렴(Pneumonia), 기관지염(Bronchitis), 폐기종(Emphysema)같은 병변에 의한 것인지, 천식(Asthma), 기관지확장증(Bronchiectasis), 낭성섬유증(Cystic fibrosis)같은 폐쇄성질환(Obstructive disease)에 의한 것인지, 가슴벽 변형, 호흡계 지배신경이상에 의해 발생하는 제한성질환(Restrictive disease)이 원인인지를 판단하여야 한다. 이러한 판단을 하기 위해서 물리치료사는 각각의 질환이 호흡시 미치는 영향들을 파악하고 의심되는 질환을 판단하는데 적절한 질문을 이어가야 한다. "깊이 숨을 들이마실 때 통증이 발생하나요?"라는 질문은 폐병변이 있을 때 호흡곤란과 수반되는 증상이며, "깊이 숨을 들이마실 때 가슴이 많이 답답하세요?"라는 질문은 폐쇄성폐질환시 일반적으로 자각할 수 있는 증상이고, "어떤 자세에서 심호흡을 하는게 편하세요?"라는 질문을 통해 제한성질환의 여부를 예측할 수 있다. 이처럼 환자의 불편사항을 물리치료사가 주의 깊게 듣고 적절한 질문을 함으로써 원인을 추론하고 거기에 맞는 검사 및 검진의 방향을 설정하는데 결정적 도움을 주고 검사 및 검진의 효율성을 높이게 한다.

2. 시진(Inspection)

폐호흡계 검진을 실시할 때는 환자는 45도정도 등을 기대고 눕거나 앉아서 실시하는데 시진을 통해 가슴형태, 호흡형태, 피부색, 부종, 손가락형태 등을 검사할 수 있다. 가슴형태를 보면 호흡형태를 파악할 수 있는데 배호흡(복식호흡)을 하는 경우에는 좁고 깊은 가슴형태를 보이고 가슴호흡을 하는 경우에는 편평하고 넓은 가슴형태를 나타낸다. 또한 가슴의 비정상적인 형태를 통해서 폐질환의 유무를 의심할 수도 있다. 술통가슴(Barrel chest)은 폐기종과 같이 폐의 지나친 팽창에 의해 가슴이 지나치게 넓어지게 된 형태이고, 천식(Asthma)이나 폐기종(Pulmonary emphysema)같은 만성폐쇄성폐질환에서는 가로막이 연결되는 아래갈비뼈의 함몰이 나타나는 해리슨구(Harrison's groove)가 발견되고, 비둘기형가슴(Pigeon chest)은 선천적이거나 만성폐쇄성기도 질환이 있을 때 나타나는 가슴형태이다(그림.2-4). 가슴의 대칭성비교는 가슴의 앞뒤, 안쪽, 오른쪽 비율을 비교하므로써 파악할 수 있는데 가슴의 정상적 앞, 뒤 비율은 1:2정도, 왼쪽, 오른쪽의 비율은 1:1정도로 손상부위의 가슴운동은 감소하므로 반대측 가슴운동의 활성화로 인해 비대칭적인 가슴형태를 나타내게 된다. 이러한 가슴형태의 비율비교를 통해 폐손상부위 및 여부를 예상할 수 있다.

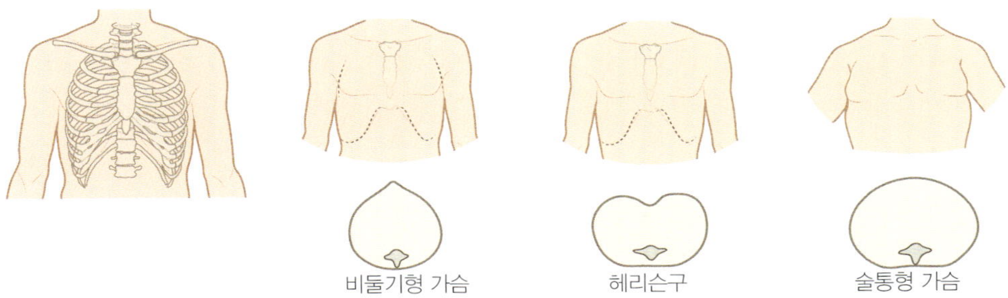

그림.2-4. 가슴형태

호흡형태는 호흡횟수, 리듬, 깊이, 모순호흡(Paradoxical respiration)과 보조호흡근(Accessory muscles) 사용여부 등을 관찰한다. 제한성폐질환(Restrictive lung disease)에서는 호흡은 얕고 빠르며 폐쇄성폐질환(Obstructive lung disease)에서는 호흡곤란으로 인해 날숨시 입술을 오므리고 호흡(Pursed lip breathing)하는 형태를 나타낸다. 심한 기도폐쇄나 도리깨가슴(Flail chest)일 때에 들숨시 갈비뼈경계(Costal margin)가 함몰하는 모순호흡형태를 나타내며, 대사성산성도가 증가하면 호흡이 빨라지고 깊어지는 쿠스마울(Kussmaul)호흡 형태가 나타난다. 이마엽의 손상시에는 10~60초정도 무호흡 후 점진적으로 호흡의 깊이와 빈도가 증가하는 체인-스토크스(Cheyne-Stokes)호흡형태를 나타낸다. 호흡의 빈도나 깊이가 증가되면 보조호흡근이 작용하는데 어깨가 올라가는 모순호흡형태를 나타낸다.

폐심장증(Cor pulmonale)에서는 폐동맥의 혈관저항이 커져서 오른심실에 부담이 생겨 말초부종(Peripheral edema)이 나타나고 청색증은 저산소혈(Hypoxemia)증상으로 손톱, 발톱바닥과 입과 눈주위에서 발견되고 곤봉상수지는 폐암, 기관지확장증(Bronchiectasis), 폐농양(Lung abscess), 가슴고름집(농흉, Empyema), 낭성섬유증(Cystic fibrosis) 등의 질환에서 발견된다.

3. 촉진(Palpation)

촉진을 통해 호흡시 가슴의 팽창비율을 비교하는데 양손을 왼쪽, 오른쪽 가슴 위, 가슴의 측면에 가볍게 손을 대고 환자에게 호흡하도록하고 가슴앞부위 왼쪽, 오른쪽와 옆면의 대칭성을 비교한다. 양손을 가슴 뒤옆면에 두고 제 10번째 갈비뼈에 엄지손가락을 가볍게 대고 환자에게 심호흡을 시켜 가슴팽창을 비교한다. 가슴팽창이 약하다면 폐실질이나 가슴막질환을 의심할 수 있다. 후두에서 발생한 음성은 가슴벽의 진동을 통하여 느껴질 수 있는데 이를 진동감(Fremitus)이라고 한다. 진동감 촉진은 손바닥이나 자뼈(척골) 손바닥면을 등뒷면에 가볍게 대고 왼쪽, 오른쪽 소리를 비교한다. 기관(Trachea)분기부가 오른쪽이 왼쪽보다 짧기 때문에 오른쪽 부위에서 조금 더 강하게 느끼게 된다. 폐조직의 압박이나 폐경화 일때는 진동감은 증가하고 기관지폐쇄, 가슴공기증 혹은 폐기종일때는 진동감이 감소한다.

숨을 쉴 때나 기침을 할 때 갈비뼈부위에 심한 통증을 호소한다면 갈비뼈골절을 의심할 수 있고 갈비뼈골절이 의심되는 경우에는 가슴에 순간적인 압박을 가하면 골절부위에서 약간 떨어진 부위에서 통증을 호소한다.

4. 타진(Percussion)

가슴을 타진하면 타진음을 듣고 폐심부에 공기, 물, 혹은 이물질이 존재하는지를 추측할 수 있다. 타진방법은 오른손잡이일 경우 왼손 가운데 손가락을 가슴벽에 밀착시키고 그 손가락의 원위손가락뼈사이관절(DIP joint) 위를 오른쪽 손목의 스냅을 이용하여 오른손 가운데 손가락으로 가볍고 짧게 내리치는 지지타진법 (digito-digital percussion)을 실시한다(그림.4-5). 타진은 가슴의 위에서 아래로, 앞면에서 뒤면으로 실시하며 왼쪽, 오른쪽 양측의 동일한 타진부위의 타진음을 비교하면서 실행한다(그림.4-6). 정상적인 폐의 타진음은 공명음(Resonance)이며 폐경변에 의하여 폐가 두꺼워지면 둔탁음(Dullness)이 들리게 된다. 타진음은 청음(resonance), 과공명음(hyperresonance), 가스팽만음(tympany), 탁음(dullness), 그리고 절대탁음(flat) 5가지로 구분된다(표.4-1).

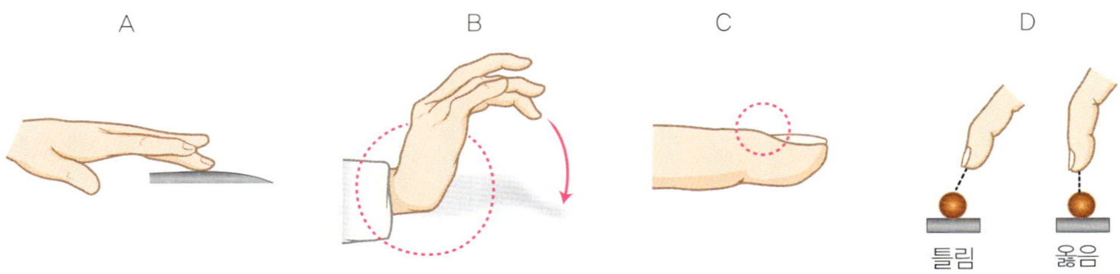

A : 왼손 셋째손가락의 끝마디는 가슴벽에 밀착시키되 다른 부분은 가슴벽에서 띄운다.
B : 오른손을 가볍고 짧게 내리치며 손목만 움직인다.
C : 타진판 지(指)(왼손 셋째손가락)에서 정확한 타진점
D : 타진시 타진지와 타진판지의 각도는 직각이 되어야 한다.

그림.2-5. 지지타진법

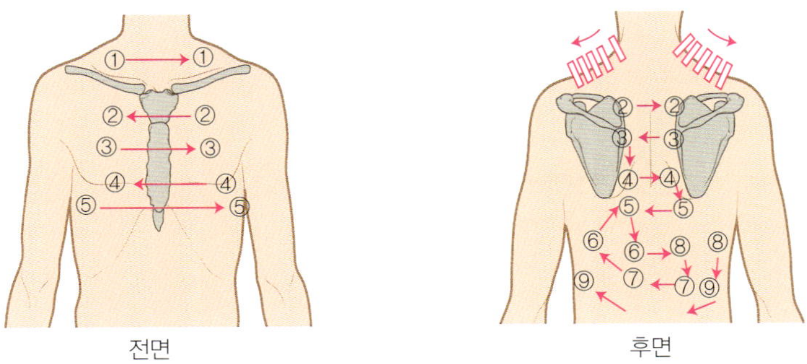

그림.2-6. 가슴곽 앞면, 뒷면 타진부위

표.2-1. 타진음 비교

	음의 강도	음의 높이	음 지속시간	신체부위
공명음(Resonance)	중간	낮음	김	정상 폐
과공명음(Hyperresonance)	강함	매우 낮음	매우 김	어린이 폐
가스팽만음(tympany)	강함	매우 높음	중간	빈 위장
둔탁음(Dullness)	중간	중간	중간	간, 심장
절대탁음(Flatness)	약함	높음	짧음	근육, 뼈

5. 청진(Auscultation)

호흡기계의 이학적 검사 중에서 가장 중요한 청진은 청진기의 벨(Bell)면과 다이아프램(Diaphragm)면을 가슴의 앞면, 뒷면, 옆면에 대고 호흡기계의 안부에서 발생되는 소리를 듣는 것이다. 벨면은 저음이나 건조한 피부, 정상호흡음을 듣는데 사용하고 다이아프램면은 높은음이나 폐심부에서 발생되는 소리, 비정상호흡음을 듣는데 유용하게 사용한다(그림.2-7). 벨면은 청진시 가슴에 살짝 밀착하고 다이아프램면은 청진시는 가슴에 강하게 밀착시켜 가슴벽과 청진기 사이에서 발생하는 마찰음을 최소화하여야 한다.

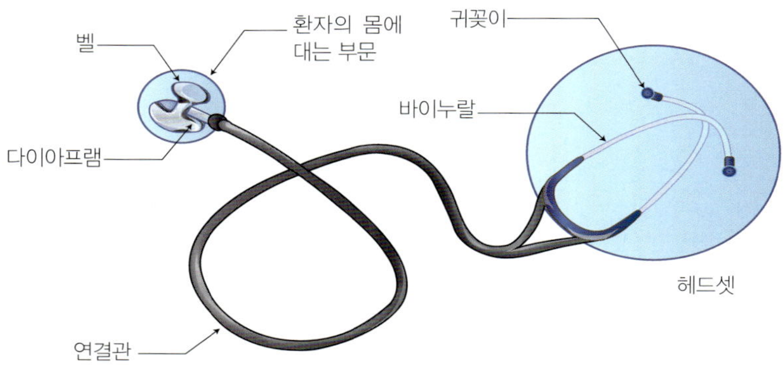

그림.2-7. 청진기 구조

폐음 청진은 환자가 숨을 들이쉬고 내쉬게 하면서 폐꼭대기구역에서 왼쪽, 오른쪽 같은 폐구역 부위를 번갈아 가며 폐바닥구역 방향으로 실시하며 가슴 앞면, 옆면, 뒷면 순서로 실시한다(그림.4-8). 청진시 정상호흡음을 먼저 청진하고 비정상호흡, 비정상음이 들리는지를 확인한다.

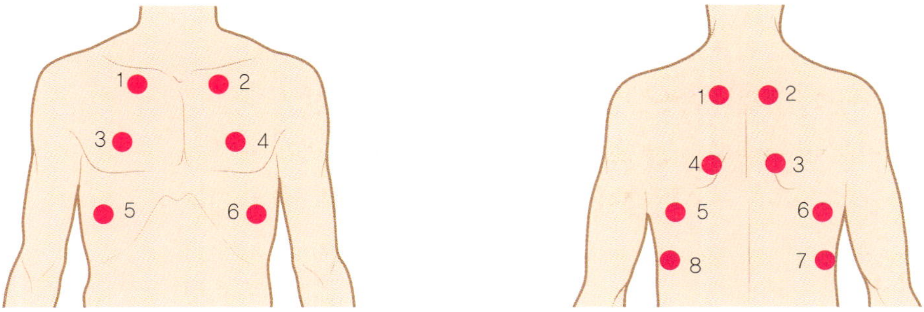

그림.2-8. 폐음 청진 부위

(7) 환기와 호흡(Ventilation & Respiration)

환기는 호흡운동으로 호흡기계 안에서 산소나 이산화탄소 같은 가스교환이 일어나는 것을 말하고 호흡은 허파꽈리모세혈관막을 통한 가스의 확산을 말한다. 환기와 호흡은 폐활량에 많은 영향을 미치고 폐활량의 객관적인 자료는 임상에서 환자의 폐기능검사를 하는데 유용하게 사용된다.

1. 폐용적(Volume)과 폐용량(Capacities)

폐쇄성폐질환이나 제한성폐질환에 의해 발생하는 폐활량의 감소는 폐용적과 폐용량 측정을 통하여 구분될 수 있다. 폐용적은 일회호흡량(Tidal Volume, TV), 흡기예비기량(Inspiratory Reserve Volume, IRV), 호기예비기량(Expiratory Reserve Volume, ERV), 잔기량(Residual Volume, RV) 네 가지 단위용량으로 구성되어 있고 폐용량은 둘 이상 폐용적의 조합으로 이루어진 흡기용량(Inspiratory Capacity, IC), 폐활량(Vital Capacity, VC), 기능적 잔기용량(Functional Residual Capacity,FRC) 및 전폐용량(Total Lung Capacity, TLC)으로 구성되어 있다(표.2-2, 그림.2-9). 잔류용량, 잔기용량, 전폐용량은 폐활량 측정법으로 평가하기 어렵다.

표.2-2. 폐용적과 폐용량 구성요소

	정 의
일회호흡량(TV)	안정상태 호흡시 1회 호흡량(약 500ml)
흡기예비기량(IRV)	일회 호흡시 최대 흡기량(약 3,100ml)
호기예비기량(ERV)	일회 호흡시 최대 호기량(약 1,200ml)
잔류용량(RV)	호기예비기량 후 폐에 남아있는 공기(약 1,200ml)
흡기용량(IC)	안정상태 호흡시 호기후 최대 흡기량(TV + IRV)
폐활량(VC)	안정상태 호흡시 최대 호흡능력(TV + IRV + ERV)
잔기용량(FRC)	안정상태 호흡시 호기후 폐에 남아있는 공기량(ERV + RV)
전폐용량(TLC)	최대 흡기후 폐에 포함되는 총 공기량(TV + IRV + ERV + RV)

제한성폐질환의 경우, 폐로의 공기이동제한으로 인해 전폐용량의 감소가 초래되고 폐쇄성폐질환의 경우에는 폐의 확장제한으로 인해 잔기용량의 증가되어 가슴형태가 술통형으로 변화한다.

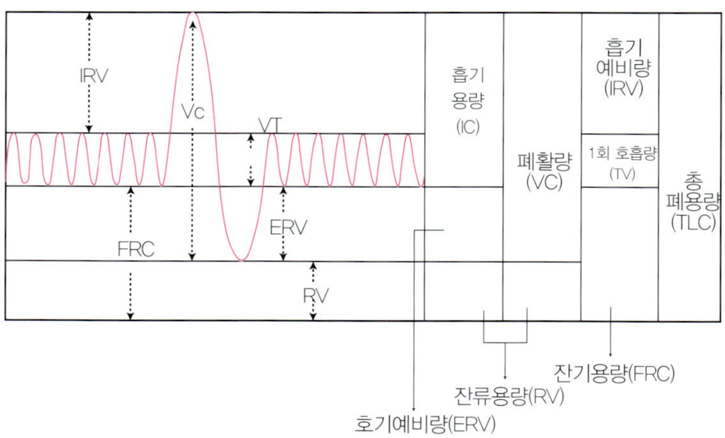

그림.2-9. 폐용적과 폐용량

호흡시 1초 동안 강하게 공기를 내뿜으면서 나오는 공기량을 1초간 노력호기량(Forced Expiratory Volume in one second, FEV_1)이라고 한다. 건강한 사람의 1초간 노력호기량은 폐활량의 75% 이상이 되고(FEV_1 / FVC x 100) 75%이하이면 기도폐쇄를 의심할 수 있다. 숨을 천천히 내쉴 때 보다 강하게 내쉬게 되면 배 안 압력이 증가하고 가로막은 가슴안으로 이동시키면서 윗기도에 폐색을 유발하여 환기장애를 유발한다. 이러한 이유로 1초간 노력호기량은 통상적으로 폐활량보다 낮게 나온다(그림.2-10).

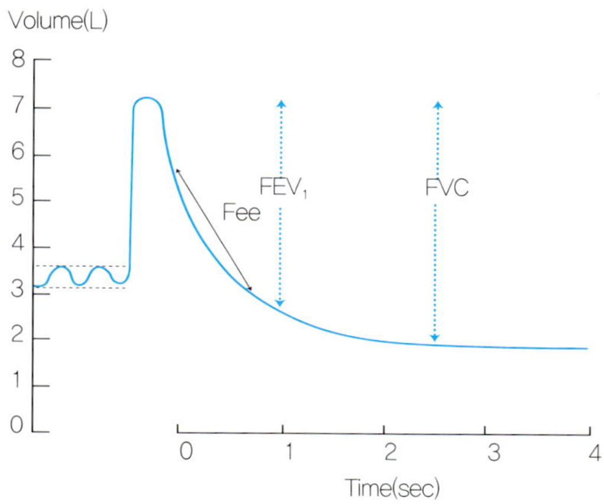

그림.2-10. 노력성호기곡선(Forced Expiratory Spirogram)

호흡을 통해 폐로 산소공급이 이루어지고 허파꽈리모세혈관막을 통해 가스교환이 이루어지는데 동맥혈액 내 산소, 이산화탄소, 중산탄염 농도에 의하여 신체 내 변화가 일어난다. 동맥혈액 내 산소분압(PaO_2)의 정상치는 95~100mmHg이며 90이하 일 때는 저산소혈증(Hypoxemia)이고 100이상 일 때는 산소과잉혈증(Hyperoxemia)이라고 한다. 혈액 내 이산화탄소는 허파꽈리에서 환기작용에 의해 제거되는데 동맥혈액 내 이산화탄소분압($PaCO_2$)의 정상치는 36~44mmHg이며 36이하 일 때는 저탄산증(Hypocapnea)이고 44이상 일 때는 고탄산증(Hypercapnea)이라고 한다. 동맥혈액 내 이산화탄소분압의 상승은 체내 산성도(pH)를 감소시키고 반대로 이산화탄소분압의 하락은 체내 산성도를 증가시킨다. 체내 산성도의 정상치는 7.36~7.44이며 7.36이하이면 산성이 강해지며 7.44이상이면 알카리성이 강해진다. 혈액 내 중산탄염(HCO_3-)의 정상치는 23~30meq/ml이며 중산탄염의 증가는 체내 산성도를 증가시키고 중산염의 감소는 체내 산성도를 감소시킨다(표.2-3).

표.2-3. 동맥혈 가스분석

	pH	$PaCO_2$	HCO_3-
호흡성 산증(Respiratory acidosis)	감소	증가	정상
호흡성 알카리증(Respiratory alkalosis)	증가	감소	정상
대사성 산증(Metabolic acidosis)	감소	정상	감소
대사성 알카리증(Metabolic alkalosis)	증가	정상	증가

2. 호흡근육들(Muscles of Respiration)

환기에 관여하는 가슴과 배의 근육들은 주근육(들숨, 날숨)과 보조근육으로 분류할 수 있다. 가로막(Diaphragm)과 바깥갈비사이근(외늑간근, External intercostal muscles)은 주들숨근이다. 가로막은 가슴과 배를 분리하며 들숨시 수축하면 아랫방향으로 당기게 되고 배벽은 앞으로 전위되고 갈비뼈는 바깥갈비사이근의 수축으로 인해 위쪽으로 움직이게 된다. 이러한 갈비뼈의 움직임은 가슴벽의 앞, 옆방향 팽창을 초래하는데 이를 양동이손잡이 움직임(Bucket-handle movement)이라고 한다. 반대로 갈비뼈가 아래쪽으로 움직이게 되면서 가슴이 수축하게 되면서 날숨이 되는데 가로막이 이완되면서 원래 위치로 돌아가게 된다. 강한 날숨시에는 안갈비사이근(내늑간근, Internal Intercostal muscles), 배근(Abdominal muscles), 허리네모근(요방형근, Quadratus lumborum)이 작용하고 배부위 압력상승으로 인해 가로막이 올라가면서 공기를 외부로 배출한다.

들숨보조근은 정상호흡시에는 작용하지 않지만 호흡량을 증가시킬때나 질환시 작용하는데 목갈비근(사각근, Scalenes), 목빗근(흉쇄유돌근, Sternocleidomastoid), 갈비올림근(늑골거근, Levator costarum), 앞톱니근(전거근, Serratus anterior)이 있다. 목갈비근은 들숨시 제 1, 2번째 갈비벼를 윗방향으로 당기며 팽창시켜 들숨을 보조하며 목빗근은 복장뼈를 위로 잡아당겨 윗부분 가슴을 확장시키고 갈비올림근과 앞톱니근은 제 3~12번째 갈비뼈를 윗방향으로 당긴다. 어깨이음구조(견갑대, Shoulder girdle)에는 큰가슴근(대흉근, Pectoralis major), 등세모근(승모근, Trapezius)이 있는데 큰가슴근은 들숨보조근으로 작용시 갈비뼈와 복장뼈를 윗쪽으로 잡아당겨 가슴의 앞뒤 직경을 넓히고 등세모근은 어깨이음구조를 위로 올리면서 윗부분 갈비뼈를 윗쪽으로 잡아당겨 들숨을 보조하게 된다.

(8) 폐호흡계질환 증상 및 증후들(Signs and Symptoms)

폐호흡기계질환의 증상 및 증후는 질환에 따라 다양하게 나타나는데 호흡장애에 의한 증상에는 호흡곤란, 청색증(Cyanosis), 얕고 빠른 호흡형태, 보조근호흡형태, 들숨시 가슴의 비대칭적 팽창, 입술 오므리고 호흡(Pursed-lip breathing), 비정상음과 음성청진 그리고 호흡곤란으로 인한 지속적으로 말하기 어려움 등이 있다. 이러한 원인이 되는 호흡장애는 폐손상으로 인한 조직 내 환기기능 소실, 폐쇄성폐질환에 의한 가스교환 장애, 가슴의 신축성에 영향을 주는 제한성폐질환, 척추신경손상으로 인한 호흡근 지배신경(가로막신경: Phrenic nerve)손상이 있다.

환자가 저산소증(Hypoxia), 호흡곤란, 피로, 불안감, 청색증, 입술 오므리고 호흡을 호소한다면 천식(Asthma)을 의심할 수 있고, 두근거림, 빠른맥(Tachycardia), 그리고 가슴통증을 호소한다면 무기폐(Atelectasis), 호흡기감염, 공기가슴증(Pneumothorax)을 의심할 수 있다. 가슴통증과 호흡곤란은 폐렴, 공기가슴증, 폐색전(Pulmonary embolism)에서 공통적으로 나타나는 증상이다. 이렇게 다양한 증상과 증후들을 바탕으로 부가적인 의료검진과 검사를 통해 폐호흡기계의 문제점을 확실히 파악하고 물리치료사는 환자에게 적절한 치료계획을 세울 수 있다.

(9) 폐호흡계 병리생리학(Pathophysiology)

폐호흡계 질환은 크게 4가지로 나눌 수 있는데, 폐쇄성폐질환, 제한성폐질환, 폐혈관질환 그리고 환기조절장애로 나눌 수 있다.

1. 폐쇄성폐질환(Obstructive Pulmonary Disease)

폐쇄성폐질환은 기도폐쇄로 인해 공기흐름이 저하되어 호흡곤란을 일으키는 질환으로 대표적으로 만성폐쇄성폐질환, 천식, 기관지확장증, 낭성섬유증이 있다.

① 만성폐쇄성폐질환(Chronic Obstructive Pulmonary Disease, COPD)

만성폐쇄성폐질환은 흡연, 공해, 유해가스 흡입으로 인해 폐나 기관지에 만성적인 염증이 발생하여 폐조직이 손상되어 만성적인 기침, 가래, 호흡곤란 등의 증상과 폐활량감소가 초래되는 질환이다. 이러한 발병원인들은 기도와 기관지를 자극하여 종말세기관지의 원위부 공기공간이 파괴되는 폐기종(Emphysema)과 기관지폐색과 가래와 기침을 수반하는 기관지염(Bronchitis)을 발생시킨다. 기관지 내의 이물질이 증가되면 이를 제거하기 위해 점액분비가 증가되면서 기관지폐쇄를 일으키고 허파꽈리가 확장되어 동맥혈액 내 산소와 이산화탄소 교환능력이 저하되면서 호흡곤란이 발생한다. 만성폐쇄성폐질환는 0에서 4단계로 분류된다(표.2-4).

표.2-4. 만성폐쇄성폐질환 단계

	폐기능 검사 수치 및 특징
0 단계	기침, 가래, 폐활량(Spirometry)정상
1 단계	$FEV_1/FVC < 70\%$, $FEV_1 \geq 80\%$
2 단계	$FEV_1/FVC < 70\%$, $50\% < FEV_1 < 80\%$
3 단계	$FEV_1/FVC < 70\%$, $30\% < FEV_1 < 50\%$
4 단계	$FEV_1/FVC < 70\%$, $FEV_1 < 30\%$, $PaO_2 < 60$, $PaCO_2 > 50$

만성폐쇄성폐질환 증상들은 기침, 가래, 호흡곤란, 호흡수 증가, 체중감소, 가슴벽 앞, 뒤 확장, 청색증, 호흡시 어깨이음부위 상승(호흡보조근 작용) 등이 있다. 폐기능검사결과는 1초간 노력호기량(FEV_1), 폐활량(FVC), FEV_1/FVC비율은 감소하고 잔류용량(RV)과 잔기용량(FRC)은 증가한다. 엑스레이 소견상 손상된 폐부위가 염증에 의해 뿌옇고 가로막이 평평하게 나타난다.

② 천식(Asthma)

기관이나 기관지가 다양한 자극들(알러지, 운동, 기온변화 등)에 반응하며 점액증가, 염증발생, 민무늬근육 수축으로 기도가 폐쇄되어 발생하는 만성폐질환이다. 천식의 전형적인 증상들은 날숨시 쌕색거림음(Wheezing)으로 인한 호흡음 감소, 가슴압박 및 호흡곤란, 기침, 가래, 호흡시 보조근 사용, 빠른맥, 저산소증, 호흡수 증가에 의한 저탄산증, 청색증 그리고 가슴 답답함 등이 있다. 천식의 원인은 면역력저하나 알러지반응같은 유전적 요인과 환경적 요인이 복합적으로 작용하여 발생한다. 천식은 엑스레이 검사만으로는 구분이 어렵기 때문에 가래검사나 알러지검사, 폐기능검사를 같이 시행한다.

③ 기관지확장증(Bronchiectasis)

기관지벽의 근육층이나 탄력층 손상으로 기관지확장과 과도한 가래생산으로 기관지 내 가래축척으로 세균감염이 발생하는 질환이다. 비교적 굵은 기관지에서 발생하며 기관지의 탄력성상실로 기관지 내의 이물질 제거능력이 저하되면서 폐렴같은 기관지 내 추가적인 감염이 발생하여 더욱 심한 염증을 유발한다. 발병원인은 바이러스, 세균, 과거병력에 의한 감염성원인과 독성물질흡입으로 인한 비감염성원인이 있다. 기관지확장증 환자의 증상은 기침과 많은 양의 화농성 가래가 배출되고 기도점막에 출혈발생시 혈담이 배출된다. 거품소리음(Crackle)가 발생되고 호흡음은 감소하며 만성시 저산소증으로 인한 청색증, 곤봉지를 볼 수 있다. 엑스레이 소견상 기관지가 두껍고 기관지 말단부위가 둥그렇게 나타난다.

④ 낭성섬유증(Cystic Fibrosis)

이자, 폐, 소화기계 등에서 발생하는 유전성질환으로 외분비선의 점액이 과잉생산으로 두꺼워지면서 장기 내에 이물질이나 세균의 이동을 막아서 감염이 발생한다. 백인들에게 많이 빈발하며 아시아인이나 흑인에게서는 흔히 발생하지는 않는다. 사춘기 초반에 많이 발생하며 호흡곤란, 계속적인 기침, 청색증, 곤봉지, 호흡시 보조근 사용, 빠른 호흡, 거품소리음, 쌕쌕거림음이 들리고, 충분한 영양섭취에도 체중이 증가되지 않는다. 낭포섬유증 검사법으로 땀의 염소농도를 측정하는 땀전해질검사(Sweat electrolyte test)를 시행한다. 엑스레이소견상 기관지확장증이나 폐렴과 비슷한 형태로 나타난다.

2. 제한성폐질환(Restrictive Pulmonary Disease)

제한성폐질환은 가슴 내, 외의 이상으로 호흡시 폐의 확장능력이 저하되는 것이다. 질환의 형태는 갈비뼈골절이나 척추옆굽음증 등에 의한 가슴형태 이상, 중증근무력증(Myasthenia gravis)같은 신경근육계나 대사성질환에 의한 호흡근 약화 및 이상, 폐렴 같은 폐조직 내의 질환, 가슴막삼출(Pleural effusion), 공기가슴증(Pneumothrax)같이 가슴이나 폐실질에 질환이 있다. 제한성폐질환시 일회호흡량(TV), 흡기용량(IC), 폐활량(FVC), 전폐용량(TLC) 모두가 감소된다.

① 가슴형태 이상

갈비뼈골절, 척추옆굽음증, 뒤굽음증은 통증이나 폐에 압박을 유발하므로 폐확장을 저하시킬 수 있다. 가슴확장과 가로막기능을 제한하는 비만은 가슴형태이상을 초래하는 가장 흔한 질병이다. 비만환자들은 들숨시 충분한 가슴확장이 안되어 호흡저하(Hypoventilation)가 일어나고 저산소증이 발생하게 되고 또한 비만환자들은 정상인들에 비해 가슴벽 탄력성이 떨어지고 기도의 저항력이 증가하여 폐활량(FVC)이 낮다. 증상은 얕고 빠른호흡, 호흡곤란, 저산소, 저탄소증, 청색증, 거품소리음 청진, 잔기용량(FRC)과 전폐용량(TLC)이 감소한다. 엑스레이 소견상 폐의 부피가 줄어들고 무기폐가 나타난다.

② 호흡근육 약화 및 이상

호흡근육의 약화나 이상은 크게 두 가지 원인에 의해 발생하는데 신경근육계 이상과 대사성질환에 의해 발생한다. 첫째 신경근육계 이상은 중증근무력증, 길렝바레증후근(Guillian-Barre syndrome)같은 말초신경장애와 다발성경화증(Mutiple Scleosis), 파킨스질환(Parkinson's disease), 뇌졸중(Cerebral Vascular Accident, CVA), 척수손상(Spinal Cord Injury, SCI)같은 중추신경계 이상으로 근육약화나 변성으로 인해 발생한다. 두번째 저칼륨혈증(Hypokalemia)이나 고칼륨혈증(Hyperkalemia)같은 대사성질환은 신체 내 대사물질의 불균형으로 호흡근육수축이 약화된다. 증상은 호흡곤란, 저산소, 저탄소증, 청색증, 거품소리음 청진, 호흡음 감소, 곤봉지, 기침을 크게 하기 어렵다. 엑스레이 소견은 가슴형태 이상시와 유사하다.

③ 폐조직 내 질환

폐렴이나 간질성폐렴(Interstitial pneumonitis)은 폐포상피세포가 손상되어 허파꽈리나 허파꽈리 내에 비감염성 염증이 만성적으로 나타나는 질환으로 상태가 악화되면 허파꽈리나 기도 내 혈관에 섬유증이 발생하여 환기나 가스교환이 불가능하게 되어 사망에까지 이르게 된다. 주요증상들은 호흡곤란이며 마른기침, 얕고 빠른 호흡을 수반하고 폐활량, 폐탄성, 동맥혈산소분압(PaO_2)이 감소한다. 엑스레이 소견은 기관지 주위 비후상(Peribronchialcuffing)과 기관지 윤곽이 소실되어 보인다.

④ 가슴막 혹은 폐실질 질환

가슴막삼출(Pleural effusion)은 염증성질환(폐렴, 류마티스성질환, 조직침투성낭창

(Systemic lupus)등에 의해 장측흉막(Visceral pleura)과 벽측흉막(Parietal pleura) 사이(흉막강)에 과도한 삼출액이 축적되어 발생하는 질환이다. 정상적으로 가슴막액은 소량이 가슴막안(흉막강, Pleual canty)에 분포하는데 벽측흉막 모세혈관에서 배출되어 장측흉막 모세혈관으로 혈압 차이에 의해 흡수되는데, 염증성질환에 의해 모세혈관의 투과성이 증가하면서 삼출액이 가슴막안에 고이게 된다. 증상은 삼출부위에 호흡음 감소와 삼출부위 주변에서는 기관지호흡음(Bronchial breath sound)이 청진되고 염증발생시에는 마찰음(Pleural friction rub)이 청진된다. 호흡곤란, 청색증, 체중감소, 삼출액 감염시 통증, 고열 발생, 삼출액이 과다하게 고여 있으면 타진시 공명음이 발생하지 않고 엑스레이 소견상 가슴막안부위 팽창이 보인다.

공기가슴증(Pneumothrax)은 외상이나 폐질환에 의해 가슴막안 내에 공기나 가스가 차면서 발생하는 질환으로 가슴막안 내에 공기나 가스량이 증가하면서 가슴막안 내 압력이 증가하고 종격동과 심장이 반대편으로 밀리면서 혈압이 떨어지고 심폐기능이 저하된다. 증상은 가슴압박감이나 통증, 호흡곤란, 마른기침, 청색증 등이 발생하고 엑스레이 소견상 가슴막아래에 작은 기포가 발생하고 그 부위는 검은색으로 나타난다.

3. 폐혈관질환(Pulmonary Vascular Disease)

폐혈관질환은 폐용적변화는 없으나 허파꽈리와 모세혈관 사이의 산소와 이산화탄소교환능력을 저하시켜 폐기능을 저하시킨다. 만성폐질환에서 발생하는 저산소혈증의 가장 흔한 기전은 환기관류불균형(Ventilation-perfusion mismatch)인데 환기(Ventilation)는 허파꽈리에 도달하는 기체를 말하며 관류(Perfusion)는 폐모세혈관에 흐르는 혈액을 말한다. 환기와 관류는 일정한 비율을 유지하는데 예를 들어 환기량이 감소하면 폐동맥이 수축하여 관류량이 감소하고, 환기량이 증가하면 관류량이 증가하게 된다. 환기(Ventilation)의 감소는 가슴 내 압력의 가슴 내 압력의 적절치 못한 변화로 인해 허파꽈리 내 산소량은 감소하고 이산화탄소량은 증가하게 되고 관류(Perfusion)의 감소는 폐정맥혈 내에 저산소증을 유발시킨다.

환기는 정상이지만 가스교환이 일어나지 않는 것을 사강(Dead space)이라 하고 허파꽈리와 모세혈관 사이에서 원활한 확산(Diffusion, 가스교환)이 없어 호흡이 없는 것을 단락(Shunt)이라고 한다. 신체자세는 환기와 관류에 많은 영향을 미치는데 서있는 자세에서는 환기량이 폐꼭대기구역 허파꽈리에서 높게 나타나고 관류량은 폐바닥구역에서 높게 나타난다. 정상치 환기-관류비율(Ventilation perfusion ratio, V/Q ratio)은 0.8~1.2

인데 폐쇄성폐질환 경우에는 환기-관류비율이 낮게 나타나는데, 허파꽈리에 환기량이 감소하여 허파꽈리와 접해있는 모세혈관 내 혈액은 산소량이 감소하고 이산화탄소량은 증가하게 된다. 반대로 폐색전증(Pulmonary embolism)은 환기-관류비율이 높게 나타나는데 폐모세혈관이 폐쇄되어 허파꽈리와 모세혈관 사이에 확산이 발생되지 않아 허파꽈리 안의 산소와 이산화탄소수치가 대기중의 공기와 같은 수준이 된다.

폐색전증은 정맥에서 생성된 혈전이 말초순환에 의해 폐동맥을 막아 폐순환에 영향을 주는 질환으로 폐색부위에 혈류정체로 인해 괴사가 발생하면 폐경색(Pulmonary infarction)으로 악화된다. 증상은 가슴통증과 심한 호흡곤란, 빠른맥, 청색증, 저산소혈, 거품소리음 청진, 호흡음감소 등을 보이며 폐경색의 경우는 심한 가슴통증과 가래에 피가 섞여(객혈, hemoptysis) 나오기도 한다. 엑스레이 소견상 가로막이 올라와 있고, 혈관이 수축되어 보인다.

4. 환기조절장애(Ventilatory Regulation Disorder)

호흡조절은 체내 산소요구량에 따라 변화하는데 산소요구량이 증가하면 호흡운동에 의해 폐환기량이 증가하고 반대로 산소요구량이 감소하면 폐환기량은 감소한다. 이러한 호흡조절은 뇌중추신경과 화학수용기(Chemoreceptor)에 의해 조절된다. 호흡중추는 다리뇌(Pons)와 숨뇌(medulla oblongata)에 위치하며 이산화탄소농도가 상승하거나 산소농도가 저하되면 반응한다. 만약에 뇌중추신경이 반응을 하지 않는다면 대동맥토리(Aortic body)와 경동맥토리(Carotid body)에 위치한 말초화학수용체에 의해 조절된다. 호흡조절은 이산화탄소농도와 산소농도에 의해 반응하지만 정상호흡 자극원은 이산화탄소농도 증가이다. 왜냐하면 산소농도감소가 위험수준으로 낮아져야지만 반응하기 때문이다. 혈액 내 $PaCO_2$가 높아지면 말초화학수용체를 자극하여 호흡을 촉진하고 혈액의 산성이 증가하여 호흡중추를 자극하게 된다.

과다호흡(Hyperventilation)이나 호흡저하(Hypoventilation)는 호흡조절기관 이상, 호르몬 분비이상, 약물복용에 의해 나타날 수 있다. 뇌줄기손상으로 야기되는 중추성수면무호흡증(Central sleep apnea)은 낮에는 정상이나 수면을 취하게 되면 호흡곤란으로 인하여 깊이 잠을 이룰 수 없게 되고 호르몬분비이상인 갑상샘기능저하(Hypothyroidism)의 경우에는 산소와 이산화탄소 농도변화에 민감하게 반응하지 못하여 호흡곤란을 호소하기도 한다. 마지막으로 치료용으로 사용되는 암페타민(Amphethamine)이나 코카인(Cocaine) 같은 약물에 의해 호흡의 지속적인 증가나 감소를 보이고 호흡이 불안정하게 된다.

(10) 폐호흡계질환 환자평가(Assessment of Pulmonary Patient)

검사 및 검진 전 환자의 평가는 환자의 차트를 통하여 방사선검사, 약물복용, 혈액검사결과, 폐기능검사 등을 파악하여 폐호흡계 환자에 대한 정보를 얻을 수 있고 그 정보를 바탕으로 검사 및 검진, 치료계획을 세울 수 있다.

1. 차트검토(Chart Review)

의료차트를 통하여 환자의 현재 건강상태, 수술여부, 호흡기질환 유무, 환자의 활동능력, 의료검사결과들(엑스레이, 혈액검사, 폐기능검사 등), 약물섭취 등 환자에 대한 전반적인 의료정보들을 파악할 수 있다.

2. 방사선검사(Radiographic Results)

방사선검사결과를 통하여 폐의 어느 부위에 문제가 발생했는지를 파악할 수 있고, 만성질환인지 급성질환인지 여부, 폐엽의 문제인지 폐구역의 문제인지를 파악하는데 큰 도움을 준다.

3. 약물복용(Medication History)

물리치료사가 호흡계질환 환자를 치료하는데 있어서 환자의 폐질환에 관련된 약물복용여부를 파악하는 것은 중요한 일이다. 호흡계질환에 연관된 약물은 크게 네 가지로 분류하는데, 교감신경흥분제(Sympathomimetics), 기관지확장제(Methylxanthines), 진해거담제(Mucolytics) 그리고 스테로이드제(Corticosteroids)가 있다.

① 교감신경흥분제(Sympathomimetics)

교감신경흥분제는 β1-adrenergic receptor를 촉진하여 심박동과 심박출량을 증진시키기 때문에 고혈압이나 빠른맥 환자에게는 적당하지 않지만 β2-adrenergic receptor를 촉진하여 기도의 민무늬근을 이완시켜 천식과 같은 기관지폐쇄 환자에게는 기관지확장제로 효과적으로 사용된다. 교감신경흥분제로 사용되는 약물에는 Sulfate(Brethine), Metaproterenol(Alupent), Albuterol sulfate(Ventolin), Isoetharine hydrochloride(Bronkosol), Pirbuterol(Maxair) 그리고 Bitolterol mesylate(Tornalate)가 있다.

② 기관지확장제(Methylxanthines)

기관지확장제는 세포 내 cAMP를 분해하는 포스포디에스테라이제(Phosphodiesterase, PDE)효소작용을 억제하여 체세포내 cAMP가 증가하여 기관지확장유발하게 한다. 사용되는 약물에는 Theophyline(Theodur), Oxtriphyline(Brondecon), Aminophyline, Theophyline Na^+ glycinate(Asbron G) 그리고 Dyphyline이 있다.

③ 점액용해제(Mucolytics)

점액용해제는 기관지나 폐에 고여있는 분비물을 열게 만들어 기침이나 심호흡으로 배출을 용이하게 만들어주고 타진이나 자세조절로도 분비물 배출이 쉽게 된다.

④ 스테로이드제(Corticosteroids)

스테로이드는 폐의 염증성질환을 조절하는데 주로 사용되는데 기관지 내에서 점액생산과 섬유화증세를 억제하는 역할을 한다. 스테로이드제는 적정량 사용시에는 체내순환에 영향을 미치지 않지만 장시간 사용하게 되면 면역력의 저하를 초래하여 폐질환에 악영향을 미치게 된다. 약물에는 Acetonide(Azmacort), Belclomethasone dipropionate(Beclovent) 그리고 Flunisolide(aerobid)가 있다.

4. 폐기능검사(Pulmonary Function Test)

폐기능검사를 통하여 폐의 산소와 이산화탄소 교환능력을 측정할 수 있고, 폐쇄성폐질환(천식, 기관지확장증, 만성 기관지염, 만성폐쇄성폐질환), 공기가슴증 환자들에게 유용하게 사용된다. 만성폐쇄성폐질환(COPD) 환자는 강하게 숨을 내쉬는 능력이 떨어지게 나타나는데 1초간 노력호기량($FEV_{1.0}$), 3초간 노력호기량(FEV_3), 최대호기유속(Peak Expiratory Flow Rate, PEFR), 중간호기유속(Mid Expiratory Flow Rate, $FEF_{25\%-75\%}$), 노력성폐활량(Forced Vital Capacity, FVC)은 정상치보다 낮게 나타난다.

폐기능검사는 급성호흡곤란증(Acute Respiratory Distress Syndrome, ARDS), 유

아호흡곤란증(Infant Respiratory Distress Syndrome, IRDS), 콕시디오이데스 진균증(Coccidioidomycosis)같이 제한성폐질환에서도 사용되지만 폐쇄성폐질환만큼 진단학적으로 정확하지는 않다.

가슴동요, 강직성척추염(Ankylosing spondylitis)환자의 가슴, 갈비뼈골절, 가슴부위 외상같이 날숨시 가슴팽창으로 통증을 호소하는 경우에는 일회호흡량(TV)은 정상이지만, 노력호기량(FEV_1)과 폐활량(FVC)은 정상치보다 낮고 FEV_1/FVC 비율은 1.00에 가깝다. 왜냐하면 노력호기량과 폐활량은 가슴제한성에 의해 영향을 받기 때문이다.

5. 혈액검사결과(Blood Gas Analysis, BGA)

물리치료사는 폐, 호흡기계환자 치료시 혈액 내 산소분압(PaO_2), 이산화탄소분압($PaCO_2$), 중산염(HCO_3-), 산성도(pH)를 파악하여야 한다(Page 5. 표.1-5, Page 92. 표.2-3참조). 혈액분석을 통하여 환자의 상태를 파악하고 치료여부를 결정할 수 있고, 동반되는 증상들을 예상할 수 있다.

(11) Case Study

8주일 전 교통사고로 제 7번째 목뼈 불완전 손상으로 대학병원에 입원했다가 퇴원해서 오늘 호흡곤란과 만성피로감으로 일상생활에 어려움을 호소하는 25세의 남성이 재활병원에 내원하였다. 의사는 척추손상(SCI)에 대한 팔 근력 증진, 다리 근력 위축예방 및 활동성 증진을 위해 재활치료 처방으로 내렸다.

History

- 가정환경: 미혼으로 부모님과 같이 살고 있으며 컴퓨터 프로그램머로 일했음
- 생활습관: 흡연자로서 하루 담배 반갑 정도 흡연과 주 2~3회정도 음주를 함(소주 3병), 하지만 척추손상 후 금연, 금주 함
- 과거력병(PMH): 류마티스 관절염
- 약물복용: Methylprednisolone, Laxatives, 산소 마스크(1L/분)
- 환자와의 면담: 교통사고 후 혼자 자유로이 일상생활을 못하고 휠체어에 의지하여 생

활하는 것에 대한 심한 우울증에 빠졌다가 가족들의 위로와 설득으로 자신감을 회복 중이며 환자는 프로그래머로 계속 일하고 싶어함

- 임상학적검진 결과:

  X-ray: 폐(정상)

  ECG: 정상

  혈액검사: PaO_2(85mmHg, 기준치: 95~100mmHg), $PaCO_2$(45mmHg, 기준치: 35~45mmHg)

  SaO_2(90%, 기준치: 95% 이상), pH(7.35, 기준치: 7.35~7.45)

  HCO_3(24.0mEq/L, 기준치: 24.0mEq/L)

  폐기능검사: 폐활량(VC)(2.7L, 기준치: 4.8L), 1초간 노력호기량($FEV_{1.0}$)(78%, 기준치: 80%)

  최대환기량(MVV)(24L/min, 기준치: 36.9L/min)

  Vital signs(휴식시); 심박동수(HR): 67, 혈압(BP): 110~78, 체온: 37.5℃, 호흡수: 20bpm

물리적 검사

- 문진: 환자에게는 별다른 가족력이 없으며 2년 전부터 류마티스관절염과 설사로 약물 Methylprednisolone와 Laxatives를 복용하고 있으며 교통사고 이전에는 주말마다 운동동호회에서 정기적으로 축구를 하였다 하지만 목뼈손상 후 혼자 힘으로 이동이 불가능하여 부모님에게 의지하거나 전동휠체어로 이동하고 있다. 확달라진 현재 생활에 대해 매우 불안하게 생각하고 있으며 자신이 무엇을 할 수 있을지 어떻게 살아가야 할지 걱정하고 있다.
- 시진: 조이스틱으로 조정이 가능한 전동휠체어를 사용하고 있으며 소변줄(Foley catheter)을 착용하고 있고 양쪽 어깨는 움츠린 자세이고 독립적으로 앉기 어려워 휠체어 벨트를 착용하고 있고 대화하면서 종종 숨차하는 모습을 보인다.
- 촉진: 환자는 가슴호흡을 하며 등뼈가 뒤굽음 자세(Kyphotic posture), 관절변형이나 관절주변에 부종 발견하지 못함
- 청진 · 타진: 심음은 정상이나 호흡음이 감소하였고, 바닥부위 타진시 둔탁음이 들린다.

– 신체조직 검진에 영향을 미치는 요소들

- 근골격계: 척추손상으로 인한 근력저하 및 활동성 약화, 척추후만, 약물복용
- 신경계: 척추손상(제 7번째 목뼈 손상)
- 심혈관계: 과거 흡연 및 음주, 산소요구량 저하
- 폐호흡계: 흡연, 산소마스크 사용, 폐기능 저하, 혈액검사결과, 호흡수 증가, 척추손상, 가슴호흡, 둔탁음, 호흡음 감소
- 내분비계: 척추손상
- 소화내장계: 약물, 소변줄 사용, 생활패턴
- 정신계: 척추손상 후 심한 우울증세

신체조직 검진

- 근골격계: 근력검사(팔근력 저하 및 다리마비), 관절가동범위 검사(정상)
- 신경계: 근긴장도(C7이하 항진), 반사(C7이하 항진), 정적균형감각(약화), 운동신경(C7이하 마비), 감각신경(C7이하 감소)
- 심혈관계: 팔 자전거 운동능력 검사(환자의 호흡곤란으로 검사시작 1분 후 종료)

심박동: 120bpm, 혈압: 160~85mmHg, SaO_2: 80%, 호흡수: 40bpm, RPE: 19 근지구력(호흡곤란으로 감소)

- 폐호흡계: 인위적 기침 발생(약화), 폐기능(PFT) 약화
- 내분비계: 촉진(목, 배), 배 타진시 압통 발생하지 않음
- 소화내장계: 소변색깔(정상), 배변기능(정상)
- 정신계: 자신의 처지에 대한 분노 및 우울증, 정신과적 상담을 필요로 함

신체조직 검진을 바탕으로 이 환자에 대한 평가를 내리자면 척수손상에 의한 근력약화와 지배신경손상에 의한 기능적움직임 제한과 일상생활 장애가 표면적으로 나타나는 주요 문제점이지만 현재 폐호흡계 기능저하는 근지구력약화로 이어져 환자의 활동력을 저하시키고 재활치료를 효과적으로 수행하기 어렵게 만든다. 환자의 현재 폐호흡능력은 재활에 참여할 수 없을 정도로 심각한 상태는 아니지만 운동시 산소포화도(SaO_2)는 외부 산소공급이 필요로 하는 단계이므로 재활치료시 물리치료사는 산소포화도에 신경을 써야 하는데 체내 산소포화도가 낮아졌다고 하여 물리치료사가 임의로 산소공급량을 늘리면 안된다(현재 산소공급량은 1L/분). 만약 재활치료시 외부 산소공급(1L/분)에도 불구하고

체내 산소포화도가 떨어진다면 즉시 의사나 간호사에게 보고하여 산소공급량을 늘리도록 하여야 한다.

이 환자의 경우 폐호흡계에 영향을 미치는 요소를 3가지이상 가지고 있으며 체내 산소공급 저하로 인한 심혈관계에 영향을 미치는 것으로 판단할 수 있다. 또한 환자와의 대화를 통해서 인지할 수 있듯이 환자 자신에 대한 분노와 우울증세는 환자가 재활치료를 거부하게 만들 수 있으므로 의사에게 환자의 정신(심리)적 상태를 보고하고 적절한 조치를 취하도록 하여야 한다.

이 환자의 경우는 X-ray상 폐에 문제가 없다는 것은 호흡근육이나 신경지배에 이상으로 나타나는 제한성폐질환을 의심할 수 있고, 물리치료사는 의사의 처방에 따라 환자의 재활을 도와야 하지만 재활치료시 폐기능저하가 악화되거나 호흡곤란 같은 응급상황이 발생한다면 물리치료사는 신속하게 환자의 안전을 위해 대처하여야 하고 의사에게 환자의 상태를 보고하여 의료적 후속조치가 이루어지도록 하여야 한다.

Chapter 03 내분비계 검진(Screening for Endocrine System)

내분비계는 호르몬분비를 통해 외부환경에 대해 생체조절과 면역기능을 증진하여 신체 항상성을 유지하도록 돕고 신체 다른 여러기관들을 활성화시킨다. 내분비계이상은 기능저하나 기능항진에 의해 다양하게 나타나며 내분비기관에 따라서 신체에 미치는 영향은 많은 차이를 나타낸다. 이러한 내분비계 조절능력이상이 생기면 파생적으로 신체뿐만 아니라 정신적 기능저하나 문제를 일으킬 수도 있다. 예를 들어, 갑상샘기능이 저하되면 체중, 피부나 머리카락, 심혈관계, 소화기계, 정신적 변화같이 갑상샘에서 분비되는 호르몬의 영향을 받는 기관이나 조직에서 다양한 변화를 나타나게 된다.

내분비계질환들의 증상과 증후는 근골격계, 신경계, 심혈관계, 소화기계, 비뇨생식계 등과 같이 다른 신체기관들의 이상시 나타나는 증상 및 증후와 유사하기 때문에 물리치료사는 이를 구분하기 위해서는 내분비계질환들에 대하여 파악하여야 하고 다른 신체기관에 어떠한 영향을 미치는지를 숙지하여야 한다. 이 장에서는 신체 내 내분비기관이 신체에 미치는 영향과 이상시 발생되는 증상 및 증후, 그러한 증상과 증후들을 바탕으로 검진하는 방법에 대하여 알아보도록 할 것이다.

(1) 내분비계 생리학(Physiology of the Endocrine System)

내분비계는 호르몬(Hormone)을 혈류에 분비하는 다양한 샘들(Glands)로 구성되어 있고 호르몬은 다른 기관이나 세포에 작용하여 생리적 활성을 조절한다. 신체 내 주요 내분비선은 뇌하수체(Pituitary), 갑상샘(Thyroid), 부신(Adrenal), 이자(췌장, Pancreas), 난소(Ovary, 여성), 정소(Testis, 남성)가 있다(그림.5-1). 호르몬분비는 체액의 농도변화에 의해 촉진되며 호르몬의 항상성은 음성피드백(Negative feedback)과정에 의해 조절된다. 음성피드백은 어떠한 자극이 있을 때 이 자극이 신호가 되어 원래 자극을 감소시키는 메커니즘을 가진다. 다시 말하면 자극에 대하여 반응하면 호르몬분비를 억제하고 반대로 반응하지 못하면 호르몬분비를 촉진하게 된다. 이와 반대로 양성피드백(Positive feedback)은 자극이 신호가 되어 원래의 자극을 증진시키는데 정상적인 신체에서는 발생하지 않으며 질병과 관련이 있다. 또 다른 호르몬조절기전은 서로 다른 호르몬분비로 상호조절을 통해 항상성을 유지하는 두 호르몬피드백(Two hormone feedback)이 있는데, 인슐린(Insulin)과 글루카곤(Glucagon)분비가 해당된다. 혈액 내 혈당 수치가 상승하면 인슐린분비로 혈당수치 상승을 억제하고 혈당수치가 저하되면 글루카곤분비로 혈당수치를 상승시킨다.

호르몬은 표적세포(Target cell)의 세포막에 있는 수용체(Receptor)와 결합하여 cAMP(Cyclic adenosine monophosphate)를 방출하여 세포막의 투과성을 증진시키는 것 같은 생체반응을 촉진시킨다. 뇌하수체(Pituitary gland)는 시상하부(Hypothalamus)의 영향을 받아 작용하는 내분비선으로 앞엽(Anterior lobe)과 뒤엽(Posterior lobe)으로 구분된다. 앞엽에서는 성장호르몬(Growth hormone, GH), 부신피질자극호르몬(Adrenocorticotropic hormone, ACTH), 여포자극호르몬(Follicle stimulating hormone, FSH), 갑상샘자극호르몬(Thyroid stimulating hormone, TSH), 황체형성호르몬(Luteinizing hormone, LH), 프로락틴(Prolactin)호르몬을 분비한다. 뒤엽에서는 항이뇨호르몬(Antidiuretic hormone, ADH), 자궁수축호르몬(Oxytocin)을 분비한다.

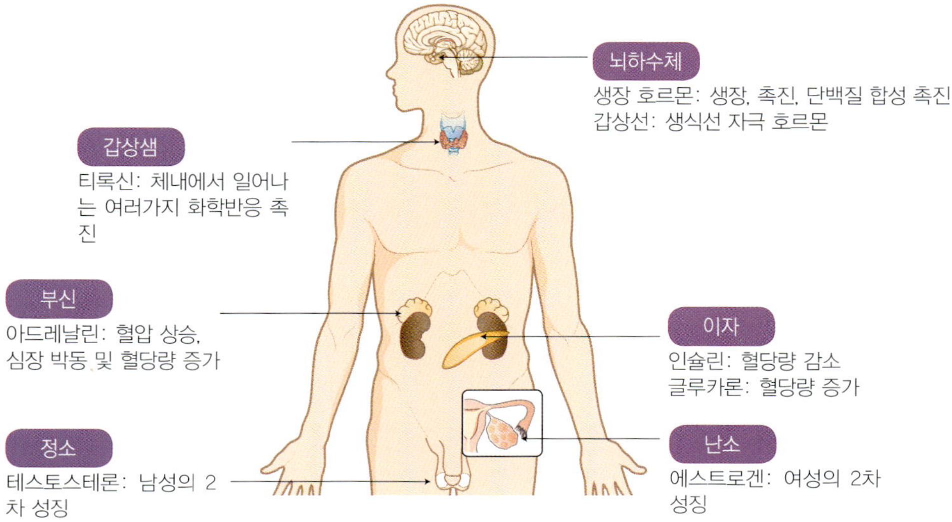

그림.3-1. 주요 내분비선의 위치(남, 여)

갑상샘은 갑상샘연골 아래 나비모양으로 위치하며 호르몬은 신체 신진대사를 증진시키고 체온을 유지하는 역할을 하며 갑상샘호르몬 생산, 분비는 뇌하수체에 의해 조절된다. 갑상샘호르몬에는 트리요도사이로린(Triiodothyronine, T3), 티록신(Thyroxine, T4), 칼시토닌(Calcitonin)이 있다. 갑상샘에 부착된 부갑상샘에서는 인산과 칼슘대사에 영향을 미치는 부갑상선호르몬(Parathyroid hormone, PTH)을 분비한다.

부신(Adrenal)은 콩팥(Kidney) 위에 위치하며 뇌하수체의 부신겉질자극호르몬(ACTH)에 의해 조절되며 탄수화물과 무기질대사, 생식발달에 관여하는 스테로이드 부신피질(Adrenal cortex)호르몬은 코티솔(Cortisol), 안드로겐(Androgens), 알도스테론(Aldosterone)이 있고, 아드레날린(교감신경 흥분)과 비슷한 에피네프린은 부신속질(Adrenal medulla)에서 분비된다.

이자(Pancreas)는 혈당을 조절하는 호르몬을 분비하는 기관으로 인슐린(Insulin), 글루카곤(Glucagon)과 성장호르몬을 억제하는 소마토스타틴(Somatostatin)을 분비한다.

생식기에서 분비되는 호르몬은 생식기능과 성(性)발달에 관여하며 남성에게서는 테스토스테론(Testosterone), 여성에게는 에스트로겐(Estrogen)이 있다. 신체기관에서 분비되는 주요 호르몬과 기능은 표.3-1과 같다.

표.3-1. 주요 호르몬과 기능

내분비선(기관)	호 르 몬	기 능
시상하부	옥시토신 바소프레신	항이뇨작용, 자궁수축 항이뇨작용, 혈압상승
뇌하수체(앞엽)	성장호르몬(GH) 부신겉질자극호르몬(ACTH) 여포자극호르몬(FSH) 갑상샘자극호르몬(TSH) 황체형성호르몬(LH) 프로락틴	신진대사 부신호르몬 자극 생식, 성(性)호르몬 자극 갑상샘호르몬 자극 생식, 성(性)호르몬 자극 유선자극, 유즙분비 촉진
뇌하수체(뒤엽)	옥시토신 바소프레신	항이뇨작용, 자궁수축 항이뇨작용, 혈압상승
갑상샘	티록신(T4) 트리요도사이로린(T3) 칼시토닌	신진대사, 성장, 뇌 발달 신진대사, 성장, 뇌 발달 혈액 내 칼슘조절
부갑상샘	부갑상샘호르몬(PTH)	인산, 칼슘조절

내분비선(기관)	호르몬	기 능
부신(겉질)	코티솔 안드로겐 알도스테론	신진대사, 면역활성, 스트레스에 반응 여성 생식, 성(性)호르몬 자극 콩팥에서 나트륨, 칼륨 분비
부신(속질)	에피네프린	신진대사, 심혈관기능, 스트레스에 반응
췌장	인슐린 글루카곤	신진대사, 혈당감소 신진대사, 혈당증가
생식기 여성 남성	 에스트로겐 테스토스테론	 생식기능, 성장, 유선발달 생식기능, 성장
신장	레닌 에리스로포에틴	단백질분해, 혈압증진 적혈구 생성

(2) 내분비계질환들과 검진(Diseases & Examination)

내분비계 질환들이 물리치료에 어떤 영향을 미치는지를 알기 위해서는 각 질환들에 대해 정확히 파악하여야 한다. 이 장에서 당뇨(Diabetes Mellitus), 갑상샘질환, 부갑상샘질환, 부신질환, 뇌하수체 질환에 대한 생리학적 증상 및 증후들에 대하여 알아보고 각각의 내분비계 조직에 대한 검진 및 검사방법을 알아보도록 하자.

1. 당뇨(Diabetes Mellitus, DM)

당뇨는 이장에서 베타세포(Beta-cell)혹은 인슐린수용기(Receptor)결핍으로 인해 인슐린분비 부족에 의한 만성적 혈당상승질환으로 탄수화물, 지방, 단백질의 신진대사이상을 초래한다. 신진대사이상은 혈관 내 지방의 축적으로 동맥경화증을 유발하고 과도한 당단백질(Glyco-protein)합성으로 신체조직의 단백질축적 감소로 체내 세포막이 얇아진다. 이러한 신진대사이상은 눈, 콩팥, 신경, 혈관에 영향을 미치게 된다.

당뇨는 크게 2가지 유형으로 나뉘는데 제1형 당뇨 혹은 인슐린의존형(IDDM)과 제2형 당뇨(NIDDM) 혹은 인슐린비의존형으로 나뉜다. 제1형 당뇨는 15세이하에서 흔하며(Juvenile onset diabetes) 30세이전에 당뇨병진단을 받는다. 이자 내 섬세포(Islet cell) 크기와 수 감소로 인슐린생산이 저하되어 인슐린결핍에 의해 당뇨병성 혼수(케토산혈증, Ketosis-prone diabetes)에 빠질 수 있으므로 일생동안 인슐린을 투여하여야 한다. 제2형 당뇨는 제1형 당뇨에 비해 유전적 요소가 많이 작용되며 비만한 사람과 40세이상 성인에게서 발병률이 높게 나타난다. 평생 인슐린을 사용하지 않아도되고 당뇨증상 발생시에만 인슐린을 투여한다.

당뇨병의 가장 흔한 증상 및 증후는 혈당상승(Hyperglycemia), 소변 내 당상승(Glycosuria), 과도한 배뇨작용(Polyuria), 과도한 갈증(Polydipsia), 과도한 배고픔(Polyphagia), 체중감소(제1형 당뇨), 통증, 설사, 피로와 약화, 희미해지는 시력, 손 · 발 무감각증상, 상처치유에 오랜 시간 소요 등이 있다. 장기간 당뇨로 인한 체내 당 조절이상은 신경병증(Neuropathy), 콩팥기능이상 및 배뇨장애, 이상지질혈증(Dyslipidemia), 만성혈관질환 및 궤양(Ulceration), 골다공증(Osteoporesis)같은 합병증을 유발한다.

2. 당뇨병성 신경병증(Diabetic Neuropathy)

당뇨병성 신경합병증은 신경손상에 의해 발생하는데, 장기간 당뇨병을 앓아온 환자들에게서 발견된다. 젊은 환자들에게서는 발병률이 낮으며 남, 여성에게서 균등하게 발생한다. 신경병증은 손상되는 신경에 따라 그 증상이 다양한데, 발의 궤양, 말초부종, 골밀도 감소 등과 같은 합병증을 유발하기도 한다. 당뇨병성 신경합병증은 대칭성 다발성 신경병증(Symmetric Polyneuropathies)과 다초점성 신경병증(Multifocal neuropathies)으로 나뉜다(표.3-2).

표.3-2. 당뇨성 신경병증 증상 및 증후

신경병증 분류	환자에 의한 주관적 증상	검사에 의한 객관적 증상
대칭성 다발성 신경병증 말초감각신경장애	• 지각이상: 저림, 차가움, 얼얼함. 통증이 밤에 심함	• 아킬레스건 반사 소실발에 진동감각 약화
말초운동신경장애	• 근력약화	• 근 위축, 갈퀴 족지(Claw toe), 손 쥐는 힘 약화, 근력약화(MMT)
자율신경장애	• 기립성 저혈압, 배뇨장애, 삼킴 어려움 발한(땀)감소, 무기력증	• 심장박동 증가, 말초부종
다초점성 신경병증 뇌신경장애	• 두통, 눈 주위에 통증, 안면통증	• 눈꺼풀처짐, 사시
사지 · 몸통 단발신경병증	• 갑작스런 경련통, 전기오는듯한 통증 지각과민(몸통)	• 특정한 말초신경 손상
근위부 운동신경장애(근육위축증)	• 밤에 다리 근위부 통증 악화	• 다리위축, 비대칭적 근위부 약화(무릎힘줄 반사)나 소실

① 말초감각신경장애(Peripheral Sensory Neuropathy)

당뇨병성 신경병증에서 가장 흔한 형태로 주로 발에서 저림, 차가움, 얼얼함과 같은 지각이상을 수반하며 통증은 밤에 더 악화되는 경향을 가지고 있다. 이러한 감각이상은 피부분절(Dermatome)이나 말초신경지배영역에 국한되어 감각이상이 나타나는 것이 아니어서 말초신경 혹은 척수신경손상의 증상과 구분된다. 말초감각신경장애는 주로 손과 발에서 발생하는데, 발이 붓거나 흔들의자바닥변형(족부후방돌출, Rocker-bottom)을 동반하고 피부에 홍반(Erythema)과 증상을 보이기도 한다. 그리고 발의 발가락뼈사이관절(지절간관절, Interphalangeal joint)과 발허리발가락관절(중수지관절, Metatarsophalangeal joint)통증을 나타내고 흔하지 않지만 발목, 무릎, 척추에 통증을 수반하기도 한다.

말초감각신경 저하로 인해 피부나 관절에 예상치 못한 손상을 야기시킬 수 있는데 예를 들어 온각감각저하는 피부에 화상을 쉽게 입게 하고, 잘 맞지 신발의 착용은 발에 압박 및 쓸림에 의해 궤양이나 감염을 유발시킨다.

② 말초운동신경장애(Peripheral Motor Neuropathy)

말초운동신경장애는 감각신경장애에 비해 흔하게 나타나지는 않지만 손이나 발같은 작은 근육에서 발생한다. 손이나 발의 뼈사이근육(골간근, Interosseous muscle)위축에 의해 망치(Hammer)손가락, 발가락이나 갈퀴(Claw)손가락, 발가락변형이 발생하며 발가락변형은 신발 내 압박에 의해 관절부위에 티눈이나 굳은살이 생긴다. 말초운동신경장애는 이차적으로 손의 악력이나 다리의 근력 약화를 야기시키기도 한다.

③ 자율신경장애(Autonomic Neuropathy)

당뇨말기에는 신경섬유의 말이집탈락(탈수초, Demyelination)에 의해 신체기능조절에 관여하는 자율신경이상이 나타나는데 주로 원위부에서부터 발생하고 잘 관리되지 않은 인슐린의존형(IDDM) 환자들에게서 발병률이 높다. 자율신경이상으로 발생되는 증후들에는 동공크기 수축, 빛에 대한 동공반사 저하, 기립성저혈압, 심장박동수 증가, 말초부종, 체온조절기능 저하, 발한(땀)감소, 혈관 수축 · 이완 반사이상, 설사, 배뇨기능 저하, 소화기계 무기력 등이 있다. 자율신경은 체내 신진대사를 원활하게 하고 체내 평형을 이루는 역할을 하는데 자율신경이상은 사망률증가에 영향을 미치기도 한다.

④ 뇌신경장애(Cranial Neuropathy)

뇌신경장애는 주로 노인환자들에서 동반되는 합병증으로 일반적으로 제3뇌신경(눈돌림신경, Oculomotor nerve)이 침범되어 부분적 혹은 전체적 눈꺼풀처짐(Ptosis)이 발생하기도 하고 제6뇌신경(가돌림신경, Abducens nerve)이 침범되어 침범된 쪽 눈이 안쪽 방향으로 쏠리거나 마비증세를 일으킨다. 뇌신경장애는 갑작스럽게 발생하며 일반적으로 통증이 없으나 마비가 발생한 다음 수일 후부터 통증이 발생하기도 한다. 통증은 눈 주위에서 발생하며 종종 두통도 발생한다. 가끔씩 제 7뇌신경(얼굴신경, facial nerve)마비도 나타나지만 제 3, 6뇌신경손상에 비해 발병률은 낮다.

⑤ 팔, 다리 · 몸통 단발신경병증(Trunk and limb Mononeuropathies)

팔, 다리 · 몸통 단발신경증은 다리의 넙다리(대퇴, Femoral), 가쪽피부(외측피, Lateral cutaneous), 종아리(비골, Peroneal)신경에서 주로 발생하며 팔에서는 노뼈(Radial), 정중(Median), 자뼈(ulnar)신경에서 발생한다. 발병은 갑작스런 경련통이나 전기가 오는듯한 통증이 발생하고 통증은 밤에 더 악화되는 경향이 있고, 감각신경, 운동신경, 복합적으로 영향을 미친다. 단발신경증은 배근육약화와 몸통 피부의 지각과민반응을 야기시키기도 한다.

⑥ 근위부 운동신경장애 · 근육위축증(Proximal Motor Neuropathy or Diabetic Amyotrophy)

근육위축증(Amyotrophy)은 운동신경장애로 인해 발생하는 근육질환으로 연령이 많은 남자 당뇨환자에게서 발병률이 높으며 갑자기 발생하며 미열(36.5~37.5℃)을 동반한다. 근위부에 비대칭적인 근력약화와 통증을 수반하며 허리엉치신경얼기(요천골신경총, Lumbosacral plexus)지배를 받는 다리에서 많이 발생하는데 넙다리의 앞가쪽부위 근육들 넙다리네갈래근(대퇴사두근), 엉덩허리근(장요근, Zliopsoas), 모음근(내전근, Adductor)에서 많이 발생한다. 환자는 무릎힘줄반사가 나타나지 않거나 약화되며 체중감소 및 우울증 증세를 보이기도 한다.

3. 고혈당과 저혈당(Hyperglycemia & Hypoglycemia)

혈액 내의 포도당 농도를 일정하게 유지하는 호르몬분비이상으로 적정 혈당수치를 벗어나는 상태를 고혈당(Hyperglycemia) 혹은 저혈당(Hypoglycemia)이라고 한다. 혈액 내 정상 혈당수치는 공복 시 100mg/dL이하, 식후 2시간 140mg/dL인데 공복 시 140mg/dL이상, 식후 2시간 200mg/dL이상일 경우를 고혈당이라고 하고 공복, 식후 2시간 혈당이 60mg/dL이하이면 저혈당이라고 한다. 고혈당 발생원인은 인슐린분비 부족, 운동부족, 과도한 음식물섭취에 의해 발생하고 저혈당 발생원인은 경구 혈당강하제나 인슐린의 과다사용 혹은 부적절한 시기 사용, 과도한 운동, 불규칙한 식사 등이 있다. 고혈당의 혈액은 혈관의 손상을 야기시키고 전신에 다양한 합병증을 야기시키는 반면 저혈당은 발생 즉시 적절한 조치를 취하지 않으면 의식을 잃을 수 있다. 고혈당과 저혈당시 나타나는 증상들은 표.5-3과 같다.

표.3-3. 고혈당과 저혈당 증상 및 증후

	고혈당(Hyperglycemia)	저혈당(Hypoglycemia)
증상 발생	수일 내 점진적으로 발생	수분 내 갑작스럽게 발생
포도당 수치	공복시 140mg/dL이상 식후 2시간 200mg/dL이상	공복 식후 2시간 60mg/dL이하
중추신경계	반사(Reflex)감소, 혼돈, 감각이 무뎌짐, 손발이 저림	피곤, 두통, 몽롱함, 어눌한 말투, 집중력 저하, 혼돈, 운동실조증
심혈관	깊고 빠른 호흡, 약하고 빠른 맥박	빠른 심박동
신체	갈증, 오심 · 구토, 배통증, 호흡시 과일 냄새 남, 근력약화	창백, 배고픔, 손이 떨림, 땀, 신경과민
응급상황	인슐린 투여 및 주사	당분 공급(쥬스, 사탕 등)

당뇨병이 의심되는 환자에게 물리치료사는 식욕변화, 소변을 자주 보는지, 소변량이 증가했는지 등을 물어봄으로써 당뇨병 유무를 예상할 수 있고, 당뇨병성 신경병증의 감각이상 유무를 알기 위하여 물리치료사는 환자에게 발이나 다리에 저리거나, 따끔거리거나, 화끈거리거나 혹은 차가운 느낌이 있는지를 묻고 자율신경이상유무를 알기 위하여 앉았다가 일어날 때 어지럽거나, 상체에서 땀 분비가 많고 하체에서 땀 분비가 적은지, 소화장애가 있는지를 물어볼 수 있다.

당뇨병은 말초혈관벽손상을 야기하므로 시진시 피부색 변화, 팔이나 다리털 소실, 손톱이나 발톱의 퇴행성위축, 피부궤양 유무를 체크하여야 한다. 촉진으로는 왼쪽, 오른쪽 팔, 다리의 피부온도, 피부감각, 탄력성, 맥박을 비교하고 신체변형유무를 확인하여야 한다.

당뇨에 의한 신경병증시 특히 발바닥 감각이 소실되는데 나일론소재로 된 모노필라멘트(Monofilament)를 발바닥에 대고 누르면 필라멘트가 구부러지면서 피검사자가 자극을 느낄 수 있는데, 필라멘트의 두께로 발바닥의 감각소실 여부를 판단할 수 있다. 일반적으로 0.5g 필라멘트로 자극할 때 감각을 느낀다면 정상이고 2g 필라멘트로 자극할 때 감각을 느낀다면 약간의 감각둔화를 의미하고 10g 필라멘트로 자극할 때 비로서 감각을 느낀다면 신체보호 감각소실을 의미한다. 필라멘트로 발바닥 자극부위들은 표.3-2와 같다.

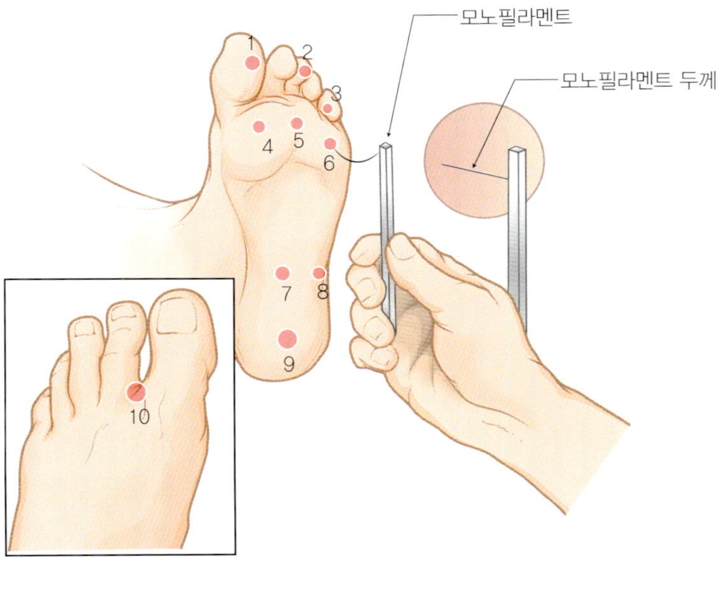

그림.3-2. 모노필라멘트 발바닥 자극부위들(1~10)

4. 갑상샘검진 및 질환(Examination & Diseases of the Thyroid Gland)

갑상샘은 갑상선연골 아래 기도주위를 감싸고 있으며 왼, 오른엽으로 나뉘며 왼, 오른엽은 얇은 잘룩(지협, Isthmus)으로 연결되어 있다. 얇은잘룩은 후두의 반지연골(Cricoid cartilage)아래 위치한다.

갑상샘검사는 문진을 통해 시작하는데 가족력, 식욕, 체중변화, 여성의 경우 월경주기 변화, 호르몬제 복용 등의 여부를 묻을 수 있고, 환자에게 목을 뒤로 젖지게 한 다음 갑상샘의 나비날개모양과 침을 삼킬 때 갑상샘의 움직임, 눈알(안구)돌출 유무, 손과 손톱의 변화, 손바닥의 피부색, 흉터유무 등을 시진을 통해 검진할 수 있다. 촉진은 왼, 오른 팔, 다리의 피부온도를 비교하고, 환자의 뒤에서 양손으로 기관을 따라 촉지하며 왼, 오른엽의 위치와 크기, 갑상샘의 점성(Consistency, 정상적 갑상샘: 근육조직과 유사, 암: 딱딱함, 중독 갑상샘종: 물컹거림, 누름통증: 출혈 혹은 감염), 갑상샘 비대여부를 검사 할 수 있으나 촉진만으로 갑상샘기능을 파악할 수 있는 것이 아니기 때문에 혈액검사나 초음파 검사의 결과를 확인하는 것이 좋다.

① 갑상샘기능항진증(Hyperthyroidism)

갑상샘기능항진은 과도한 갑상샘호르몬(T3, T4)분비에 의해 발생하며 원인은 아직 불분명하나 자가면역 질환인 그레이브스 질환(Graves disease)과 결절성갑상샘종(Nodular goiter), 갑상샘종(Adenoma), 갑상샘염(Thyroiditis)에 의해 발생한다고 보고되고 있다. 혈액검사에 의해 갑상샘기능을 진단할 수 있으며 대한민국에서 남녀 발생비율은 1:4정도로 여성에게서 많이 발병한다. 증상 및 증후는 호르몬분비량, 발병시기, 질환 지속기간, 환자의 나이 등에 의해 다양하게 나타나는데 신경과민, 체중감소, 허기증, 설사, 빠른맥, 심장기능상실증 증상 및 피로, 열에 대한 과민증, 근력약화, 반사이상항진(Hyperreflex-ia), 땀, 피부변화(피부층 얇고 부드러움), 머리카락 가늘어지고 탈모증상, 눈알돌출 등이 있다. 이렇게 각 기관들과 연관되어 나타나는 다양한 증상들은 다른 질환들에서도 흔하게 접할 수 있기 때문에 물리치료사는 갑상샘질환과 구분할 수 있어야 한다. 예를 들어, 환자의 근력약화가 갑상샘기능 정상으로 인해 근력회복을 한다면 의사에게 진료를 의뢰할 필요는 없지만 갑상샘기능 정상에도 불구하고 근력약화가 악화된다면 물리치료사는 의사에게 진료를 의뢰해야 할 것이다.

근력약화와 피로는 갑상샘기능항진증에서 흔하게 접할 수 있는 증상으로 근육질환을 동반하지 않으며 팔과 다리 근위부에서 주로 발생한다. 그리고 깊은힘줄반사(Deep Tendon Reflex, DTR)는 근육수축력 약화로 힘줄수축과 이완시간이 짧아져서 자극에 빠르고 짧게 반응한다. 과다한 갑상샘호르몬분비는 체내에 과다한 에너지를 생산하게 되어 체내 온도를 상승시키고 신진대사량을 증가시켜 체중감소를 야기하고 자율신경을 활성화시켜 심박출량 및 심장박동수를 증가시킨다.

② 갑상샘기능저하증(Hypothyroidism)

약 95% 갑상샘호르몬분비감소 원인은 갑상샘 자체의 문제이고 나머지는 뇌하수체 혹은 시상하부질환에 의해서이다. 또 다른 단일원인으로는 만성자가면역질환인 하시모토 질환(Hashimoto's disease)으로 갑상샘이 위축되어 갑상샘기능이 저하된다. 갑상샘기능저하증 역시 남녀 발생비율은 1:8정도이며 나이가 들수록 발병률은 높다. 갑상샘호르몬결핍은 육체적 정신적, 심혈관계, 소화기계, 신경근계 활동을 저하시킨다. 증상은 체중증가, 육체적 정신적 무기력, 건조한 피부와 잘 부러지는 머리카락, 저혈압, 변비, 추위에 과민반응, 근육경직 및 통증, 팔, 다리 지각이상(Paresthesias), 땀분비 감소, 느린 반사작용 등이 있다. 만약 갑상샘기능저하시 적절한 치료가 이루어지지 않으면 글라이코아미노글라이칸(glycoaminoglycans, GAGs)이 피부나 근육에 축척되어 얼굴, 손, 발에 부종이 생기고 혀가 두꺼워지고 피부가 창백해지는 점액부종(Myxedema)이 발생한다. 갑상샘기능저하증은 항진증과 달리 신진대사저하로 인해 무기력과 피로를 쉽게 느끼며 땀배출이 줄어들면서 추위에 민감하게 반응하며 소화기계기능저하로 변비가 생기고 식욕은 저하되나 체중은 증가하게 된다. 환자는 관절주변 점액소의 부종(Mucinous edema)에 의한 신경압박으로 인해 팔, 다리 손목관절증후군 같은 지각이상을 호소한다. 갑상샘기능저하 환자들은 어깨관절과 골반주변 근력약화와 근육경직이나 근육통증세를 보이기도 하고 근막이나 근육손상시 증가하는 혈청 크레아틴 포스포키네이스(Serum Creatine Phosphkinase, CPK)의 상승으로 무릎, 손, 발가락의 윤활관절(활막관절, Synovial joint)이 뚜꺼워지거나 관절액이 유출되어 관절마디가 두꺼워진다.

5. 부갑상샘검진 및 질환(Examination & Diseases of the Parathyroid Gland)

부갑상샘은 3mm정도의 작은 4개의 기관으로 갑상샘 뒤편에 부착되어 비타민D와 칼시토닌(Calcitonin)과 함께 신체의 칼슘과 인(Phosphate)대사를 조절하는 내분비기관이다. 혈액 내 칼슘수치가 낮으면 부갑상샘호르몬 분비가 촉진되어 뼈 속에 있는 칼슘을 혈액으로 내보내고 콩팥과 소화기관에 작용하여 칼슘(Ca)재흡수를 촉진하여 체내 칼슘수치를 증가시키고 반대로 혈액 내 인(P)수치는 감소하고 반면 혈액 내 칼슘수치가 높으면 부갑상샘호르몬 분비가 감소하여 칼슘수치를 저하시키고 인수치는 증가시킨다.

부갑상샘 문진시 과거병력, 최근에 수술여부, 골다공증 유무, 소화능력, 배뇨, 배설의 이상유무 등을 묻고 시진시에는 왼쪽, 오른쪽 손가락, 발가락의 길이를 비교, 손, 발가락 사이 관절, 대칭성 비교, 목 주변에 흉터유무 등을 확인하여야하고 촉진으로 관절의 부종유무, 골격대칭성 등을 검사할 수 있다.

① 부갑상샘기능항진증(Hyperparathyroidism)

부갑상샘기능항진증의 가장 흔한 원인은 부갑상샘선종(Parathyroid adenoma)이며 일부는 악성종양(Carcinoma)에 의해 발생한다. 혈액 내 칼슘수치 증가로 인해 발생하는 낭성섬유성골염(Osteitis fibrosa cystica)은 부갑상샘항진에 의해 발생하는 대표적 골격질환으로 골밀도저하(골다공증), 골격변형, 섬유화 등을 유발시키며, 그 밖의 골격계질환으로는 손가락말단부 뼈막밑흡수(Subperiosteal resorption), 머리뼈 골 흡수에 의한 X-ray상 얼룩덜룩 보이는 소금과 후추(Salt-and-Pepper)양상, 갈색종양(Brown tumor), 뼈낭종(Bone cyst) 등을 발생시킨다. 또한 과도한 부갑상샘 호르몬분비는 콩팥기능장애를 일으키는데 고칼슘혈증(Hypercalcemia)에 의한 콩팥의 칼슘재흡수는 콩팥이나 방광에 결석을 형성시키고 자주 소변을 보게 되고 다뇨에 의한 갈증을 느끼게 한다. 위장에서 칼슘재흡수증가는 위산증가를 유발하여 소화성궤양을 일으키고 복통, 식욕감소와 체중저하를 초래한다. 부갑상샘기능항진 환자들은 다리 근위부 근육약화를 보이며 심할 경우 근위축증세를 보이며 손과 발에 감각이상(Glove-and-stocking sensory loss), 쉽게 피로감을 느끼며, 우울증, 성격변화, 기억력 감퇴, 정신병 등을 유발시킨다.

② 부갑상샘기능저하증(Hypoparathyroidism)

부갑상샘 호르몬분비저하로 인한 혈중 칼슘농도가 저하되는 질환으로 발병원인은 유전과 같은 선천적인 원인과 갑상샘이나 부갑상샘 절제술과 같은 후천적 원인이 있다. 대표적 증상으로는 저칼슘혈증(Hypocalcemia)에 의한 신경근육흥분성 증가로 작은 외부자극에도 근육이 과민하게 반응하는 테타니(Tetany)증상을 보인다. 주로 손가락 끝과 입 주위에서 발생하는데 증상이 악화되면 진행적으로 팔 근위부와 얼굴 쪽으로 퍼지게 되고 경련이 발생하기도 한다. 크브스테크증후(Chvostek's sign)는 귀 앞쪽 광대돌기(협골돌기, Zygomatic process)를 두드리면 얼굴신경이 자극되어 얼굴근육이 수축을 일으키는 징후로 부갑상샘기능저하 환자는 면도와 같은 가벼운 얼굴자극에도 크브스테크증후에 양성반응을 보이게 된다.

부갑상샘호르몬분비감소는 뼈의 칼슘재흡수를 증가시켜 비타민D의 활성화를 저하시키고 장의 칼슘흡수를 감소시킨다. 그리고 콩팥요세관(신세뇨관, Renal tubule)에서 칼슘배설을 증가시키고 인배설을 감소하여 고인혈증을 유발시킨다. 저칼슘혈증은 신경학적 장애가 없는 바닥핵(Basal ganglia) 석회화를 초래하는데 파킨스증후(Parkinson's syndrome)에서 나타나는 발작, 무도증(Chorea), 근육긴장이상(Dystonia), 기억력, 시력장애를 보이기도 하고 그 밖의 부갑상샘기능저하증상에는 만성피로, 근력약화, 저혈압 등이 있다. 중증 부갑상샘기능저하시 치료를 하지 않으면 환자의 생명이 위태로워 질 수 있다.

6. 부신검진 및 질환(Examination & Diseases of the Adrenal Gland)

부신은 왼쪽, 오른쪽 콩팥 위에 위치한 반달형 모양(왼쪽)과 삼각형모양(오른쪽) 내분비선으로 안쪽의 속질과 바깥쪽의 겉질로 구성되어 있다. 속질은 암적색을 띄며 특수한 신경절세포들이 무리 지어 분포하며 교감신경자극 물질인 카테콜아민(Catecholamine)인 에피네프린과 노르에피네프린을 분비한다. 겉질은 황색을 띄며 스테로이드(Steroid)호르몬을 분비하여 스트레스에 대응하거나 체내 에너지를 제공하는 당질대사 등을 활성화시키는 역할을 한다.

부신검진시 물리치료사는 환자에게 만성피로감 유무, 식습관 변화, 스테로이드제 약물 복용 여부, 콩팥질환 여부, 생리주기 등을 물어보고 피부색, 얼굴형태 및 모발상태, 척추 굴곡형태 등을 시진을 통해 관찰하고 손가락끝으로 배벽을 수직으로 압박하여 콩팥부위에서 누름통증이 발생하는지를 촉진(손가락촉진법, Finger palpation)한다. 촉진시 환자가 누름통증을 느낀다면 주먹타진법으로 배나 등 부위를 타진하여 누름통증 발생여부를 재확인한다. 주먹타진법은 한 손은 타진할 부위에 놓고 다른 손은 주먹을 쥐고 타진부위에 놓은 손등을 2~3회정도 두드린다.

① 쿠싱증후근(Cushing's Syndrome)

쿠싱증후근은 부신겉질에서 만성적인 코티솔(Cortisol) 과잉분비에 의해 발생하는데 원인으로는 뇌하수체에서 부신겉질자극호르몬(Adrenocorticotropis hormone, ACTH)이 과도하게 분비되거나 부신이나 신체 내 양성종양이나 암에 의해 부신겉질자극호르몬이 생산되거나 치료를 위하여 장기간 글루코르티코이드를 복용할 때 등이 있다. 쿠싱증후은 30~40대 여성에게서 발병률이 높으며 남자와 여자 발병비율은 약 1:5정도이다.

쿠싱증후근은 혈액 내 칼륨부족으로 어깨대와 골반 근위부 근육위축증과 약화을 유발하고 골다공증을 유발시켜 허리통증, 척추뒤굽음증을 유발한다. 혈관벽이완과 약화가 초래되어 외부충격에 몸이 쉽게 멍이 든다. 쿠싱증후근 환자는 독특한 얼굴외형을 가지는데 얼굴, 뒷목이나 배에 지방이 축적되어 보름달모양 얼굴(Moon face), 안면홍조를 나타낸다. 그 밖의 증상들로는 체중증가, 고혈압, 신경과민으로 인한 우울증이나 정신병 등이 있다.

② 에디슨병(Addison's Disease)

에디슨병은 부신겉질이상으로 부신 스테로이드호르몬 생산부족으로 발생하는데 자가면역질환, 결핵, 종양 혹은 바이러스 감염 등으로 인해 부신겉질이 파괴되거나 손상된다. 여성이 남성에 비해 2배정도 발병률이 높다. 에디슨병은 초기에는 특이한 증상 없이 원인모를 피로와 허약증세를 나타내는데 이런 이유로 초기진단이 어렵다. 대부분 환자들은 식욕부진, 구토, 설사, 체중감소 증세를 보이고 손바닥과 손등에 피부착색을 초래한다. 혈액 중 칼슘농도가 증가하여 관절연골과 갈비뼈연골에 석회화를 초래하여 관절통이 발생하고 귓볼이 딱딱해지고 혈중칼륨농도증가는 신경근에 작용하여 이완성마비증상 원인이 되기도 한다. 그 밖의 증상들로는 저혈압, 생리불순, 성격변화 등이 나타난다.

7. 뇌하수체 질환(Diseases of the Pituitary Gland)

뇌하수체는 사이뇌의 시상하부 아래 위치한 내분비기관으로 앞엽과 뒤엽으로 나뉘는데 앞엽에서는 다른 내분비기관을 자극하는 호르몬과 성장호르몬등을 분비하며 뒤엽에서는 직접 호르몬을 생산하지는 않지만 생리학적 신호에 반응하여 신경호르몬을 분비한다. 대표적인 뇌하수체 질환으로는 말단비대증(Acromegaly)이 있다.

말단비대증(Acromegaly)

말단비대증은 뇌하수체의 앞엽에서 성장호르몬(Growth Hormone, GH)이 과도하게 분비되어 신체말단 골격이나 연부조직부위가 비대해지는 질환으로 청소년기 이후에 빈번하게 발생한다. 말단비대증은 만성적으로 서서히 진행하는 질환으로 신체의 여러 기관들에 영향을 미친다. 고혈압, 심장기능상실증, 내장기관 비대, 당뇨, 콩팥담석 등 증상들이 장시간에 걸쳐 발생하는데 환자의 지속적인 치료없이는 물리치료사는 환자의 이러한 모든 증상들을 접하기는 어렵다.

말단비대증은 신체 말단부위 손가락, 발가락, 턱, 코, 이마 등에 골격변화로 인해 신체적 변화가 발생하는데 손가락, 발가락, 손목, 발목관절이 굵어지고, 아래턱뼈는 커져서 맞물림장애(부정교합, Malocclusion) 발생하고 갈비뼈가 길어져서 술통모양, 가슴변형과 척추뒤굽음증이 발생한다. 관절 근위부 근육약화와 감각이상이 나타나는데 특히 정중신경압박으로 손의 감각이상이 흔하게 나타난다. 그 밖의 증상들로는 음성이 굵어지고, 고혈압, 골다공증, 당뇨 등이 있다.

(3) 평가(Assessment)

내분비계질환의 증상은 다양하게 나타나기 때문에 물리치료사는 내분비계질환 유무 혹은 어떤 내분비기관에서 문제가 발생하였는지를 판단하는데 많은 어려움을 느낄 수 있다. 내분비계 이상은 곧 호르몬분비 이상을 의미하는데 신체항상성조절에 관여하는 호르몬분비이상은 신체항상성에 영향을 미치게 된다. 그러므로 물리치료사는 환자가 신체 내 조절능력에 이상을 인지한다면 즉시 의사에게 그 사실을 보고하여야 한다. 또한 그로 인해 발생할 수 있는 응급상황에 물리치료사는 적절하게 대처하여 환자의 안정성을 확보하여야 한다. 예를 들어, 저혈당인 경우 환자가 의식을 잃기 전에 적당량의 당을 공급해주고 반대로 고혈당인 경우 인슐린을 투여하여 당수치를 떨어뜨려야 한다. 그 밖에 호흡곤란, 심혈관계 이상, 의식소실 등의 응급상황이 발생할 수도 있기 때문에 물리치료사는 환자에게서 내분비계질환이 의심되면 즉시 의사에게 보고하여야 하고 환자의 상태에 따라 치료를 계속 유지할지 아니면 중단할지를 판단한다.

(4) Case Study

53세의 비만 남성환자가 만성허리통증으로 정형외과의원에 내원하였는데 의사는 허리뼈 부위 퇴행성병변에 의한 통증발생으로 통증완화를 위한 물리치료 처방을 내렸다.

History

- 가정환경: 환자는 우체국에서 20여 년 근무 중이며 부인과 1남 1녀의 가장이다. 환자는 10여년 전부터 허리통증을 앓고 있었는데, 아플 때마다 주변 병원에서 치료를 받았다고 한다.
- 생활습관: 20년간 하루 1갑정도 흡연을 하다가 5년 전부터 금연을 하기 시작하였고, 주 1~2회정도 음주를 하며, 주말마다 부인과 함께 등산이나 자전거를 탄다.
- 과거병력: 고혈압(약물복용), 고 콜레스테롤, 당뇨(제2형), 허리통증
- 약물복용: Lorpressor, Lipitor, Tylenol(통증완화 목적)
- 환자와의 면담: 환자는 당뇨 때문에 정기적인 운동을 하길 원하는데 요즘 허리통증이 증가하여 외부 운동을 하는데 큰 지장을 느끼고 있다고 한다. 또한 요즘은 허리통증으로 업무에도 지장을 받는다고 한다. 최근 들어 심한 갈증, 설사, 발이 저리는 듯한 통증을 호소하였다.
- 임상학적 검진결과:

  X-ray: 폐(정상), 허리뼈(척추의 퇴행성 변화, 허리뼈(L3,4,5) 사이가 좁아짐)

  ECG: 정상

  MRI: Disc가 팽윤되었으나 신경압박 소견은 보이지 않음

  Glucose test: 160mg/dL(공복시)

  Vital signs; 심장박동수(HR): 80bpm, 혈압(BP): 122~82mmHg, 호흡수(RR): 16bpm, 체온: 37.2℃

물리적 검사

- 문진: 환자는 가족력으로 당뇨와 고혈압을 가지고 있으며 환자의 어머니께서 뇌출혈로 사망하셔서 자신이 고혈압을 가지고 있다는데 대해 상당히 걱정하여 매일 스스로 집에서 혈압과 호흡수를 확인하는데 큰 이상이 없다고 하였다. 환자는 고혈압 약(Lorpressor)과 콜레스테롤 저하를 위해 Lipitor를 매일 복용하고 있는데, 최근 들어 식욕이 왕성한데 체중은 감소하고 쉽게 갈증을 느낀다고 말하고 양쪽 발에 저리는 듯한 통증으로 잠을 자다가 2~3회정도 깬다고 한다. 그리고 요즘들어 시력이 많이 나빠진 거 같다고 하였다.
- 시진: 피부색깔을 확인한 결과 양쪽 발부위가 팔에 비하여 약간 창백했으며 상처나 신체변형은 발견되지 않았다. 손가락과 발가락 관절이나 손, 발톱 형태는 정상이었고

신체에 부종은 발견되지 않았다.

- 촉진: 허리뼈 아래부위를 눌렀을 때 누름통증점이 발견되었으며 양쪽 다리를 손으로 감각검사를 실시하였을 때 왼족, 오른쪽 발바닥쪽에 감각이 다른 신체부위보다 저하되었다.
- 청진 · 타진: 심음과 폐음 정상

– 신체조직 검진에 영향을 미치는 요소들

- 근골격계: 허리통증, X-ray와 MRI 결과, 약물복용(Tylenol)
- 신경계: 발바닥에 저린 감각
- 심혈관계: 고혈압, 고콜레스테롤, 생활습관(음주), 피부창백, 약물복용
- 내분비계: 당뇨, Glucose test결과, 갈증, 설사, 발 저림, 식욕증진
- 소화내장계: 갈증, 설사, 식욕증진
- 피부계: 양쪽 발 창백 함

신체조직 검진

- 근골격계: 근력검사(허리뼈: MMT-4/5(통증 동반), 다리부위: 정상), 관절가동범위(허리뼈부위는 통증에 의해 운동범위 감소(유연성 감소, 다리는 정상), 장시간 앉거나 서있으면 허리통증이 증가함, Slump과 SLR검사: 음성)
- 신경계: Myotome 검사(정상), Dermatome 검사(정상, 하지만 발바닥부위 감각이 현저히 떨어짐)
- 심혈관계: 6분간 걷기검사(정상)
- 내분비계: Monofilament test(10g 필라멘트 사용시 감각인지)
- 소화내장계: 배 촉진시 통증 없음
- 피부계: 피부상처나 손상 발견하지 못함

검진내용들을 종합하여 볼 때 이 환자에게 가장 큰 일상생활의 장애는 허리통증 때문에 발생한다고 말할 수 있는데 신경계이상 증상인 발바닥 저림증상을 동반하고 있다. 우선 물리치료사는 이 환자에게서 나타나는 허리통증과 발바닥 저림증상의 연관성을 파악하여야 하는데 발생하는 증상으로 미루어 보아 물리치료사는 허리뼈부위에서 발생하는 추간판탈출증과 같은 척추신경질환으로 추측할 수 있다. 하지만 MRI나 척추부위 특수검사들(Slump, SLR검사) 결과를 종합해보면 발바닥 저림증상은 허리뼈부위에서 발생하는 신

경질환과 무관함을 파악할 수 있다. 환자의 임상학적 검진결과를 분석하면 현재 환자의 Glucose수치가 많이 상승했음 확인할 수 있고 환자의 과거병력에 당뇨가 있음을 알 수 있다. 그리고 그밖에 환자가 현재 호소하는 증상들이 당뇨시 발생하는 증상들과 일치하므로 물리치료사는 발바닥의 감각이상이 당뇨에서 발생하는 신경병증임을 추론할 수 있고 모노필라멘트 검사결과를 바탕으로 현재 환자 발바닥 감각상태는 신체보호 감각소실 상태임을 파악할 수 있다. 그래서 물리치료사는 환자 발바닥에 상처나 피부손상유무를 관찰하여 신경병증에 의한 2차감염 발생유무를 확인하여야 한다.

또한 환자는 심혈관질환을 유발할 수 있는 위험요소들을 많이 가지고 있지만 심혈관질환 증상이나 임상학적 검사, 운동검사시 이상한 점을 발견할 수 없기 때문에 현재 심혈관계에 관련된 치료는 불필요할 것을 판단되나 물리치료사는 운동이나 재활치료시 심혈관 상태를 주의 깊게 확인하여야 한다. 물리치료사는 의사의 처방대로 환자의 허리통증을 경감시키는 치료를 수행하면서 당뇨로 인해 발생하는 신경병증에 대하여 즉시 보고하여 적절한 의료적 조치가 취해지도록 하여야 한다.

Chapter 04

피부계 검진(Screening for Integumentary System)

신체에서 가장 큰 기관계(Organ system)인 피부계는 총 체중의 15~20% 정도를 차지한다. 피부질환이라고 하면 일반적으로 피부에만 발생하는 질환을 생각하는데 땀샘(한선, Sweat gland), 피부기름샘(피지선, Sebaceous gland), 털, 손톱, 발톱 등과 같이 표피와 진피조직을 이루는 구성물들도 포함된다. 피부계는 내적 자극요소와 외적 자극요소에 반응하여 피부반응을 일으키는데 예를 들어, 혈액순환저하가 발생하면 해당부위 피부는 창백해지고 피부온도는 떨어지며 외부환경온도가 상승하면 신체 내 모세혈관이 확장하여 피부는 빨갛게 되고 피부온도가 상승하여 땀을 배출한다. 이처럼 피부에 나타나는 증상은 그 원인에 따라 다양한데 피부질환에 의한 문제인지 다른 신체기관이나 외적 요인에 의해 발생하는지를 파악하기 위하여 검진을 실시한다. 피부검진은 진단명을 토대로 주로 육안검사와 연부조직촉진으로 실시되었는데 이러한 검진방법만으로는 다양한 피부질환들을 파악하는데 한계가 있고 또한 피부조직에 나타나는 증상들을 토대로 다른 기관들과 연관된 질환들을 파악하는데도 어려움을 겪을 수 있다. 피부상태는 물리치료 적용범위에도 많은 영향을 미치는데 온열, 수치료, 전기치료의 적용여부를 결정하는데 중요한 역할을 하므로 검진은 정확하게 이루어져야 한다.

이 장에서는 피부의 해부학적 구조와 기능을 파악하고 피부손상에 따른 구분과 다양한 피부질환증상들을 토대로 적절한 검진방법들에 대하여 알아보도록 할 것이다.

(1) 피부조직 해부학 및 기능(Anatomy and Functions)

피부는 3개 층 표피(Epidermis), 진피(Dermis), 피부밑지방(피하지방, Subcutis)으로 구성되어 있다. 표피층은 바깥쪽에서 안쪽으로 각질층(horny layer), 투명층(Lucid layer), 과립층(Granular layer), 가시층(유극층, Prickle layer), 바닥층(Basal layer)으로 세분화된다. 각질층은 표피의 최외층으로 각질화된 편평상피세포로 섬유단백질인 케라틴

(Keratin)을 함유하고 있으며 피부껍질이 벗겨지며 피부보호작용 및 세균침투를 막는 역할을 한다. 투명층은 생명력이 없는 무핵층으로 손가락 끝, 손바닥, 발바닥에 존재하며 엘레이딘(Eleidin)이라는 수분층으로 이루어져 있어 피부 내 수분증발과 흡수를 방지하는 역할을 한다. 과립층은 3~5층의 편평세포로 과립모양의 케라토히알린(Keratohyaline)을 함유하고 있으며 각화현상(과립세포가 죽어 각질세포로 변하는 현상)을 일으켜 살아있는 세포와 죽은 세포가 공존하며 외부로부터 물과 이물질 침입, 피부 내 수분증발, 피부건조를 방지하는 역할을 한다. 가시층은 표피 가운데서 가장 두꺼우며 살아있는 유핵세포로 세포 사이에 림프액이 흘러 피부에 혈액순환, 영양분 공급, 노폐물교환을 하여 피부손상시 피부재생이 가능하고 피부면역기능을 가지고 있다. 바닥층은 단일층으로 진피와 접하고 있어 혈액공급에 의해 세포분열이 활발하게 일어나며 각질형성세포와 색소형성세포가 있어 각질층을 형성하여 피부표면으로 밀어 올리고(바닥층에서 각질층까지 상승주기 28~30일정도) 멜라닌 색소를 형성하여 피부색을 결정짓는다(그림. 4-1).

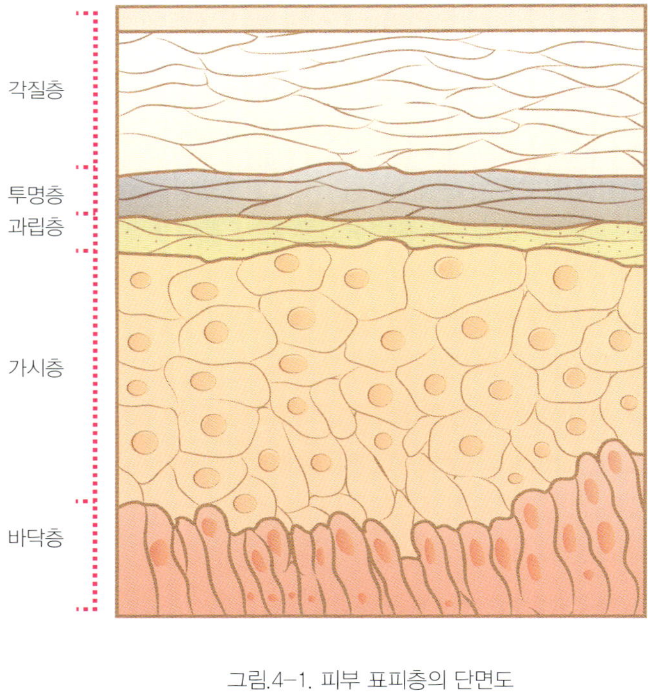

그림.4-1. 피부 표피층의 단면도

진피는 교원섬유(콜라겐, Fibrous collagen)와 탄력섬유(엘라스틴, Elastic elastin fibers)로 구성되어 있고 표피층을 지지한다. 진피는 유두층(Papillary layer)과 망상층(Reticular layer)으로 구성되어 있는데 유두층은 표피의 바닥층과 접해있으며 신경, 모세혈관, 피부기름샘, 땀샘, 털집(모낭, Hair follicle) 등이 포함되어 있다. 모세혈관을 통해 바닥층에 산소와 영양분을 공급하고 땀샘을 통해 땀을 배출하여 체내 온도조절과 노폐물배설 역할을 한다. 망상층은 진피층에서 가장 두꺼우며 교원섬유와 탄력섬유가 그물망처럼 얽혀있어 탄력성과 팽창성이 강한 결합조직으로 림프관, 신경, 땀샘, 피부기름샘이 분포하며 모세혈관은 없다. 교원섬유와 탄력섬유 사이에 있는 히아루론산(Hyarulonic acid)은 보습작용과 피부주름과 탄력성에 영향을 미친다.

피부밑지방층은 진피와 근육이나 뼈 사이에 위치하며 주로 지방세포들로 이루어져 있다. 전신에 골고루 퍼져있으며 유분공급으로 피부를 부드럽게 유지하며 두꺼운 층으로 이루어져 있어 외부자극으로부터 신체내부를 보호하며 체열손실을 막아주어 체온을 유지하고 수분조절과 영양분과 에너지저장 기능을 한다(그림.4-2).

표피, 진피, 피부밑지방층에 포함되어 있는 구조물들에는 손, 발톱, 털, 피부기름샘, 그리고 땀샘 등이 있다.

1. 손, 발톱(Nail)

손, 발가락 등에 표피가 각질화되어 형성된 조직으로 손, 발가락 끝을 보호하는 기능을 가진다. 손, 발톱판(조판, Nail plate)은 섬유단백질인 케라틴(Keretin)으로 구성된 반투명한 세포로 구성되어 있고, 손상, 질병, 절단이 없으면 매일 자라는데 일주일에 1mm정도 자란다. 손, 발톱이 표피에 묻혀있는 부위를 손, 발톱뿌리(조근, Nail root)라고 하는데 손, 발톱의 성장이 시작되는 곳이다. 손, 발톱바닥(조상, Nail bed)은 손, 발톱의 아래부위로 모세혈관과 신경이 분포하며 조근에 혈액을 통해 산소를 공급하여 성장을 돕고 건강한 손, 발톱의 손, 발톱바닥은 반투명층을 통해 보면 분홍빛을 띈다. 손, 발톱바탕질(조모, Nail matrix)에서는 손, 발톱판세포를 생성하여 손, 발톱판이 성장하고 각질화하며 손, 발톱바탕질이 겉으로 들어나 있는 부위를 손, 발톱판세포(조반월, Lunula)라고 하며 손, 발톱에 하얗게 반월형태를 띄는 부위를 말한다. 손, 발톱바탕질손상은 손, 발톱기형 및 성장에 장애를 준다(그림.4-3). 손, 발톱변형이나 기형은 초기 내장기관질환을 추측할 수 있는 지표로 활용되기도 한다.

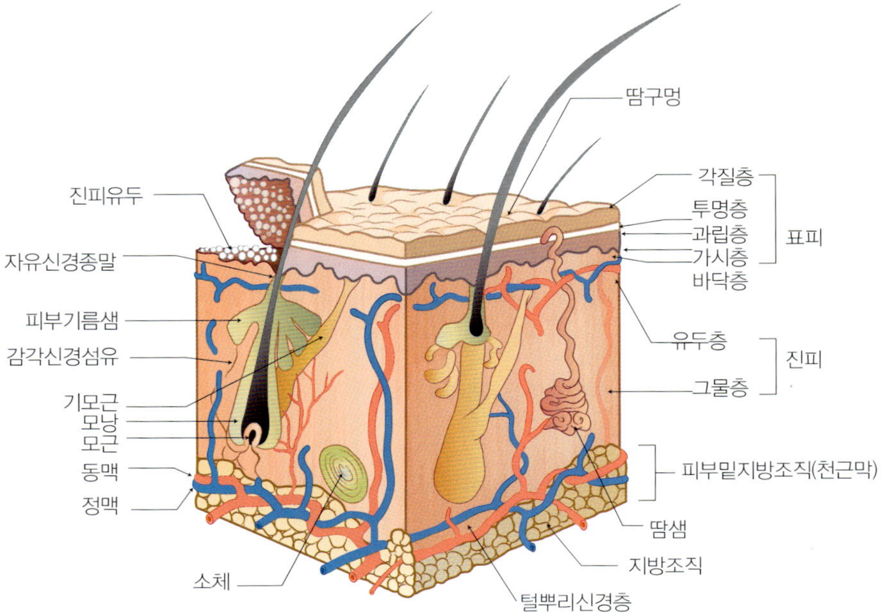

그림.4-2. 피부의 단면도

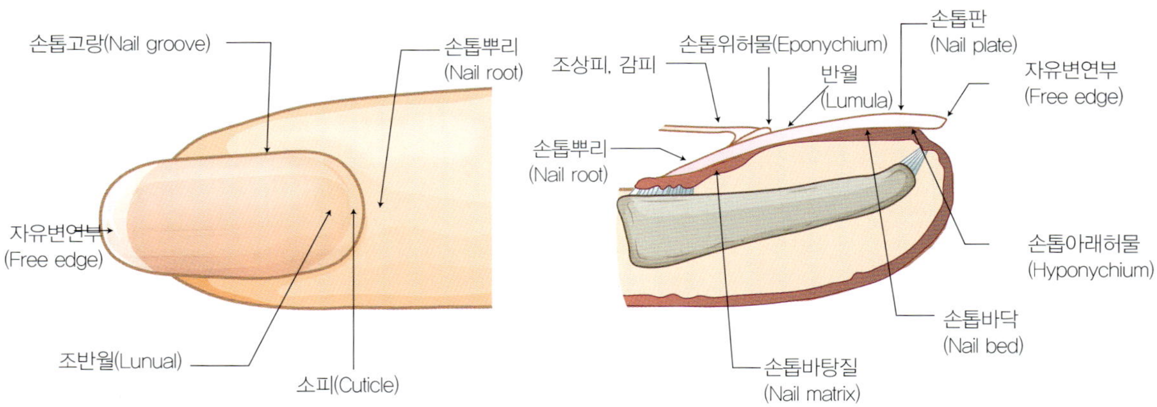

그림.4-3. 손톱의 구조

2. 털(Hair)

손바닥, 발바닥, 바깥음부를 제외한 신체의 대부분 부위에는 털이 나있다. 털은 진피에 있는 털집(모낭, Hair follicle)에서 기시하는데 털집 아래에 있는 털망울(모구, Bulb)에 모세혈관을 통해 털에 영양분을 공급하고 멜라닌이 분포하고 있어 털색깔결정에 영향을 준다. 각각의 털집에는 피부기름샘이 분포하고 있어 피부기름(노란색의 지방물질)을 모공으로 배출한다. 털의 성장주기는 3~4년정도로 3단계로 나뉘는데 성장기(3~4년), 퇴행기(2~3주), 휴지기(수 개월)로 나뉜다. 성장주기는 인종별,신체부위별로 차이가 난다. 털의 변화는 신체 다른기관의 질환을 추측할 수 있는 지표가 된다.

3. 땀샘(한선, Sweat Gland)

땀샘은 샘분비샘(Eccrine gland)과 부분분비샘(Apocrine gland)으로 나뉘는데, 샘분비샘은 피부와 직접 연결되어 있어 무색, 무취, 무미의 땀을 배출하여 노폐물배설과 체온조절역할을 하며 부분분비샘은 모낭이 있는 겨드랑이이나 생식기주변에 발달했으며 선세포체가 떨어져 나가 땀과 섞이면서 특유한 냄새를 낸다. 부분분비샘을 통해 지방산과 유기물이 배출되고 감정변화에 의해 부분분비샘은 자극을 받는다.

(2) 피부질환의 징후들(Manifestations of Skin Disorders)

피부는 나이, 환경변화, 질병, 외상 등에 의해 변화하는데 대표적인 징후들에는 피부색변화, 피부병변, 가려움증 등이 있다.

1. 피부색(Color of Skin)

피부색은 멜라닌세포(Melanocyte)의 양과 분포, 카로틴(Carotene)색소량, 헤모글로빈량과 피부두께에 영향을 받는데, 멜라닌세포는 바닥층에 분포하여 자외선에 반응하며 피부를 보호하기 위하여 피부를 검게 만드는 역할을 한다. 스트레스나 질환 등에 의하여 멜라닌세포 자극호르몬분비가 증가되어 피부가 검게 변하기도 한다. 카로틴색소는 피부밑 지방층에 분포하며 노란색을 띄며 손바닥이나 발바닥에서 관찰할 수 있다. 헤모글로빈은 혈액의 적혈구에 존재하며 산소를 포함하고 있어 밝은 붉은색을 나타내고 산소가 부족한 헤모글로빈은 푸른색을 띄게 된다. 이처럼 피부가 푸른색을 띄는 증상을 청색증(Cyanosis)라고 하고 얼굴이나 목부위같이 피부표면에 분포한 모세혈관 속에 흐르는 혈액에 의해 붉은색을 띄게 된다. 이러한 색소들 영향으로 개개인의 피부색이 결정되는데 환경적 영향, 질병이나 건강상태, 독성물질에 노출 등 다양한 원인들에 의해 피부색 변화가 나타난다.

창백, 하얀 피부는 멜라닌색소 결핍(백색증(Albinism), 햇빛에 노출시간 부족), 혈액이상(빈혈, 납중독), 혈액순환장애(혈관경련, 과다출혈), 내장기관 질환(만성소화기질환, 암, 기생충병, 결핵) 등에 의해 발생하고, 청색증은 혈액 내 산소량의 감소(추위에 과다노출, 혈액 내 철분증가, 혈관운동신경 이상, 뇌척수질환)에 의해 발생하고, 황색증은 간질환(담석증에 의한 담관폐쇄, 간염)에서 발생하며 갈색증은 부신겉질이나 뇌하수체 장애(에디슨 질환)에 의해 발생한다.

2. 피부병변(Skin Lesions)

피부병변은 1차 병변(Primary lesion, 원발진), 2차 병변(Secondary lesion, 속발진), 특수병변(Special lesion)으로 분류되는데 1차 병변은 피부질환 초기에 발생하며 외상, 질병, 손상에 의해 피부의 연속성에 문제가 생기는 것을 말하며 반점(Macule), 잔물집(소수포, Vesicle), 큰공기집(대수포, Bulla), 홍반(Erythema), 두드러기(팽진, Wheal), 솟음(구진, Papule), 고름물집(농포, Pustule), 낭종(Cystoma)이 있다. 2차 병변은 피부질환 후기 단계로 1차 병변 발생부위가 긁히거나 문질러지거나 충격을 받아서 상처에 감염증세가 발생하는 것을 말하며 딱지(가피, Crust), 까짐, 진무름(미란, Erosion), 껍질(인설, Scale), 흉터증(해족증, Keloid), 균열(Fissure), 태선화(Lichenification), 궤양(Ulcer), 흉터(반흔, Scar)가 있다. 특수병변은 1, 2차 병변에 속하지 않으며 독특한 형태를 나타내는데 면포(Comedone), 땀띠(비립종, Milia), 모세혈관확장증(Telangiectasia)이 있다(표.4-1).

표.4-1. 피부병변 구분 및 정의

	피 부 병 변	정 의
1차 병변	반점(Macule)	• 피부표면에 융기나 함몰없이 피부색의 변화만 있음(몽고반점)
	잔물집(Vesicle)	• 표피 심부나 표피와 진피 사이에서 발생, 직경 1cm이하 소낭 안에 투명한 액체가 차 있음
	큰공기집(Bulla)	• 대부분 표피와 진피 사이에서 발생, 직경 1.5cm이상 잔물집보다 크기가 크며 혈액성 내용물이 차 있음
	반상(Plaque)	• 1.5cm이상 표피에서 발생 주위 붉음
	두드러기(Wheal)	• 표피는 영향을 받지 않고 대부분 진피상부에 부종으로 가렵고 부어서 넓적하게 올라옴
	솟음(Papule)	• 1cm미만 표피에서 발생하며 주위보다 빨갛고 상처 없이 치유됨
	고름물집(Pustule)	• 표피나 표피, 진피경계에서 발생하며 표면에 돌출되고 고름이나 염증, 백혈구가 안에 차 있고 만지면 아픔
	낭종(Cystoma)	• 표피, 진피, 피부밑지방층까지 침범하며 표면이 돌출되고 액체나 반고형물질이 안에 차 있고 심한 통증 유발
2차 병변	딱지(Crust)	• 상처나 염증부위에 흘러나온 혈청, 농, 혈액 축척물 등이 피부표면에 말라붙은 상태
	까짐 · 진무름(Erosion)	• 긁힘에 의해 표피가 결손된 상태 흉터없이 치유됨
	껍질(Scale)	• 표피에 각질이 축척된 상태, 건조하고 기름기 있음(비듬)
	흉터증(Keloid)	• 상처가 치유되면서 과도한 진피교원질생성으로 흉터가 표면 위로 크게 융기된 상태
	균열(Fissure)	• 외상이나 질병으로 피부가 갈라진 상태
	태선화(Lichenification)	• 표피나 진피일부가 건조화되어 가죽처럼 굵어지고 윤기가 없어진 상태
	궤양(Ulcer)	• 표피 뿐만 아니라 진피일부까지 결손된 상태, 치유 후 흉터 남음
	반흔(Scar)	• 손상된 피부 결손을 메우기 위하여 새로운 결합조직 생성으로 인해 발생(흉터)
특수 병변	면포(Comedone)	• 피지선에 피지가 굳은 상태
	땀띠(Milia)	• 표피에 발생하며 작은 돌기로 안에 각질이 차 있음
	모세혈관 확장증(Telangiectasia)	• 모세혈관병변으로 지속적 혈관이 확장됨(어린아이 얼굴, 허벅지에서 흔히 발견됨)

3. 피부병변의 외형(Configuration of Skin Lesions)

피부병변은 피부에 나타나는 상처나 흔적의 형태, 크기, 색깔 특성에 따라 구분될 수 있는데 고리모양병터(Annular lesion)는 원형이나 곡선형태로 나타나는 피부병변으로 원인균에 의해 피부에서 발생하는 질환들이 속한다. 선형병터(Linear lesion)는 피부 자체적 이상으로 발생하기보다 외부에서 작용하는 자극에 의해 피부에 발생하는 피부병변이다. 뱀모양병터(Serpiginous lesion)는 백선이나 무좀같이 서서히 진행적으로 다른 부위로 퍼지는 형태의 피부병변이다.

피부병변의 크기는 피부질환을 구분하는데 유용하게 사용되는데 예를 들어, 잔물집과 큰공기집, 반상(Plaque)과 솟음(Papule), 결절과 종양같이 크기에 따라 피부질환을 구분할 수 있다. 피부병변부위의 색소로 인한 피부색변화는 물리치료여부를 결정하는데 중요한 역할을 한다. 일반적으로 정상적인 피부에 압력을 가하면 국소적 혈액순환제한으로 압박을 가한 부위의 피부색이 하얗게 변했다가 시간이 지나면서 주변의 피부색과 같은 색으로 변하는데 색소질환(Pigmented lesion)에서는 이러한 반응이 나타나지 않는다. 그리고 색소의 색이 변하거나 크기가 커지기도 하는데 환자가 이런 증상을 보이면 물리치료사는 의사의 진료를 의뢰하여야 한다.

4. 피부병변의 위치(Location of Skin Lesions)

피부병변의 위치는 피부질환을 구분하는데 도움을 줄 수 있다. 피부염(Dermatitis)의 경우 발적이나 가려움증상을 수반하는데 아토피성피부염(Atopic dermatitis)은 유아기때는 얼굴과 머리에서 주로 발생하고 소아기때는 팔, 다리 관절에서 주로 발생하며 청소년기에는 몸통이나 목쪽에서도 발생한다. 접촉성피부염(Contact dermatitis)은 외부물질에 피부가 접촉되면서 피부에서 반응을 일으켜 발생하고 기름흐름피부병(지루피부염, Seborrhoic dermatitis)은 피지가 분비되는 부위(겨드랑이, 이마 등)에서 주로 발생한다. 또한 바람을 지나치게 맞거나 추위에 피부가 장시간 노출되면 피부는 가려우면서 건조하게 되고 광선민감(Photosensitive)약물을 복용하는 환자는 햇빛에 과도하게 노출되면 발진이 발생한다.

(3) 피부병변을 발생시키는 원인들

피부병변의 대표적 증상들에는 가려움증(소양증, Pruritus), 건조증, 물집, 홍반, 부종, 태화선, 색소침착 등 피부질환별로 다양하게 나타난다. 많은 피부질환들은 위의 증상들이 중복적으로 나타나기 때문에 이러한 증상들만을 보고 정확한 피부병을 진단하는 것은 어려운 일이다. 하지만 피부병변을 일으키는 발병원인을 파악한다면 진단하는데 많은 도움을 얻을 수 있다. 피부병변을 일으키는 요소들은 다음과 같다.

1. 물리적 작용(Mechanical Processes)

물집(Blisters), 굳은살(Calluses), 티눈(Corns), 궤양(Ulcer)은 비정상적인 물리적 스트레스에 의해 발생하는데 물집과 굳은살은 마찰에 의해 발생하고 티눈과 궤양은 과도한 압력이 특정부위 피부에 가해져서 발생한다. 또한 주위환경변화에 의해 피부질환이 발생하는데 화상, 땀띠는 열에 의해 발생하고 동상(Frostbite)은 추위에 과다노출로 발생한다.

2. 염증성상태(Inflammatory Conditions)

염증성피부질환의 주요증상들에는 가려움, 발적, 홍반(Erythema), 부종, 피부온도상승 등이 있다. 염증성피부질환은 긁거나 외부자극에 의한 피부손상이나 피부지방샘주변에서 염증성매개물질 분비, 유전적 요인으로 인해 발생하고 국소부위에 주로 발생하며 대표적 질환에는 여드름(Acne), 편평태선(Lichen planus), 장미색잔비늘증(Pityriasis rosea) 등이 있다.

3. 감염성상태(Infective Conditions)

감염성피부질환은 바이러스(Virus), 곰팡이(진균, Fungus), 박테리아(Bacteria)가 직접적 혹은 간접적으로 피부에 침투하여 발생하는데 특징은 1차적으로 물집이나 소양증이 발생하고 증상이 악화되면서 상처부위에 진물이나 고름이 발생한다. 발병 후 진행적으로 신체로 퍼지며 피부접촉에 의해 전염되는 경향이 있어 치료시 물리치료사는 반드시 개인보호장구(장갑이나 까운)를 갖추어야 한다. 바이러스성감염에 의한 피부질환에는 사마귀(Warts), 단순포진(Herpes simplex), 대상포진(Herpes zoster), 수족구병(Hand-Foot-Mouth Disease)이 있고, 진균성감염에 의한 피부질환에는 무좀(Athlete's foot), 백선(Ringworm)이 있으며 박테리아성감염에 의한 피부질환에는 고름딱지증(농가진, Impetigo), 연조직염(봉와직염, Cellulitis), 털집염(Folliculitis) 등이 있다.

4. 면역이상(Immune Disorde)

알러지반응은 외부물질이나 자극에 대해 인체의 면역기전이 과민하게 반응할 때 나타나는 현상으로 외부로부터 피부에 접촉하여 일어나는 외인성알러지 피부질환과 체내섭취나 신진대사변화로 발생하는 내인성알러지 피부질환이 있다. 외인성알러지 피부질환에는 접촉성피부염이 있는데 의복섬유, 식물, 금속, 화장품, 외용의약품 등이 피부에 직접 접촉하는 물질에 따라 피부를 자극할 수 있다. 내인성알러지 피부질환은 호흡에 의해 이물질(꽃가루, 먼지, 동물의 털, 곰팡이 등), 흡인(Aspiration)에 의해 발생하는 흡인성알러지와 음식물(복숭아, 우유, 혹은 초콜릿 등)섭취로 위장기관 흡수시 발생하는 식품알러지와 약물(아스피린, 페니실린 등)이 경구 혹은 주사투여로 인해 발생하는 약물알러지피부질환이 있다. 또한 곤충(벌, 개미 등)에 물려서 알러지성 피부질환이 발생하기도 한다. 알러지 피부질환의 특징은 알러지반응을 보이기 전에 일정한 시간경과를 가지고 국소적 피부반응만 있다고 하더라도 알러지반응은 신체 전체적으로 나타나므로 유발물질이 신체 다른 부위를 자극하면 알러지 피부반응이 나타난다.

그 밖의 면역이상으로 발생하는 피부질환에는 귀, 팔꿈치, 무릎 등에 은백색 비늘이 덮이는 마른비늘증(건선, Psoriasis), 만성적으로 피부가 두꺼워지고 딱딱해지는 피부굳음증(강피증, Scleroderma), 만성적으로 결합조직에 염증이 발생하는 홍반루푸스(Lupus erythematosus), 염증성 근육병증으로 근위부 근력감소를 야기시키는 여러근육염(다발성 근염, Polymyositis)이 있다.

5. 기생체감염(Parasitic Infestation)

외부기생충(진드기, 벼룩, 이)이 피부에 기생하면서 발생하는 피부질환으로 두드러기, 담마진(Cnidosis), 습진 등의 증세를 유발시키고 피부 밑에서 무언가 기어가는 느낌을 느끼며 매우 가려워하는 공통적인 특징을 가지고 있다. 대표적 질환에는 옴(Scabies), 쯔쯔가무시병이 있다.

6. 종양(Tumors)

피부세포가 비정상적으로 증식하여 발생하는 종양은 양성과 악성으로 나뉘는데 우리가 흔하게 말하는 암(Cancer)은 악성종양에 속한다. 양성종양은 성장속도가 느리고 세포의 고유기능을 유지하며 주위조직을 침범하거나 전이되지 않는 반면 악성종양은 성장속도가 빠르고 세포의 고유기능을 상실하며 주위조직을 침범하고 전이되는 경향이 있다. 대표적 양성종양에는 점(Mole)이 있는데 모반세포(Navi cell)가 지나치게 증식하여 형성되는 것으로 우리가 흔히 말하는 점은 색소성모반(Pigmented navi)이다. 모반은 표피층에서 발생하여 진피층까지 번지기도 하고 피부에 편평에 형태로 생성되기도하고 피부표면에서 도톰하게 올라오기도 하며 색소함유에 따라 점색깔에 차이가 난다. 점은 악성종양이 아니지만 점의 크기, 형태, 색깔, 통증이나 가려움, 출혈이 발생한다면 물리치료사는 즉시 의사에게 환자의 증후를 알려야 한다.

악성종양인 피부암은 바닥세포암(Basal Cell Carcinoma), 편평세포암(Squamous Cell Carcinoma), 악성흑색종(Malignant Melanoma)이 흔하게 발생한다. 바닥세포암과 편평세포암은 햇빛에 과다노출로 인해 주로 발생하고 악성흑색종은 암의 진행속도가 빠르고 예후가 좋지 않아서 피부암 중에서 사망률이 가장 높다.

(4) 물리적 검진(Physical Examination)

피부검진은 근골격계나 심장, 폐, 소화기관 같이 다른 신체기관들의 검진시 동시에 시행할 수 있다. 피부는 외적환경에 예민하게 반응할 수 있으므로 실내온도는 환자가 편안함을 느낄 수 있도록 조절해준다(실내 적정온도 20~22℃정도). 세부적 피부질환은 의사에 의해 검진되지만 치료전이나 도중 환자가 피부에 이상징후를 호소한다면 물리치료사는 문진, 시진, 촉진을 통하여 치료의 여부 및 진료의뢰 여부를 결정하여야 한다.

1. 문진(Interview)

온열 및 수치료, 전기치료는 환자의 피부상태에 영향을 받기 때문에 물리치료사는 치료전 반드시 환자의 피부상태를 확인하여야 한다. 그리고 다른 신체기관 검진 중 피부에 이상증후를 발견한다면 환자에게 질문을 통해 피부검진 지속여부를 결정하여야 한다. 물리치료사가 발진, 물집, 피부손상, 종양 등을 발견한다면 물리치료사는 환자에게 "언제부터 피부에 이런 증상이 있었나요?", "이런 증상이 있는지 알고 계셨나요?"라고 물어 환자가 피부에 발생한 문제를 인식하고 있었는지를 물어본다. 그리고 "의사선생님한테 지금 피부상태에 대하여 말하셨나요?"하고 물어 의사가 환자의 상태를 알고 있는지 여부를 확인한다. 피부상태변화는 치료여부 및 진료의뢰를 결정하는데 중요한 단서로 작용하는데 손상부위 크기, 형태, 피부색변화가 있는지 통증, 출혈, 가려움증 여부와 증상이 악화되는지 여부를 문진을 통해 환자에게 확인하여야 한다. 만약에 환자가 피부상태의 변화가 있다고 한다면 환자의 과거병력, 가족력, 약물복용 여부 등을 문진하므로써 양성 혹은 악성종양을 의심할 수 있다.

2. 시진(Inspection)

시진은 머리, 목, 몸, 팔, 다리 순으로 실시하며 피부, 모발, 손, 발톱을 면밀히 관찰한다. 피부시진시에는 발진, 물집, 두드러기, 궤양, 종양 등 피부에 손상유무와 왼쪽, 오른쪽 팔, 다리의 대칭성을 확인하며 피부색변화가 있는지를 확인한다. 피부색 변화는 색깔에 따라 발생원인이 다른데 표.4-2와 같다.

표.4-2. 피부색의 비정상적인 소견

피 부 색	발 생 원 인
백색증(Albinism)	유전적 질환에 의한 색소침착저하
선홍색(Cherry red)	일산화탄소 중독
청색증(Cyanosis)	심혈관질환, 폐질환에 의한 산소결핍
홍반(Erythema)	국소적염증, 모세혈관 확장, 화상
황달(Jaundice)	간 경변, Sickle cell질환, 신생아의 용혈성 질환
백반증(Leukoplakia)	멜라닌색소 결핍, 후천적색소감소증
검버섯(Liver-spots)	노인, 임신, 자궁이나 간 악성종양
창백(Pallor)	동맥기능저하, 심리적 불안, 빈혈, 쇼크, 햇빛노출 부족
보라색(Purple)	타박상, 혈관손상, 혈소판수치감소
갈색, 커피색 반점	멜라닌색소 과다, 신경섬유종, 색소성모반, 정맥성질환

점(모반) 시진시 악성흑색종 여부의 평가는 ABCDEF의 법칙을 따른다(표.6-3).

표.4-3. 점(모반) ABCDEF 평가법

구 분	평 가 내 용
비대칭성(Asymmetry, A)	점의 모양이 원형이나 타원형인지 여부
경계(Border, B)	점의 경계가 불규칙적이거나 불분명한지 여부(톱니바퀴모양)
색깔(Color, C)	점의 색깔이 일정치 않고 검푸르거나 잡색인지 여부(갈색, 분홍색, 황갈색, 암적색, 푸른색 등이 섞여 있는 듯 함)
지름(Diameter, D)	점의 크기가 6mm이상이며 최근 크기에 변화가 있는지 여부
융기(Elevation, E)	점이 편평한지 튀어 올라왔는지 여부
느낌(Feeling, F)	점이나 주변이 간지럽거나 따갑거나 저린 느낌의 여부

만약에 ABCDEF법칙 평가내용에 모두 해당된다면 악성흑색종을 의심할 수 있다.

또한 시진시 모발과 손, 발톱의 상태를 확인하여야 하는데 모발시진시에는 신체에 모발 분포와 탈모나 모발이 과도하게 있는지 여부를 확인하고 손, 발톱시진시에는 손, 발톱의 색깔, 형태, 손상여부, 손, 발톱의 하얀 부분(Lunula)의 크기 변화, 손, 발톱 밑에 출혈이나 반점 등이 있는지를 확인한다. 손, 발톱형태 변화는 다른 질환들의 의심할 수 있는 지표로 사용된다(표.4-4, 그림.4-4).

표.4-4. 손톱 색깔에 따른 건강상태

색 깔	건 강 상 태
노란색	간질환, 갑상샘질환, 폐질환, 당뇨
흰색	만성콩팥기능상실증, 손 · 발톱박리증, 빈혈, 심장기능상실증
붉은색	관절, 심장 이상, 체온상승
푸른색	간, 심장, 폐질환
흑갈색	무좀
검은선	곰팡이균 감염, 외상, 약물중독, 흑색종

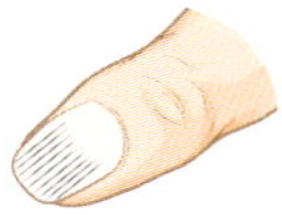

세로선 손톱
세로로 줄이 여러개 그어져 있는 경우
동맥경화, 심장마비, 적혈구 빈혈증

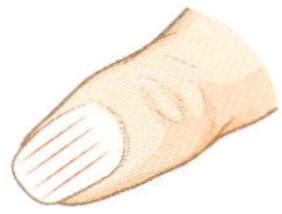

빨간 세로선 손톱
세로로 빨간 줄이 손톱 위에 여러개 그어져 있는 경우
모세혈관(Capillary vessel)이상, 마른비늘증(Psoriasis)

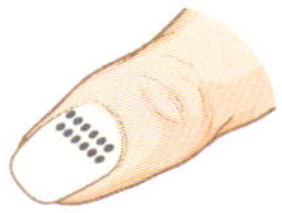

점점이 손톱
무엇인가에 콕콕 찍힌 듯 한 줄로 자국이 나 있는 손톱
마른비늘증(Psoriasis), 탈모증(Alopecia)

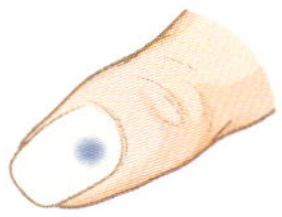

푸른 별 손톱
손톱 중간에 푸르빛이 점 같은 것이 보이는 경우
당뇨병, 심장병, 동맥이상

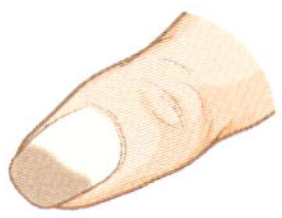

반쪽이 손톱
손톱 아래부분은 정상인데 손톱의 윗부분 반이 갈색으로 변색되어 보이는 겨우
콩팥염(Nephritis), 만성신부전증

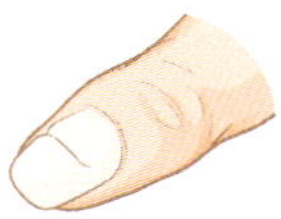

가로선 손톱
손톱에 가로로 자국이 남음
갑상샘기능 저하증

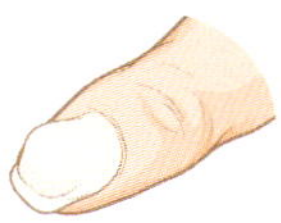

부푼 손톱
손톱성장이 멈추게 되어 손톱에 가로로 자국이 생김
폐기종, 간경변

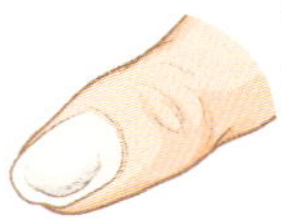

숟가락 모양 손톱
손톱이 숟가락처럼 오목하게 푹 들어가 함몰되어 있는 경우
철 결핍 빈혈, 자극강한 세제사용시, 만성적인 외상

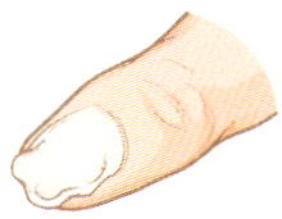

끝이 휘어지거나 벗겨지는 손톱
영양상태불량, 심한 빈혈, 생리통

그림.4-4. 손톱 형태별 의심되는 질환

3. 촉진(Palpation)

피부촉진시 피부온도와 습도, 피부결(Texture), 피부의 움직임(Mobility), 피부의 긴장

도(Turgor), 두께를 검사하면서 근육의 톤(Tone)과 경련(Spasticity) 유무도 파악할 수 있다. 그리고 모발결과 손, 발톱의 두께를 촉진으로 검사할 수 있다.

① 피부온도와 습도

검진시 물리치료사는 신체 각 부위의 피부온도를 검사하여야 하는데 검사부위는 검진시 노출되어야 한다. 정상적인 피부온도는 손, 발을 제외한 대부분의 체온은 일정하며 왼쪽, 오른쪽 팔, 다리 온도는 같아야 한다. 부분적 신체부위의 온도상승은 염증을 의심할 수 있고, 부종을 동반한 온도상승은 감염이나 관절혈종(Hemarthrosis)시 나타난다. 쇼크, 혈액순환장애, 갑상샘기능저하시 피부온도는 일반적으로 차갑고 갑상샘기능항진시 피부온도는 따뜻한 느낌을 준다.

피부의 습도는 외부환경에 의해 많은 영향을 받는데 장시간 차가운 온도나 바람에 노출되면 피부는 건조해지고 반면 덥거나 습한 곳에 노출되면 피부가 땀에 의하여 촉촉해지는데 특히 겨드랑이나 사타구니처럼 주름지는 부위는 더욱 습해진다. 갑상샘기능항진시에는 피부가 과도하게 축축하고 갑상샘기능저하시에는 피부가 건조하다. 고체온증, 쇼크, 긴장시에는 발한현상이 나타나는데 특히 손바닥, 발바닥, 겨드랑이에서 강하게 나타난다.

② 피부결(Texture)

피부결검사시 피부면이 편평한지, 매끄러운지, 짓무른 곳이 있는지, 상처가 있는지를 확인한다. 과도하게 햇빛이나 바람에 피부가 노출되면 피부의 습도가 낮아지면서 피부가 거칠하게 변하고 겨드랑이나 사타구니같이 주름진부위에 땀에 차게 되면서 피부가 짓무르게 된다. 또한 환경적 영향에 의해 피부가 너무 건조하여 벗겨지거나 갈라져서 각질이 일어나는 딱지(Crust)나 껍질(Scale)이 발생하기도 한다. 갑상샘기능항진의 경우 피부는 부드럽고 매끄러우며, 갑상샘기능저하시에는 피부가 거칠고 건조하며 동맥부전시에는 피부가 얇고 투명하다.

③ 피부의 움직임(Mobility)과 긴장도(Turgor)

물리치료사는 엄지손가락과 두번째 손가락으로 환자의 팔뚝이나 가슴앞부위를 살짝 꼬집어 피부를 들어올렸다 놓으면 정상적인 피부는 쉽게 들려야 하고 놓으면 즉시 피부 원래 상태로 돌아간다. 하지만 부종, 피부경화, 결합조직질환들에서는 피부의 움직임(두 손가락으로 피부를 잡어들어올리면 피부가 쉽게 들리지 않음)이 감소하고, 탈수나 나이든 환자들에게서는 피부긴장도(잡어 올린 피부가 서서히 원래 상태로 돌아가거나 잡은 상태로 그대로 있음)가 감소한다.

④ 피부의 두께

피부두께검사방법은 피부의 움직임이나 긴장도 검사처럼 엄지손가락과 두번째 손가락을 이용하는 집어올림검사(Pinch test)방법을 사용한다. 피부두께는 신체부위 별로 다른데 손바닥과 발바닥이 가장 두껍고 눈꺼풀이 가장 얇다. 검진시 촉진으로 신체 각 부위의 피부두께를 검진하는데 지속적인 압력과 마찰을 받는 손바닥이나 발뒷꿈치 같은 부위에서 굳은 살을 촉지할 수 있는데 이런 현상은 정상이며 스테로이드 장기복용, 동맥순환장애, 갑상샘기능항진시에는 피부가 얇아지며 피부굳음증(Scleroderma)시에는 피부가 두꺼워진다.

⑤ 모발의 결, 손, 발톱의 두께

물리치료사는 양손이나 한 손을 사용하여 환자의 머리를 쓰다듬거나 손 끝을 사용하여 만지면서 머리결이 매끄러운지 거친지 머리카락이 두꺼운지 얇은지를 촉지하는데 검진 시 환자에게 헤어제품 사용여부나 최근에 탈색이나 염색을 하였는지를 물어본다. 갑상샘기능저하나 신체영양상태가 좋지 않으면 머리결이 거칠고 머리카락이 잘 끊어지거나 부서진다. 손, 발톱의 두께 검진시에는 손, 발톱이 단단하고 매끄러우며 두께가 일정한지를 촉지하고 손, 발톱판(Nail plate)이 손, 발톱바닥(Nail bed)에 단단하게 부착되어 있는지를 확인하고 손가락이나 발가락의 말초혈액순환을 검사하기 위하여 물리치료사는 엄지손가락으로 환자의 손톱을 강하게 압박을 가한 후 놓으면 손, 발톱판이 하얗게 변했다가 곧바로 분홍색으로 변한다. 하지만 말초순환장애가 있을 경우 손, 발톱판이 하얗게 변했다가 분홍색으로 변하는데 시간이 걸리는데 2초 이상 걸린다면 말초순환장애를 의심할 수 있다.

(5) 피부질환들(Skin Disorders)

피부질환들은 원인과 증상이 다양하여 구분하기가 쉽지 않다. 다음은 환자가 물리치료를 받을 때 환자나 물리치료사에게 영향을 줄 수 있는 피부질환과 임상에서 흔히 접할 수 있는 피부질환들에 대하여 알아보도록 하겠다.

1. 피부염(Dermatitis, 습진 : Eczema)

피부염은 가려움, 홍반, 피부손상을 동반하는 염증성피부질환으로 습진성(Eczema)이라고 하며 신체 내, 외적 자극에 의해 발생한다. 피부염 종류에는 독성물질, 의복, 화학물질 등에 피부접촉에 의한 접촉성, 햇빛이나 자외선에 피부반응으로 인한 광화학성(Actinic), 알러지, 유전적 요소, 심리적 요인에 의한 아토피성피부염이 있다. 급성기(Acute)에는 붉어지고, 가려움, 작은 물집(Vesicles), 부종, 피부가 짓물러지고(Erusion), 아급성기(Subacute)에는 홍반성 피부, 피부가 벗겨지며 만성기(Chronic)에는 부종과 잔물집은 감소하는 반면 피부가 두꺼워지고, 딱딱해지고, 껍질(Scale), 피부색 변화가 발생한다. 피부염소독을 위해 알코올을 사용하는것은 피부를 더욱 건조하게하여 증상을 더욱 악화시킨다.

2. 연조직염(봉와직염, Cellulitis)

세균이 피부나 피부밑조직에 생긴 상처를 침투하여 발생하는 급성세균성염증질환으로 감염된 부위에서는 열감, 홍반, 부종, 통증이 발생하고 환자는 오한을 호소하기도 한다. 연쇄상구균(Streptococcus)과 포도당구균(staphylococcus)에 의해 주로 발생하며 전염성이 있고 다리와 발에서 주로 발생한다. 노인, 당뇨병환자, 면역기능저하 환자들에게서 발병률이 높고 폐혈증이나 피부궤양을 발생시킬 수 있으므로 발견 즉시 의사에게 알려야 한다.

3. 대상포진(Herpes Zoster)

수두-대상포진 바이러스(Varicella-zoster virus)가 뇌신경절(Cerebral ganglia)에 잠복하고 있다가 시간이 지나면서 활성화하여 재발하는 질환으로 일반적으로 미열, 오한, 붉은 반점, 소화장애, 통증, 저린감각을 수반한다. 침범되는 신경근에 따라 붉은 반점이 나타나며 물집이 발생하면서 지각신경부위에 심한 통증을 수반한다. 침범되는 신경절에 따라 통증발생부위나 증상이 달라지는데 예를 들어, 삼차신경(Trigeminal Nerve, CN5)에 침범하면 시력소실을 초래한다. 대상포진은 전염성이 있기 때문에 수두를 앓지 않은 사람에게 전염될 수 있기 때문에 환자와 접촉시 반드시 장갑을 착용하여야 한다.

4. 마른비늘증(건선, Psoriasis)

백혈구 면역기능장애로 발생한다고 보고되는 마른비늘증은 붉은 구진(Plaque)과 은백색의 껍질(Scale)로 덮여있는 만성 피부질환으로 주로 귀, 두피, 무릎, 팔꿈치, 생식기 주변에 주로 발생한다. 마른비늘증은 작은 발진이 생기면서 주위에 각질이 쌓이면서 주변으로 퍼져 나가지만 전염성은 없다. 주요 증상들에는 가려움, 습진, 피부건조로 인한 통증, 피부 갈라짐 등이 있다. 마른비늘증은 건선성관절염(Psoriatic arthritis)을 유발할 수 있고 작은 원위부 관절에서 통증이 발생하기도 한다. 마른비늘증은 감염, 외상, 임신, 내분비호르몬 변화, 추운 날씨, 흡연, 정신적 스트레스 등에 의해 악화될 수 있다.

5. 피부굳음증(공피증, Scleroderma)

만성 자가면역질환으로 피부, 관절, 혈관의 섬유화로 인해 피부가 두꺼워지고 딱딱해지고 부종이 발생하기도 하고 레이노현상(Raynaud's phenomenon)을 수반한다. 피부굳음증은 크게 제한형과 미만형 유형으로 나뉘는데 제한형은 피부가 주된 침범부위이며 양측 팔, 다리 원위부와 얼굴에서 발생하여 서서히 피부변화가 진행하고 미만형은 근위부와 원위부 팔, 다리와 얼굴, 몸통에서 발생하여 빠르게 피부변화가 진행되고 내부장기로까지 침범한다.

6. 화상(Burns)

열, 화학, 전기, 혹은 광선학적 자극에 의해 표피, 진피, 피부밑조직에 피부손상을 말하며 손상정도에 따라 1, 2, 3, 4도 화상으로 분류된다(표.6-5.). 화상상처(Burn wound)는 응고지역(Zone of coagulation), 울혈지역(Zone of stasis), 충혈지역(Zone of hyperemia)으로 나뉘는데 응고지역은 피부세포파괴로 인한 괴사가 일어나는 부위이고 울혈지역은 응고지역을 둘러싸는 부위로 세포의 손상에 의해 조직관류가 감소된 부위로 재생이 가능하기도하고 괴사가 일어날 수도 있고 충혈지역은 세포의 최소 손상부위로 혈관손상으로 인한 피부가 붉고 재생이 가능한 부위이다(그림.4-5.).

표.4-5. 화상 손상도(Degree of Burn)

손상도	손상조직	증상	치유기간
1도 화상	표피	발적, 약한 부종, 누름통통	3-7일
2도 경증 화상	표피, 진피 상부	물집, 염증, 심한 통증	7-21일
2도 중증 화상	표피, 진피	부종, 물집, 심한 통증	21-28일
3도 화상	표피, 진피, 피부밑조직	부종, 흉터, 통증 없음	자연치유 불가능
4도 화상	표피, 진피, 피부밑조직, 근육, 뼈	괴사, 통증 없음	자연치유 불가능

1도 화상 : 표재성 화상(Superficial burn), 2도 경증 화상 : 표재성 부분 화상(Superficial partial thickness burn), 2도 중증 화상 : 심부성 부분 화상(Deep partial thickness burn), 3도 화상 : 전층화상(Full thickness burn), 4도 화상 : 피부밑 화상(Subdermal burn)

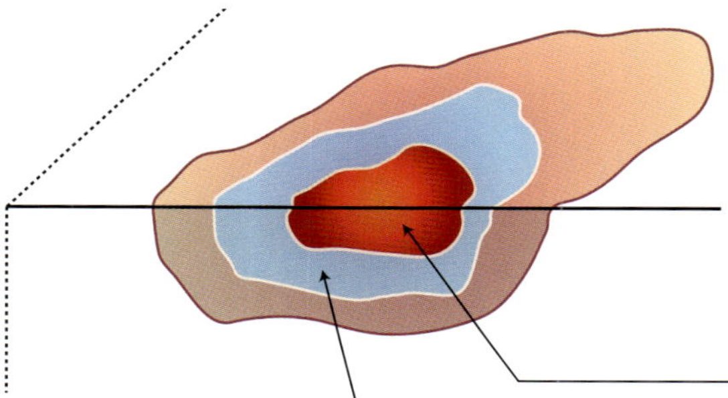

그림.4-5. 화상낭창 지역구분

화상부위는 피부면역기능의 저하와 감염으로 인해 합병증들이 발생하는데 과도한 체액소실로 인한 쇼크, 가슴화상에 의한 제한성폐질환, 폐렴, 신진대사 증가로 인한 체중감소와 체내 에너지감소, 심장박출량 감소 등이 있다.

화상으로 인한 피부손상범위를 측정하는데 사용되는 9의 법칙(Rule of Nines)은 그림.6-6과 같다. 성인의 경우 머리와 목부위는 9%, 앞, 뒤 몸통은 18%, 팔의 앞, 뒤는 9%, 다리의 앞, 뒤는 18%, 회음부는 1%이고 유아의 경우 머리와 목부위는 18%, 앞, 뒤 몸통은 18%, 팔의 앞, 뒤는 9%, 다리의 앞, 뒤는 13.5%, 회음부는 1% 이다.

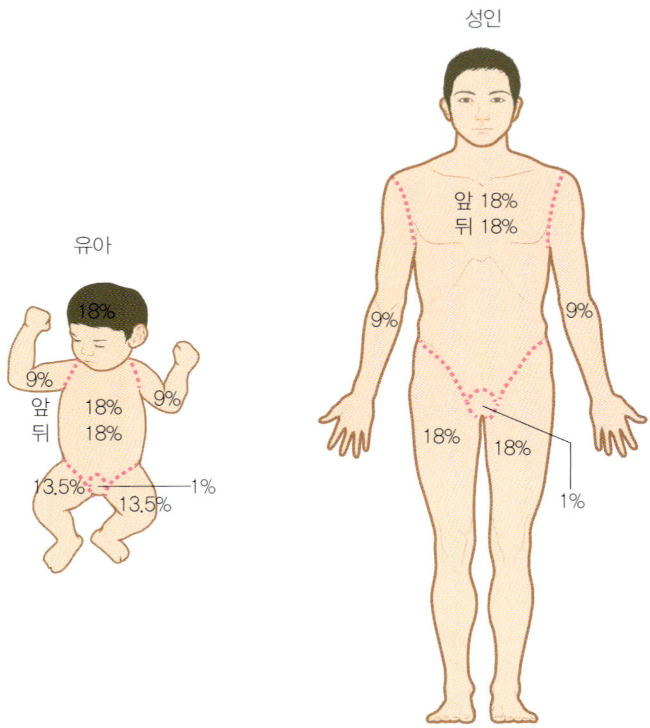

그림.4-6. 성인과 유아의 9의 법칙(Rule of Nines)

(6) 피부궤양(Skin Ulcer)

피부궤양은 피부조직의 손상된 부위가 감염이나 혈액순환이상으로 인한 산소와 영양분 공급저하 등으로 인해 괴사가 발생하여 조직이 용해되거나 박리되어 피부조직이 결손된 상태를 말한다. 피부궤양은 동맥과 정맥순환장애, 당뇨병성, 압박(욕창)에 의한 궤양이 있다.

1. 정맥궤양(Venous Ulcer)

정맥 내 판막이상이나 정맥성고혈압(Venous hypertension)에 의해 정맥혈 순환장애로 주로 다리에서 발생한다. 하지 부종이 발생하며 시간이 지나면서 가려워지면서 피부가 딱딱해지며 주로 안쪽 발목(Medial malleolus)에 궤양이 발생한다. 정맥궤양의 특징은 발등맥박(Dorsal pedal pulse), 피부온도는 정상이고 피부색은 어두색을 띄며, 괴저(Gangrene)는 없으며, 궤양부위가 넓고 상처는 깊지 않고 촉촉하며 많은 양의 삼출물을 분비하고, 다리를 올리면 통증이 완화된다.

2. 동맥궤양(Arterial Ulcer)

폐색성동맥경화(Arteriosclerosis obliterans)나 죽종색전증(Atheroembolism)에 의한 만성적 동맥혈액순환장애로 인해 동맥 내 산소와 영양분 결핍으로 발생한다. 정맥궤양처럼 다리에서 주로 발생하는데 발가락, 발, 정강이처럼 살이 없는 부위에서 주로 발병한다. 동맥궤양의 특징은 발등맥박 감소, 피부가 차갑고 얇아지고 탈모증세를 보이며 피부색은 창백하고 궤양주위에 괴저가 발생하며 궤양의 상처는 깊으며 다리를 올리면 통증은 증가한다. 표.4-7은 동맥과 정맥궤양을 비교한 것이다.

표.4-7. 동맥궤양과 정맥궤양 차이 비교

	동맥궤양	정맥궤양
발생기전	폐색성동맥경화, 죽종색전증	정맥판막 이상, 정맥성고혈압
궤양형태	형태는 불규칙하며 궤양주변 편평하고 궤양상처가 깊다.	형태는 불규칙하며 궤양주위 어두운색을 띄며 궤양상처가 넓고 깊지 않다.
발병위치	발가락, 발, 정강이(정강이뼈 전방)	안쪽 발목, 다리 원위부
족배맥박	감소 혹은 상실	정상
통증	다리 올리면 통증증가	다리 올리면 통증완화
괴저	있음	없음
특이증상	다리 올리면 피부 창백 탈모증상	부종, 가려움 피부가 촉촉하고 두꺼워짐

3. 당뇨병성 궤양(Diabetic Ulcer)

당뇨합병증으로 동맥혈관질환과 말초신경병변으로 피부감각이 저하되고 반복적인 외상으로 인해 발생한다. 당뇨병성 궤양은 주로 발바닥에서 발생하는데 감각저하로 통증은 없고 아킬레스건 반사가 일어나지 않고 발등맥박은 정상이거나 약간 감소하고 궤양감염으로 염증이 발생하고 악화되면 피부조직에 괴사(Necrosis)가 일어난다.

4. 압박궤양, 욕창(Pressure Ulcer, Bed Sore)

뼈의 돌출부에 지속적인 압박에 의해 혈액순환장애로 피부조직이 국소적으로 결손되거나, 함몰되는 것을 말한다. 일반적으로 뇌신경이나 척수신경손상 환자처럼 환자 스스로 자세변화에 어려움으로 장시간 같은자세로 침대에 누워있거나 앉아있을 경우에 발생한다. 주요발생부위는 바로 누운자세에서 지속적으로 압박되는 부위(엉덩뼈, 궁둥뼈, 넙다리뼈 윗부분, 발목 가쪽, 발뒷꿈치 혹은 팔꿈치)이다. 그래서 압박궤양 발생을 예방하기 위해 장시간 침대에 있는 환자의 경우 2시간에 한번씩 자세변형을 취해주어야 한다. 압박궤양은 손상정도에 따라 4단계로 나뉘는데 표.4-8과 같다. 환자 검진 시 압박궤양을 발견하면 간호사나 의사에게 즉시 알려야 한다.

표.4-8. 압박궤양 손상도(Stages of Pressure Ulcer)

	증 상
1 단계	피부손상 없고 피부에 발적, 피부온도 약간 오르거나 떨어짐, 피부가 가렵고 약간의 통증 발생
2 단계	표피, 진피의 부분적 손상, 피부가 벗겨지고 물집발생, 주변 피부색 변화, 심한 통증
3 단계	표피, 진피, 피부밑조직까지 전체적 손상, 근막(Fascia)은 손상되지 않음, 분화구(Crater)모양의 구멍이 생김
4 단계	표피~근육, 뼈까지 전체적 손상, 조직의 감염과 괴사발생

(7) 상처 검진방법(Examination of Wounds)

현재 우리나라 대부분 의료기관에서 상처치료는 의사나 간호사에 의해 이루어지는데 미국이나 다른 나라에서는 상처치료 또한 물리치료의 한 영역으로 간주되고 있다. 효과적으로 상처를 치료하기 위해서는 적정한 상처 검진이 이루어져야 한다. 초기 상처 검진은 치료예후나 치료가 잘되고 있는지를 객관적으로 증명할 수 있는 자료로도 이용된다.

상처검진은 상처위치를 파악하는데서 시작한다. 상처위치를 확인하면 상처의 크기, 깊이, 그리고 길이를 측정하는데 투명 플라스틱 모눈판을 상처위에 대고 상처의 외각선을 따라 모눈판 위에 그려 크기를 측정하고, 상처의 가장 깊은 부위에 소독된 면봉을 사용하여 깊이를 측정하고 줄자를 이용하여 상처의 길이를 측정할 수 있다. 그리고 욕창같이 큰 상처의 경우 생리식염수를 상처 안에 주입하여 생리식염수양으로 상처의 부피를 측정할 수 있다. 또한 상처 사진촬영은 치료 전과 후의 경과를 비교하는데 유용하게 사용된다.

시진에 의한 상처의 색깔검진은 상처의 상태를 측정하는데 도움을 준다. 상처주변이 깨끗하고 붉은색을 띠면 정상적인 상처치유과정을 의미하고 노란색을 띠면 상처의 감염에 의한 섬유화나 괴사를 의미하고 검은색을 띠면 괴사조직이 굳어서 딱지로 변한것을 의미한다. 촉진으로 상처주변 피부온도를 체크하여 상처상태를 검진하기도 하는데 상처주변 피부온도가 상승하거나 부으면 염증발생을 의심할 수 있다.

(8) 평가(Assessment)

다양한 피부질환들은 신체표면이나 혹은 신체기관들에서 다양하게 나타날 수 있는데 물리치료사가 이러한 피부질환들 증상들로만 피부질환에 대해 평가한다는 것은 매우 어려운 일이다. 물리치료사는 피부에 이상증후를 발견하면 우선 발병원인을 찾도록 노력하여야 한다. 그리고 피부질환과 환자에게 나타나는 증상들에 연관성이 있는지를 파악하여야 하는데 만약에 연관성이 있다면 의사처방에 따른 계속적인 치료를 실시할 수 있지만 반면 연관성이 없다면 물리치료사는 환자상태에 대해 의사에게 보고를 하고 치료의 지속여부를 결정하여야 한다.

피부질환에는 염증성이나 전염성이 강한 질환들도 있는데 물리치료사는 환자의 안전과 물리치료사 자신의 안전을 위하여 적절한 보호장구들(폴리글러브, 까운, 보호용 안경 등)을 갖추고 환자치료에 임하여야 한다.

(9) Case Study

54세 여성이 만성당뇨로 2일 전에 대학병원에 입원하였다. 환자는 심한 허리통증과 다리 저림을 호소하여 오늘부터 물리치료실에서 통증완화치료를 시행할 예정이다. 그런데 물리치료사가 치료에 앞서 환자의 왼쪽 발뒷꿈치 부위에서 감염된 상처를 발견하였다.

History

- 가정환경: 남편과 2딸을 둔 직장여성(보험판매)으로 7년 전 당뇨를 발견하고 인슐린으로 당을 조절하였다.
- 생활습관: 음주, 흡연을 안하며 운동하는 것을 싫어해서 특별히 시행하는 운동은 없고 직장일을 하면서 걷는게 전부라고 한다.
- 과거병력: 고혈압, 당뇨(제 1형), 퇴행성 관절염
- 약물복용: Insulin, Lorpressor
- 환자와의 면담: 환자는 입원 전까지 직장일로 하루 평균 5km정도를 걷는데 일 때문에 최근 불규칙한 식생활을 하였다고 한다. 업무복장이 정장이기 때문에 굽이 5cm정도의 구두를 주로 신고 다닌다고 하며 최근 왼쪽 발뒷꿈치가 가려우면서 감각이 둔해지는 것을 느끼지만 통증은 없다고 한다. 그리고 계단을 내려올 때 양쪽 무릎에 통증이 생겨 난간을 잡고 옆으로 내려온다고 한다.
- 임상학적 검진 결과

  X-ray: 양쪽 무릎 관절면이 좁아져 있음, 폐(정상), 허리뼈(정상)

  MRI: 척추(정상)

  ECG: 정상

  Glucose test: 140mg/dL(공복 시), 280mg/dL(식사 후)

  Vital signs; 심장박동수(HR) : 83bpm, 혈압(BP) : 127~85mmHg, 호흡수(RR) : 18bpm, 체온: 38.1℃

물리적 검진

- 문진: 환자는 당뇨판정을 받은 후 초기에는 인슐린으로 체내 당조절을 잘하였지만 직장생활을 하면서 불규칙한 식생활로 당조절에 어려움이 있었다고 호소하였다. 과거 2번 고혈당으로 응급조치를 받은 경험이 있으나 피부궤양을 앓은 적은 한번도 없었다고 하였다. 2주일 전부터 다리와 발 감각이 둔화되는걸 느꼈고 많이 걷거나 활동을 하면 시야가 흐릿해지는 경험을 하였다고 한다. 1주일 전 발뒷꿈치에 상처를 처음 발견하였는데 당시 피부만 빨갛게 일어나 물집이 생긴 거로만 생각하였다고 한다.
- 시진: 양쪽 발바닥 앞부분에 굳은 살이 있었고 양쪽 엄지발가락이 가쪽을 향해 구부러져 있음(무지외반). 왼쪽 발뒤꿈치에 지름 3cm정도의 상처가 있는데 상처가 깊으며 상처외곽이 검붉은 색깔을 뜨고 있음. 다리와 발 피부색은 정상이고 부종은 발견되지 않음. 허리뼈만곡이 약간 증가된 상태이다.
- 촉진: 허리뼈 아래 부위를 눌렀을 때 누름통증점이 발견되었으며 발바닥을 손으로 자극하였을 때 감각이 저하되었고 상처주변을 손으로 눌렀을 때 환자는 통증을 느끼지 못한다. 피부 탄력검사는 정상이고 물리치료사의 손가락으로 발이나 발목부위를 20~30초정도 누르고 있다가 떼면 10~15초이내 원래 피부색으로 돌아온다.
- 청진 · 타진: 심음 정상

– 신체조직 검진에 영향을 미치는 요소들

- 근골격계: 허리통증, 관절염, 무릎통증, X-ray결과, 허리뼈만곡 증가, 무지외반, 굳은 살
- 신경계: 다리, 발 감각이상, 활동 후 시야가 흐릿해짐
- 심혈관계: 고혈압, 약물복용
- 내분비계: Glucose test결과, 당뇨, 활동 후 시야가 흐릿해짐, 피부궤양, 발바닥 감각 저하
- 피부계: 피부궤양, 가려움, 피부색
- 기타: 체온 약간 상승

신체조직 검진

- 근골격계: 허리뼈와 다리 근력검사(요추 : MMT-5/5(허리통증 증가), 하지 : MMT-5/5), 허리뼈와 다리 관절가동범위(PROM, AROM- WNL), 장시간 서있으면 허리

통증 증가함, Slump, SLR검사 : 음성, Homan's 검사 : 음성

- 신경계: Myotome 검사(정상), Dermatome 검사(정상, 하지만 발바닥 부위 감각이 현저히 떨어짐), Light touch(발바닥 감각인지 저하)
- 심혈관계: 6분간 걷기검사(정상), Doppler 검사(정상), ABI : 0.97(정상치 > 0.96), Rubor of dependency 검사(1~3분간 하지 거상 후 내린 다음 다리 피부색깔이 원래대로 돌아오는데 걸리는 시간 : 1초(정상치 : 1.5초 미만)
- 내분비계: Monofilament test(50g 필라멘트 사용 시 감각인지)
- 피부계: 상처크기 측정(지름 : 3cm, 깊이 : 0.5cm)
- 기타: 혈액검사(염증수치(CRP) : 3mg/dL, 정상치 〈1mg/dL)

물리치료사는 발뒷꿈치 상처원인을 밝혀야 하는데 환자는 현재 당뇨를 앓고 있고 동맥이나 정맥에 대한 검사가 정상인 점, 모노필라멘트 검사에 의한 발바닥 감각저하, 상처형태 등을 통해 당뇨병성 궤양임을 알 수 있다. 또한 환자의 허리통증과 발바닥 감각이상은 X-ray와 Slump나 SLR 검사결과를 토대로 볼 때 연관성을 찾기 어렵고, 발바닥 감각이상은 당뇨에 의한 신경병증으로 추론할 수 있다. 그러므로 물리치료사는 당뇨와 별개로 환자의 허리통증에 대하여 통증완화 치료를 실시하면서 의사나 간호사에게 환자 발뒷꿈치에 생긴 상처에 대해 보고를 하면 된다고 생각하겠지만, 현재 환자의 체온이 상승하고, 염증수치가 증가했음을 알 수 있는데 이 원인이 환자상처에 염증발생으로 인할 수도 있기 때문에 물리치료사는 환자의 치료를 중단하고 즉시 의사에게 이 사실을 보고하고 환자의 안전성을 위해 적절한 의료조치가 수반되어져야 하며, 환자의 안전성이 확보되는 대로 물리치료사는 허리통증에 대한 통증완화 치료를 실시한다.

Chapter 05

근골격계 검진(Screening for Musculoskeletal System)

다양한 신체기관들 손상 중 근골격계 손상은 물리치료사가 임상에서 가장 흔하게 접할 수 있는 신체조직손상이다. 물리치료사는 근골격계손상시 다른 신체기관들의 손상처럼 진단명(Diagnosis) 즉 손상부위와 손상원인을 파악하는 것도 중요하지만 근골격계손상으로 인한 환자의 신체활동제한을 파악하는 것이 치료 및 치료계획을 수립하는데 매우 중요하다. 예를 들어, 발목이 접질리면서 가쪽 인대손상을 당해 의학적 진단명이 발목염좌(Ankle Sprain)일 때 물리치료사는 가쪽 인대손상으로 인해 환자에게 어떠한 일상생활에 장애(Impairment)가 있는지를 파악하여 환자가 일상생활을 하는데 불편을 최소화한다면 환자치료에 대한 만족도를 향상시킬 수 있다.

신체 전체에 분포한 근골격계는 손상기전, 손상부위, 손상형태 등에 따라 근골격기관에 다양한 손상들이 발생하는데, 의심되는 근골격계손상에 해당되는 특수검사들(Special tests)를 실시하므로 물리치료학적 진단명을 밝히는데 접근할 수 있고 진단명에 대한 객관적인 자료로 활용할 수도 있다. 하지만 이러한 특수검사들은 확실한 의학적 진단명이나 타 신체기관들에 이상이 없을 때 근골격계질환들에 국한되어 실행하므로 신체에서 발생할 수 있는 많은 질환들 특히 근골격기관에 증상이 발생하는 타 신체기관질환들에 대해서도 물리치료사들이 근골격계 문제로만 판단하는 편협한 시각을 가질 수 있다.

이 장에서는 물리치료사들이 임상에서 접할 수 있는 근골격계질환들과 각 질환에 대한 의료학적 검사결과를 통한 검진방법과 임상학적 특징들을 파악하여 타 신체기관들 손상과 구분하여 물리치료사가 효과적인 치료계획을 수립할 수 있도록 하겠다.

(1) 근골격계 해부학(Anatomy)

1. 근육계(Muscular system)

신체 내 근육은 수의적 조절이 가능한 골격근(Skeletal muscle)과 수의적 조절이 불가능한 민무늬근육(평활근, Smooth muscle)과 심장근(Cardiac muscle)으로 구분된다. 이 중에서 골격근은 관절의 움직임 및 표정과 같은 신체의 움직임을 발생시키므로 근육 중에서 물리치료분야와 연관성이 제일 높다. 골격근은 여러 개의 근섬유(Muscle fiber)다발로 이루어져 있으며, 근섬유는 여러 개의 근원섬유(Myofibril)들로 구성되어 있고 근원섬유는 여러 개의 근육미세섬유(근세사, Myofilament)들로 구성되어 있다(그림.7-1).

골격근 구조

근육미세섬유(Myofilament) → 근원섬유(Myofibril) → 근섬유(Muscle fiber) → 근육(Muscle)

골격근의 수축과 이완은 근육미세섬유의 활주기전(Sliding mechanism)에 의해 발생하는데 근육미세섬유는 밝고 가는 액틴근육미세섬유(Actin myofilament)와 어둡고 굵은 마이오신근육미세섬유(Myosin myofilament)로 구성되어 있다. 근육수축은 액틴근육미세섬유의 길이에는 변하지 않고 마이오신근세사 사이로 액틴근육미세섬유가 미끌어져 들어가 근육원섬유마디(근절, Sarcomere)가 짧아지는 것이고 반대로 근육이완은 액틴근육미세섬유 길이에는 변하지 않고 마이오신근육미세섬유 사이로 액틴근육미세섬유가 미끌어져 나와 근육원섬유마디가 길어지는 것을 말한다(그림.7-2).

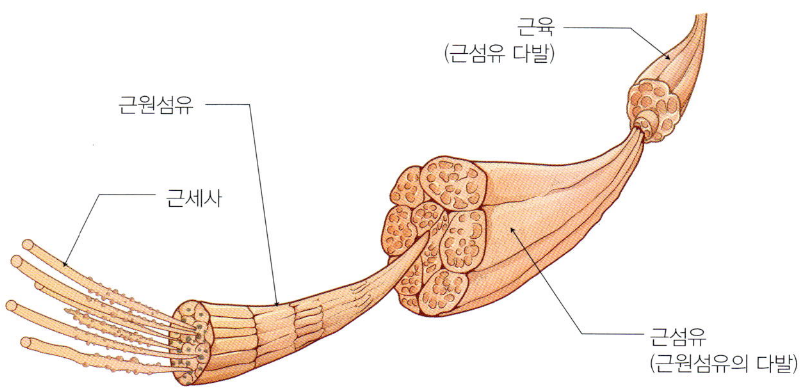

그림.5-1. 골격근의 구조

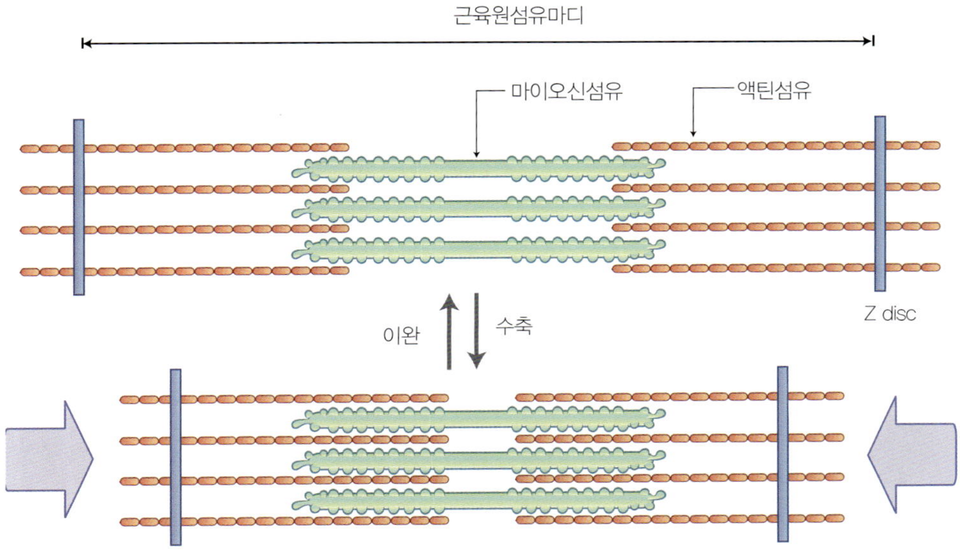

그림.5-2.골격근의 수축과 이완 메커니즘

2. 골격계(Skeletal system)

골격계는 총 206개(머리뼈 22, 척추 26, 목뿔뼈 1, 갈비뼈와 복장뼈 25, 팔뼈 64, 다리뼈 62, 이소골 6)의 뼈들로 구성되어 있다. 뼈는 형태에 따라 5가지로 분류되는데 긴뼈(팔 및 다리), 짧은뼈(손목뼈 및 발목뼈), 납작뼈(머리뼈), 공기뼈(방(Loculus): 공기를 포함한 뼈, 위턱뼈), 혼합뼈(납작뼈이면서 방이 있는 뼈, 이마뼈)로 분류된다. 골조직은 표층의 치밀뼈(Compact bone)과 심층의 해면뼈(Sponge bone)로 나뉘는데(그림.7-3) 치밀뼈는 매우 단단하며 나이테처럼 생긴 하버스계(Haversian system)로 구성되어 있다. 하버스계는 8~15개의 하버스관(Haverisan canal)과 뼈층판(Lamellae)으로 이루어져 있고 하버스계 중심에는 혈관이 지나가 뼈에 산소와 영양분을 공급하고 노폐물을 운반한다. 뼈층판 사이에는 뼈세포(Osteocyte)를 포함한 공간(Lacuna)이 있어 뼈의 주세포를 이루고 있다.

해면뼈는 치밀뼈처럼 단단하지는 않지만 불규칙한 뼈잔기둥(골소주, Trabeculae)이 그물처럼 얽혀있고 조혈기관인 골수가 뼈잔기둥 안에 있다. 관절부위를 제외한 뼈의 외부는 뼈막(골외막, Periosteum)으로 싸여 있어 뼈의 부피적 성장, 보호작용 그리고 인대(Ligamnet)나 힘줄(Tendon)이 달라붙는 자리를 제공한다. 뼈의 끝부분은 연골이나 판에 의해 뼈몸통(골간, Diaphysis)이 분리되어 있는데 이것을 뼈끝선(골단선, Epiphysial line)이라고 하는데 길이적 성장에 관여하고 뼈의 성장이 끝나면 연골은 뼈로 대치되어 뼈몸통과 연결된다.

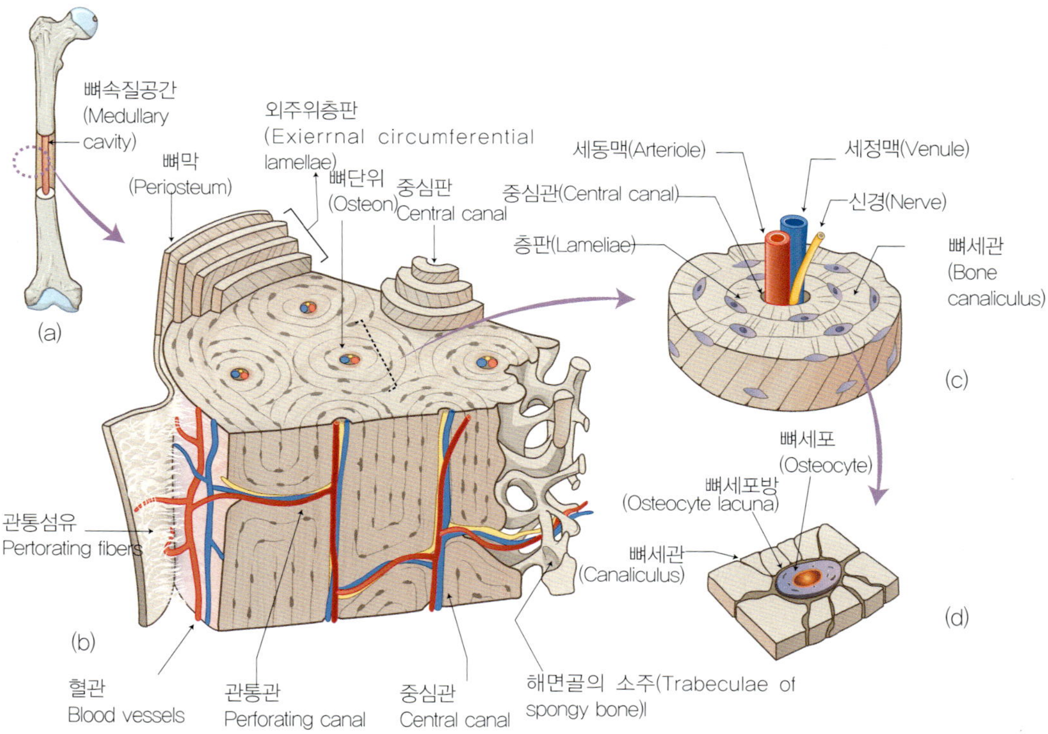

그림.5-3. 골조직의 모형도(b : 골 단면도, c : 하버스계)

(2) 근골격계 질환 및 검진(Diseases & Examination)

근골격계질환은 다양한 원인들에 의해 발생하는데 발생원인에 따른 질환분류는 다음과 같다. 유전 및 성장과정에서 발생하는 질환, 염증 및 감염에 의한 질환, 결핵균에 의한 감염으로 발생하는 질환, 종양에 의한 질환, 관절 및 근육질환 등이 있다.

1. 유전 및 성장과정에서 발생하는 질환

① 척추갈림증(이분척추증, Spina Bifida)

척추갈림증은 척추가 생성되는 태아발생 4주이내 발생하는 신경관 결손(Neural tube defect)으로 선천성질환이다. 척추갈림증은 3가지 형태로 분류되는데 척추관이 완전히 닫히지 않는 숨은척추갈림증(잠재이분척추, Spina Bifida Occulta), 척수를 둘러싸는 수막이나 뇌척수액이 피부 밖으로 돌출되는 수막류(Meningocele), 척수나 말초신경 일부분이 피부 밖으로 돌출되는 척수수막탈출증(Myelomeningocele)으로 분류된다(그림.7-4). 척추갈림증의 발병원인으로는 임신기간 중 비타민B 및 엽산(Folic acid)결핍, 가족력(가족구성원 중에 척추갈림증 병력이 있으면 일반인보다 발병률이 50배 높다), 임신기간 중 방사선노출, 알코올섭취, 바이러스 감염, 마약복용시 발병률이 증가한다. 척추갈림증의 증상은 환자의 상태에 따라 차이를 보이는데 숨은척추갈림증의 경우 다리 특히 발 근력약화, 방광과 장기능저하가 일반적이고 수막류의 경우 뇌척수액 감염으로 인한 수두증(Hydrocephalus)발생으로 실명, 발작, 뇌손상을 초래할 수 있고, 척수수막탈출증의 경우 척추손상부위 아래 감각이상 및 근력저하, 근골격변형, 이완 혹은 경련성 마비, 방광과 장기능저하, 정신지체(Mental retardation), 자율적 자세반응(Autonomic postural reaction)지연 등이 나타난다.

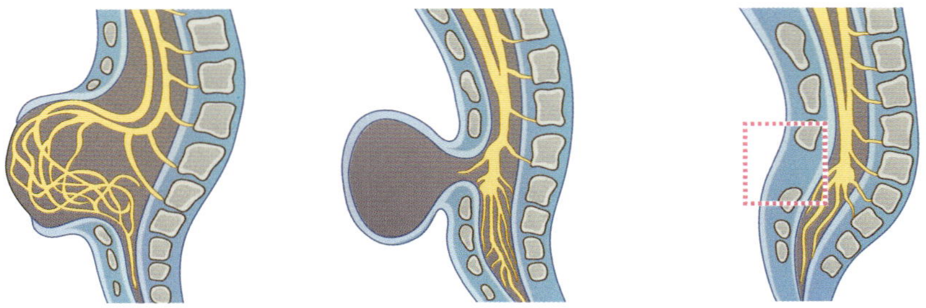

그림.5-4. 척추갈림증 분류

척추갈림증의 검진은 출산 전, 후로 나눌 수 있는데 출산 전에는 초음파나 알파태아단백(α-fetoprotein, AFT)검사를 통해 검사할 수 있고, 출산 후에는 척추의 낭포유무를 시진(Inspection)으로 검진할 수 있다. 만약 척추갈림증이 발견된다면 물리치료사는 환자를 엎드린자세를 취하도록 하여 손상부위에 압박이 가하지 않도록 하고 낭포부위에 고무재질의 고무물질(라텍스, Latex)이 닿지 않도록 주의하여야 한다.

② 불완전골생성증(골형성부전증, Osteogenesis Imperfecta, OI)

불완전골생성증은 신체 내 교원질(Collagen)유전자 결함으로 약한 외부자극에도 뼈가 쉽게 부서지는 유전성질환이다. 부모 중 한명이 불완전골생성증이 있다면 자식에게 유전될 확률은 50%이지만 불완전골생성증 환자들 중 25%정도는 부모의 질환유무와 상관없이 발병한다. 불완전골생성증으로 인한 골절은 걸음마를 시작하는 유아기부터 뼈가 성장하는 사춘기에 빈번하게 발생하며 골밀도가 높은 청, 장년기에는 골절발생률이 감소하며 다시 골밀도가 떨어지는 노년층 특히 폐경기 이후 여성들에게서 골다공증 발병률이 높게 나타난다.

불완전골생성증을 가진 아이들은 성장판(Epiphyseal growth plate)발달지연으로 신장이 작으며 외부충격에 쉽게 골절되거나 멍이 들고 골절 후 골격변형이 발생하고 척추뼈가 주저앉고 인대나 결합조직이 느슨해지며 심혈관 순환저하 및 성장지연 등이 발생한다. 그 밖의 증상들로는 얇은 피부, 관절의 과움직임, 청력소실, 척추옆굽음증(Scoliosis), 치아 미성숙, 과도한 땀배출, 신진대사 결함(혈청내 유리인산 증가, 혈소판 응집 감소) 등이 있다.

불완전골생성증은 4가지 형태로 구분하는데 표.7-1과 같다.

표.5-1. 불완전골생성증 분류등급

등 급	분 류	상 태
I	가장 경증	• 뼈의 골절은 있으나 변형은 없음 • 골절 후 정상적인 골절유합 • 삼각형 얼굴, 청력소실(20~30대 연령층), 쉽게 멍 듬, 치아부실, 파란색 공막(Slcerae) 등
II	심한 중증	• 출생 전 사망(자궁 내 사망)하거나 유아기 혹은 유소년기에 사망 • 심한 결합조직 결함 • 골절 후 심한 골격 변형 • 크고 부드러운 머리뼈
III	중증	• 진행성 골격변형(측만증, 큰 두개골, 심한 골다공증 등) • 작은 신장(키, Height) • 심한 골다공증 변형 • 유아기부터 휠체어 생활 • 옅은 빛깔 공막(파란, 자주 혹은 회색)

등급	분류	상태
IV	경증	• 긴뼈가 휨 • 술통형가슴 • 정상적인 공막 • 신장(키, Height)은 정상적이지만 관절의 과운동성

임신시 불완성골생성증 임상학적 검사에서 Type II는 14~16주, Type III는 16~18주에 초음파검사로 태아의 골격변화, 골절 등을 파악할 수 있고 출산 후에는 피부생검(Skin biopsy)을 통한 교원질분석과 방사선검사(X-ray, bone scan)를 통해 검진이 가능하다(그림.5-5).

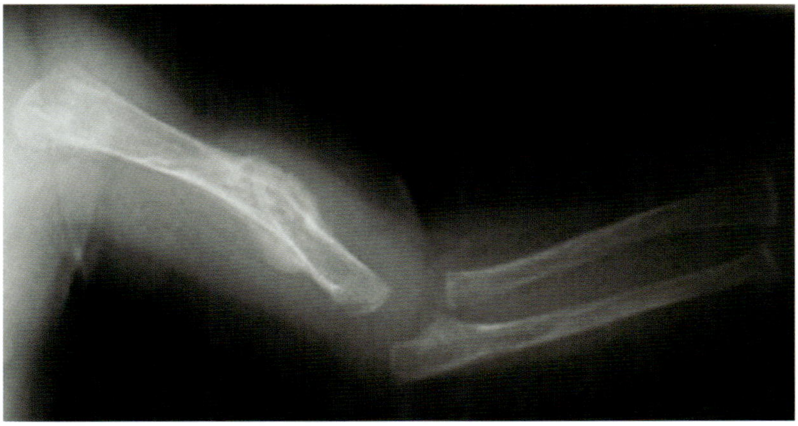

그림.5-5. 골형성부전증 X-ray(상지)

물리치료사는 불완전골생성증 환자 검진시 환자의 공막 색깔, 얼굴형태, 치아상태, 가슴형태, 척추옆굽음 여부를 관찰하고 촉진을 통해 피부두께, 피부의 촉촉함, 근육 위축(Muscle atrophy)을 측정할 수 있고 타진을 통해 골절유무를 검사하고 관절의 운동범위, 심폐기능(Cardiopulmonary function), 소화기능상태(변비, 딱딱한 음식물 섭취가능 여부 등), 시력 및 청력 이상유무 등을 파악하여야 한다.

③ 선천다발관절굽음증(Arthrogryposis Multiplex Congenotal, AMC)

선천다발관절굽음증은 정상 골격상태를 갖춤에도 불구하고 태아운동(Fetal movement)약화로 출생시 두 곳 이상 신체부위에서 비진행성 구축이 발생하는 선천성질환이다. 구축은 굽힘과 펴짐근에서 발생하며 발병원인은 불분명하지만 운동신경인 척수

앞뿔세포가 생성, 발달하는 시기에 발생하여 척수성근육위축(Spinal muscular atrophy)이 발생한다. 또한 선천다발관절굽음증은 뇌신경원이행 이상(Migrational brain disorder)과 퇴행성신경장애(Neurodegenerative disorder)와 같은 중추신경계장애를 유발하기도 한다.

선천다발관절굽음증은 3가지 형태로 분류되는데: 구축증후(Contracture syndrome), 근육무형성증(Amyoplasia), 말단관절구축증(Distal arthrogryposis)으로 분류된다.

선천다발관절굽음증의 일반적 증상들은 관절구축, 근육약화, 성장지연 등이 있고 어린아이에게서 발생하는 신체적 외형 및 기능장애는 아래와 같다.

- 비대칭형 얼굴
- 턱움직임 제한, 혀근육긴장 저하(Hypotonia), 구강운동기능 저하
- 허리옆굽음증에 의한 몸통 회전제한 및 균형과 평형감각 저하
- 팔 자세 : 어깨관절 모음(Adduaten) 및 안쪽돌림(Interhal rotation), 팔꿈치폄, 손목관절 구부림 및 자뼈편위(Devlation), 손가락 폄, 엄지손가락 움직임 저하
- 하지 자세 :
  휴대용 접칼자세(55%)
  엉덩관절 구부림, 무릎 폄, 곤봉발(Club-foot)
  개구리다리 자세(45%)
  엉덩관절 벌림(Abduction) 및 바깥돌림(ExternalRotation), 무릎 구부림, 곤봉발
- 굽힘근, 펴침근 동시 수축
- 기능적 팔 뻗기 어려움
- 운동발달 지연
  독립적 앉기 : 출생 후 15개월 이후 가능
  보행 : 근골격계 안정이 생긴 후 약 2~3년 이후 가능

선천다발관절굽음증의 의학적 검진은 출생전 초음파검사로 태아운동을 파악할 수 있는데 일반적으로 임신 16~18주 이후 실시하며 물리치료사는 시진을 통하여 얼굴, 팔, 다리, 몸통의 형태 및 변형유무가 있는지를 파악하고 관절운동범위, 근력, 균형 및 성장발달단계를 검사하여야 한다.

2. 염증 및 감염에 의한 질환(Inflammation & Infections)

① 윤활낭염(활액낭염, Bursitis)

윤활낭(Bursa)은 뼈와 힘줄(Tendon)사이에 존재하는 점액을 포함한 조그만 주머니로

관절운동시 관절에 가해지는 충격을 완화해주는 완충작용을 한다. 이런 윤활낭에 염증이 발생하는 것을 윤활낭염이라고 하는데 발생원인은 관절의 과도한 사용으로 인한 염증, 통풍과 같은 감염, 당뇨같은 내분비계질환 그리고 류마티스관절염이나 전신홍반성낭창(Systemic Lupus Erythematosus, SLE)같은 자가면역질환시 발생한다. 증상은 관절움직임시 통증이 발생하며 관절움직임을 제한하고 야간에 통증이 심해지는 경향이 있으며 감염에 의한 경우 관절주변이 붓기도 한다. 윤활낭염이 빈번하게 발생하는 부위는 무릎뼈앞(Pre-patellar)과 어깨의 세모근 아래(Sub-deltoid) 부위이다.

물리적 검진은 윤활낭이 있는 관절주변이 빨갛거나 부었는지를 확인하고 손가락으로 압박을 가하여 통증유무를 확인한다. 물리치료사에 의한 수동적 관절움직임과 환자에 의한 능동적 관절움직임을 비교하는데 윤활낭염일 경우 수동적 관절움직임에는 아무런 문제가 없지만 능동적 관절움직임시 통증이 증가하여 관절을 움직이기 어렵다. 또한 관절움직임에 따라 통증이 변하는데 관절굽힘시에는 통증이 완화하고 관절을 펴면 통증이 증가하는 경향이 있다. 윤활낭염은 X-ray검사시 정상으로 나타난다.

② 힘줄염(건염, Tendonitis)

힘줄염은 뼈와 근육을 연결하는 질긴 섬유조직인 힘줄(건, Tendon)에 염증이 발생하는 것으로 관절의 과도한 움직임이나 힘줄에 무리가 가는 외력이나 체중부하시 그리고 드물게 임질균(Gonorrhea)감염 등에 의해 발병한다. 힘줄염은 관절움직임과 체중부하가 많은 어깨, 팔꿈치, 손목, 무릎, 발목관절 주변 힘줄에서 빈번하게 발생한다. 증상에는 관절움직임에 따른 통증증가, 통증으로 인한 근력 및 관절움직임 감소, 누름통증 등이 발생하며 감염에 의한 경우 발열이나 발진이 나타나기도 한다. 힘줄염이 의심되는 환자에게 물리치료사는 치료 전 "통증이 어느 부위에서 발생하는지?", "움직일 때 통증이 증가하는지?", "통증의 느낌이 어떤지?" 혹은 "어떤 자세나 상황일 때 통증이 감소하는지?" 등을 환자에게 물어보므로써 힘줄염여부를 파악할 수 있고 이와 같은 질문을 바탕으로 물리적 검진을 실시하는데 해당되는 관절주위가 붓거나, 누름통증 유무, 관절움직임 제한, 근력약화가 발생하는지를 파악한다. 힘줄염은 MRI나 CT 검사를 통해 파악할 수 있다.

힘줄병증(Tendinosis)은 만성힘줄염이라고도 하는데 힘줄염과 다르게 비염증성만성힘줄병변으로 힘줄손상 후 적절한 치료나 회복없이 무리하게 사용하거나 심한 체중부하로 인해 힘줄에 퇴행성변화가 일어나 발병한다. 힘줄병변은 손상부위에 혈액순환저하를 가져오고 그로 인해 손상부위에 산소공급저하를 초래하여 교원질합성저하와 신경섬유(C섬유)를 자극하여 저리는 듯한 통증증세를 보이는 것이 특징이다.

③ 뼈속질염(골수염, Osteomyelitis)

뼈속질염은 박테리아, 곰팡이균(Fungi), 기생충, 바이러스감염에 의해 뼈에 염증이 발생하는 질환이다. 뼈속질염은 일반적으로 성인보다 소아에게서 발병률이 높고 여아보다 남아에서 발병률이 높게 나타나고 노령층이나 정맥주사(Intravenous drug)과다사용자에게서도 발병률이 높다고 보고되고 있다. 뼈속질염은 급성과 만성으로 분류되며 주로 넙다리뼈골, 위팔뼈 같은 긴뼈에서 주로 발생한다. 급성뼈속질염은 외상에 의한 감염으로 발생하는데 병의 진행이 빠르며 일반적으로 허리통증과 같은 통증을 수반하며 발열, 누름통증, 부종, 홍반, 관절운동범위 제한, 피로감 등이 발생한다. 만성뼈속질염은 불충분한 급성골수염 치료로 인해 발생하는데 점진적으로 상태가 악화되며 뼈변형, 이유없는 체중감소, 병적골절(Pathologic fracture), 절단(Amputation) 혹은 아밀로이드증(Amyloidosis) 등이 발생한다. 물리치료사는 뼈속질염 의심환자 발견시 즉시 의사에게 사실을 보고하여야 한다. 뼈속질염의 임상학적 검사방법에는 X-ray, bone scan, MRI, CT, 골생검(Bone biopsy)방법 등이 있다(그림.5-6).

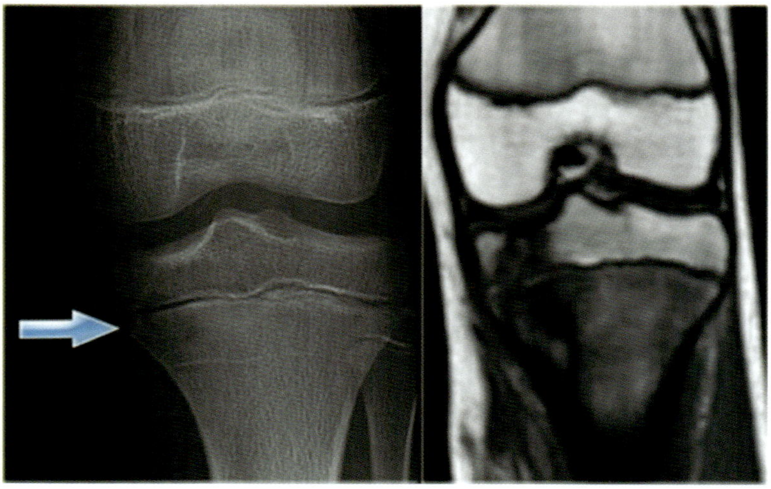

그림.5-6. 뼈속질염(왼쪽 : X-ray상, 오른쪽 : MRI상)

3. 결핵균에 의한 감염(Infection of Extrapulmonary Tuberculosis)

결핵균(Mycobacterium tuberculosis)은 림프 혹은 혈액순환을 통해 폐뿐만 아니라 소화계, 림프계, 골격계도 감염시키는데 골결핵(Skeletal Tuberculosis)은 결핵균이 혈류를 통해 뼈속이나 관절에 침범하여 발생하는 염증성질환이다. 성인보다 소아에서 발병률이 높으며 결핵균은 뼈끝부위(Epiphysis)나 뼈 중간부에 많이 침입하며 심지어 골수까지 침범하여 뼈조직을 파괴하기도 한다. 골결핵은 척추(등뼈아래, 허리뼈부위)와 체중지지 관절(엉덩관절, 무릎관절) 그리고 팔굽관절에서 많이 발생하는데 화농성관절염같이 관절부위가 붓거나 열감이 많이 발생하지는 않지만 초기증상은 통증과 관절경직이 나타나고 전신증후(Systemic signs; 고열, 오한, 체중감소, 피로감 등)는 나타나지 않는다. 포트씨병(Pott's disease)은 결핵성척추염으로 결핵균이 초기 척추체에 침범하여 추간판연골(Intervertebral disc)이나 주변 척추로 전이되고 진행적으로 등뼈뒤굽음(꼽추)이나 척추옆굽음증같은 척추변형을 발생시키며 등부위에서 화농이 배출되기도 한다(그림.5-7). 체중부하가 많은 관절들에서는 결핵균의 침입으로 결핵성관절염(Tuberculosis Arthritis)이 발병하는데 결핵성육아종(Granuloma)이 관절에 발생하면 관절이 파괴되어 관절가동범위가 점차 감소하게 된다(그림.5-8). 골결핵의 임상학적 검사는 X-ray와 세침흡인(Fine needle aspiration)을 통한 관절액검사로 진단할 수 있고 물리치료사는 골결핵이 의심되는 환자에게 가족 구성원이나 환자자신의 결핵감염여부나 최근 신체에 심각한 손상을 받은 적이 있는지 물어본다.

림프계의 결핵균감염은 신체 내 면역기능저하를 초래하여 HIV(AIDS)와 같은 면역결핍성질환 발병률을 증가시키고 폐결핵검진에 비해 진단하기가 어렵다.

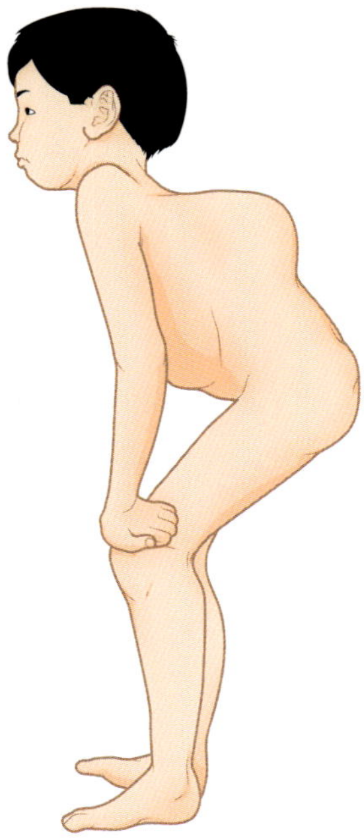

그림.5-7. 포트씨병(Pott's disease) 환자 자세변형

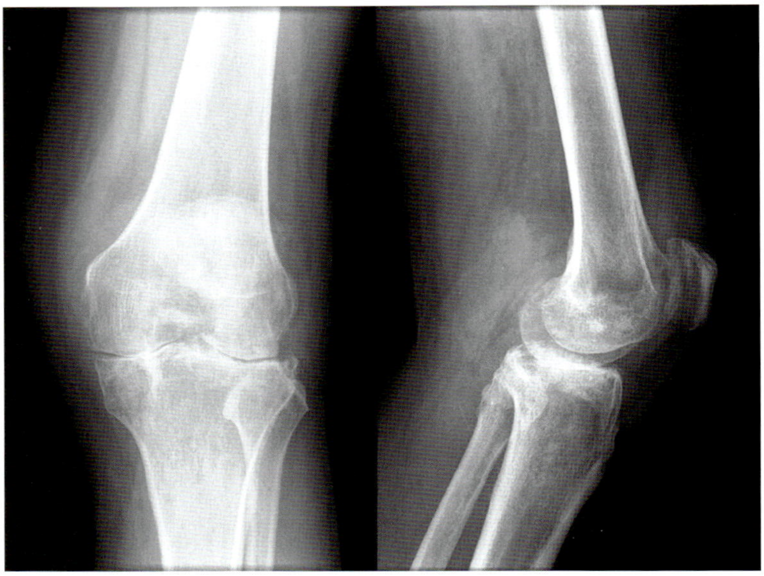

그림.5-8. 결핵성 관절염 X-ray(무릎)

4. 근골격종양(Musculoskeletal Neoplasms)

종양은 양성(Benign)과 악성(Malignant)로 분류되는데 양성은 성장속도가 느리고 비침투적이고 다른 기관으로 전이되지 않는 반면 악성은 성장속도가 빠르고 침투적이며 다른 기관으로 전이된다. 신체조직에 양성종양은 Blastoma, Fibroma, Lipoma처럼 접미사 "…oma"가 붙고 악성종양은 Osteosarcoma, Fibrosarcoma, Adenocarcinoma처럼 접미사 "…sarcoma"나 "…carcinoma"가 붙는다.

골격종양(Skeletal Neoplasms)

① 풋뼈뼈종(유골골종, Osteoid Osteoma)

풋뼈뼈종은 양성종양으로 머리뼈를 제외한 신체 내 뼈에서 발생하는데 넙다리뼈나 정강이뼈와 같은 긴뼈의 겉질에서 주로 발생한다. 종양의 크기는 1cm 미만으로 진행적으로 성장하지는 않는다. 풋뼈뼈종은 양성골종양의 10~12%를 차지하며 25세 이하 남자에게서 주로 발병한다. 주증상으로 통증이 있는데 쑤시는듯한 통증이 시간이 지날수록 악화되며 야간에 통증이 증가하는 경향이 있다. 통증은 아스피린이나 비스테로이드성 항염제

(NSAIDs)복용으로 완화되는 경향이 있다. 관절주변에 발병하는 경우, 관절움직임이 제한될 수 있으며 뼈끝부위 주변에서 발병할 경우 뼈성장에 영향을 미쳐 왼쪽, 오른쪽 다리 길이가 차이를 보이게 된다. 척주에 침범시 척추옆굽음증, 척추뒤굽음증, 추간판탈출증에서 나타나는 증상들을 발생한다. 임상학적 진단은 X-ray나 Bone scan을 많이 활용하지만 정확한 위치를 파악하기 위해 CT scan 이나 MRI를 활용하기도 한다(그림.5-9).

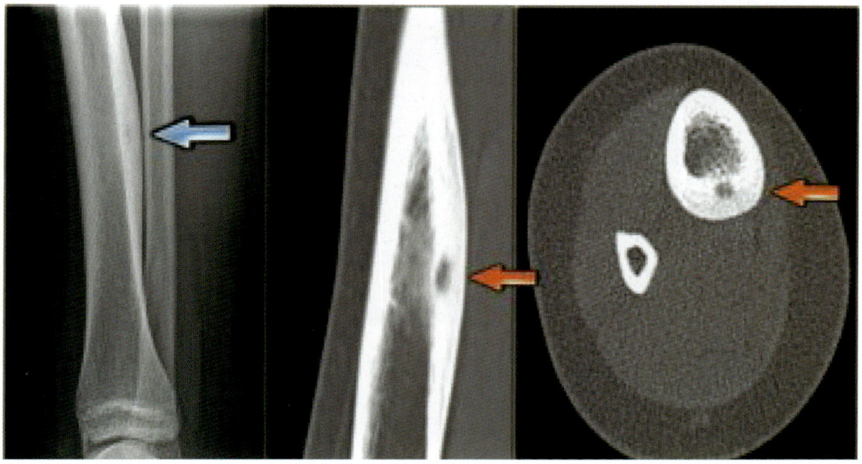

그림.5-9. 풋뼈뼈종 X-ray와 MRI

풋뼈뼈종은 단순한 척추질환이나 관절질환으로 오진할 수 있는데 물리치료사는 풋뼈뼈종이 의심되는 환자에게 통증발생 유형, 야간통증의 유무, 관절가동범위, 약물복용 여부 등을 물어 보고 임상학적 검사결과를 확인하고 풋뼈뼈종 의심환자를 발견 즉시 의사에게 보고한다.

② 골섬(Bone Island)

골섬은 양성 골종양 중 흔히 발병하며 뼈 심부의 해면뼈에서 치밀한 골조직이 형성되는 질환이다. 신체 내 모든 뼈에서 발생하며 심한 외상손상환자들에게서 발병률이 높다고 보고되고 있다. 골섬은 특별한 증상을 나타내지 않으므로 X-ray를 통해 골섬여부를 확인할 수 있다. X-ray상 골섬은 골밀도가 높아서 진한 흰색으로 나타난다(그림.5-10).

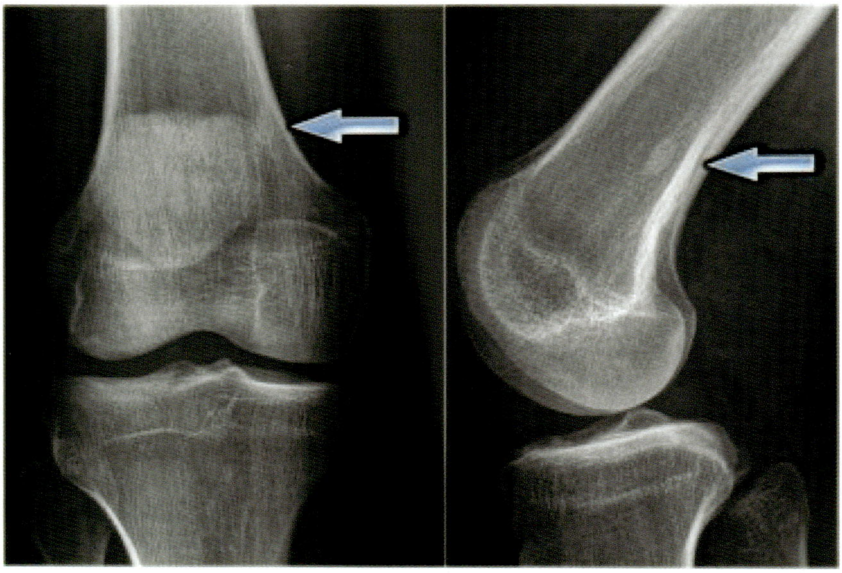

그림.5-10. 골섬 X-ray(넙다리뼈)

③ 뼈육종(골육종, Osteosarcoma)

뼈육종은 악성종양으로 뼈에 있는 종양세포(Neoplastic cell)가 비정상적으로 증식하는 질환으로 악성골종양 중 가장 흔하다. 뼈육종은 유아, 청소년, 30세이하 연령층에서 발병률이 높으며 신체 내 모든 뼈에서 발병하는데 긴뼈(넙다리뼈, 위팔뼈, 정강이뼈)에서 다른부위 뼈보다 증식이 빠르게 나타난다. 발병을 촉진하는 요인들로는 유전적 요소, Paget's disease나 만성골수염 등과 같은 골질환들 그리고 암에 대한 방사선치료 후 등이 있다. 뼈육종 발병시 나타나는 증상으로는 수 주에서 수 개월간 지속되는 통증이나 부종이 있는데 통증은 휴식시에도 나타나며 야간에 통증이 심해지는 경향이 있다. 임상학적 검진은 X-ray, CT scan, MRI 등이 있다(그림.5-11). 뼈육종 역시 증상만으로는 관절염이나 단순근골격계질환으로 오진할 수 있는데 물리치료사는 임상학적 검사결과를 확인하고 통증유형, 부종의 유무, 관절가동범위 등을 확인하고 의심되는 환자발견시 치료를 중단하고 즉시 의사에게 보고한다.

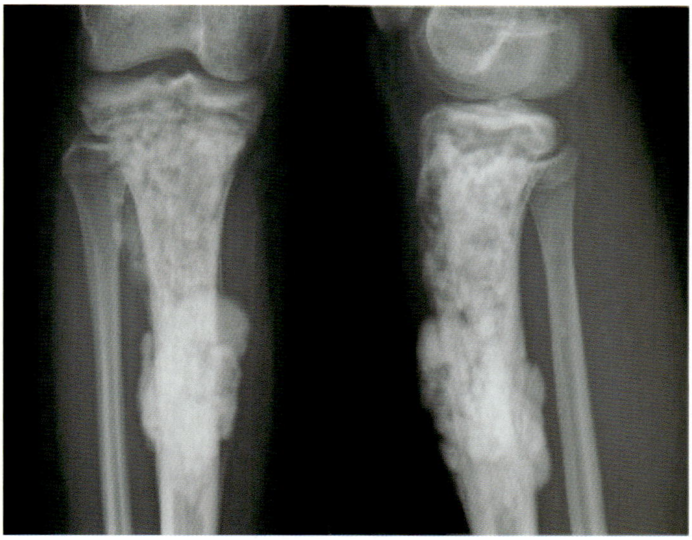

그림.5-11. 뼈육종 X-ray(정강이뼈)

연골종양(Cartilaginous Neoplasms)

① 뼈안연골증(내연골종, Enchondroma)

뼈안연골종은 뼈의 뼈몸통끝(Metaphysis) 내에 연골이 생성되는 질환으로 양성종양에 속한다. 손이나 발의 발가락뼈(Phalanges), 손허리뼈(Metacarpal bones), 발허리뼈(Metatarsal bones)에서 흔히 발병하며 넙다리뼈나 위팔뼈에서도 발병하기도 한다. 20~40대 연령층에서 주로 발병하며 남녀 발생비율은 비슷하게 나타난다. 뼈안연골종은 일반적으로 증상이 없으나 부종이나 통증을 발생시키기도 한다. X-ray나 Bone scan을 통해 진단이 가능하다(그림.5-12).

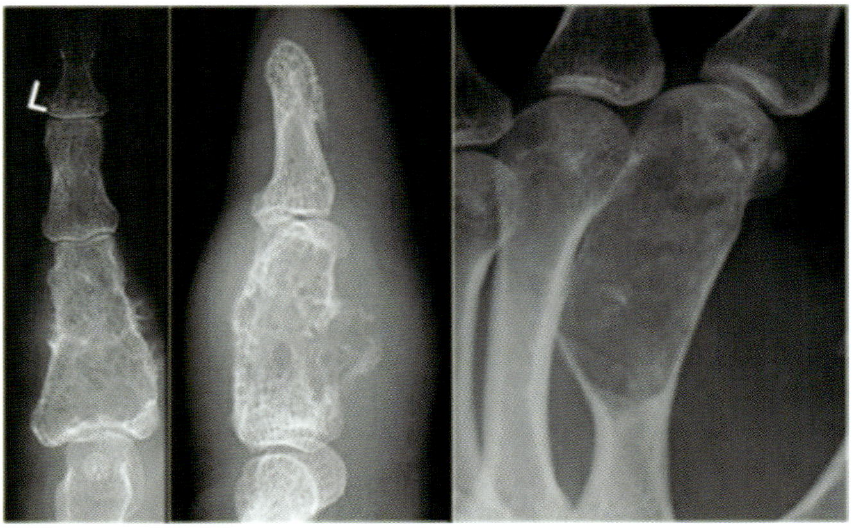

그림.5-12. 뼈안연골종 X-ray(손가락뼈)

뼈안연골종은 피로골절(Stress fracture)로 발전할 수 있기 때문에 물리치료사는 환자가 체중부하나 관절운동시 통증호소 여부를 확인하여야 한다.

② 골연골종(Otesochondroma)

골연골종은 가장 흔한 양성골종양으로 뼈의 일부분이 연골에 싸여서 뼈몸통끝에서 뼈끝선 방향으로 지속적으로 자라는 질환이다. 주요발병부위는 넙다리뼈 원위부, 위팔뼈 근위부, 정강이뼈 근위부이고 어깨뼈과 엉덩이뼈(Ilium)같은 편평골에서도 발생한다. 골연골종은 성장기 연령층에서 빈번하게 발생하는데 골연골종 역시 성장기에 맞춰 점점 성장한다. 골연골종 자체는 통증을 발생시키지는 않지만 종양이 커지면서 주위 연부조직(힘줄, 신경, 윤활액 등) 그리고 혈관을 누르거나 자극하여 통증이 발생하고 관절움직임 제한을 초래한다. X-ray, CT scan, MRI가 임상학적 진단을 위해 사용된다(그림.5-13). 골연골종은 1차적 증상을 나타내지는 않지만 혈관압박이나 만성윤활액낭염 증세 혹은 관절움직임 제한이 나타나거나 통증이 심하게 악화되면 물리치료사는 의사에게 환자의 현재증세를 보고하여야 한다.

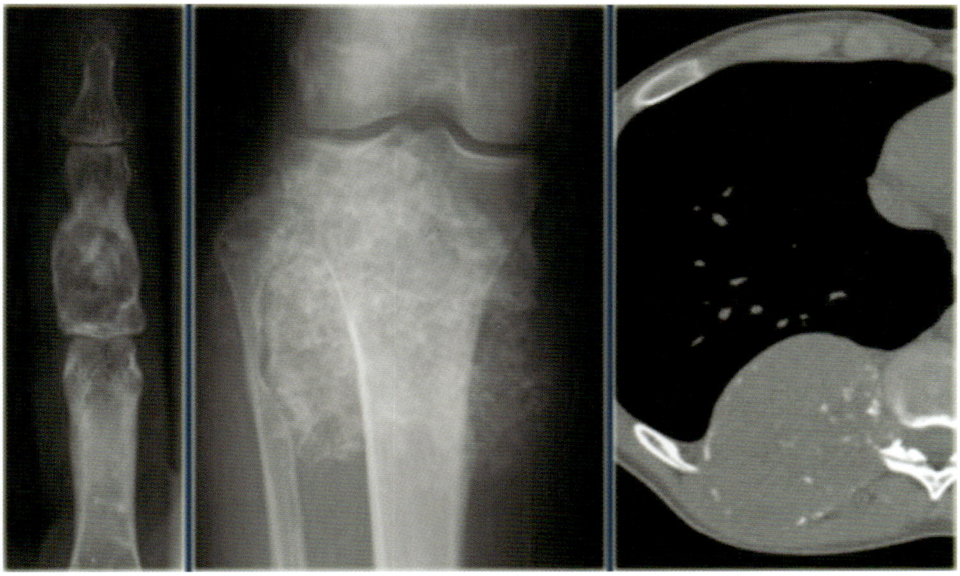

그림.5-13. 골연골종 X-ray(왼쪽부터 손가락, 무릎, 갈비뼈)

③ 연골육종(Chondrosarcoma)

연골육종은 성장이 느린 악성골종양으로 주로 골반과 어깨주위 뼈에서 주로 발생하고 넙다리뼈 근 · 원위부, 위팔뼈 근위부, 갈비뼈 등에서도 발생한다. 40~60대 연령 남성들에서 발병률이 높게 나타나며 발병부위에 따라 3가지로 분류되는데 중심성(Central), 말초성(Peripheral), 겉질근접성(Juxtacortical)으로 분류된다.

중심성연골육종은 종양조직이 뼈를 압박하여 괴사, 낭성변화(Cystic changes), 출혈이 발생하고 말초성연골육종은 뼈의 외부에서 발생하여 내부로 침투하고 겉질근접성 연골육종은 골막의 바깥표면(Parosteal)에서 발생한다. 연골육종은 연골기질(Chondroid matrix)상태, 괴사정도, 세포형태 등 연골의 미세한 상태에 따라 손상정도로 나뉜다. 연골육종의 주요증상은 통증과 국소적 부기(Swelling)가 있는데 발병초기에는 증상이 미미하나 증상이 발견될 때는 연골육종이 상당히 진행된 상태이다. 그렇기 때문에 물리치료사는 연골육종 의심환자가 발견되면 치료를 중단하고 즉시 의사에게 보고하여야 한다. 임상학적 진단은 X-ray와 Bone biopsy가 유용하게 사용된다(그림.5-14).

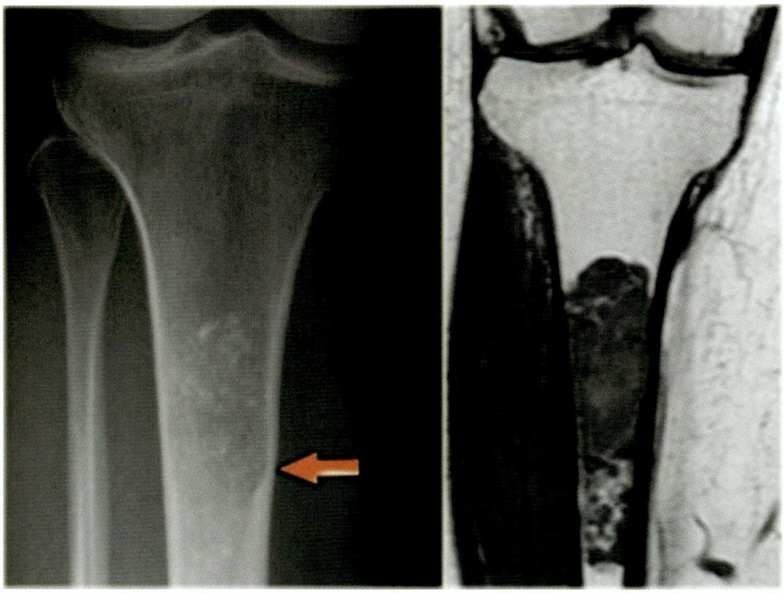

그림.5-14. 연골육종 X-ray & MRI(정강이뼈)

섬유종양(Fibrous Neoplasms)

섬유형성이상증(섬유성 이형성증, Fibrous Dysplasia)

뼈의 섬유형성이상증은 뼈 내에 섬유조직이 비정상적으로 증식되어 나타나는 양성종양질환으로 주로, 넙다리뼈, 머리뼈, 위팔뼈, 정강이뼈에서 주로 발생한다. 10세이전 어린이들에게서 발병률이 높고 뼈몸통끝에서 주로 발병하지만 뼈가 성장하면서 뼈몸통(Diaphysis)으로 전이되기도 한다. 섬유형성이상증은 하나의 뼈에서만 발생하는 단골성(Monostostic)과 여러뼈에서 발생하는 다골성(Polyostostic)으로 나뉘는데 단골성의 경우 간혹 피부색깔의 변화가 발생하고 갈비뼈, 넙다리뼈, 정강이뼈, 머리뼈에서 주로 발생하며 다골성의 경우 넙다리뼈, 정강이뼈, 머리뼈에서 주로 발생하고 커피색 반점같은 피부색소 침착(Jaffe형)과 내분비계장애(Albright 증후)를 초래한다.

임상학적 검진은 초기에는 Bone scan을 통해 단골성인지 다골성인지를 파악하는데 유용하게 사용되고 X-ray는 손상부위와 크기를 파악하는데 사용되며 얼룩덜룩한 형태를 나타낸다(그림.5-15). 체중부하영향을 받는 뼈에 섬유형성이상증이 발생하면 병리적 골절(Pathologic fracture) 확률이 높아지고 뼈변형이 발생할 수 있고 폐나 콩팥에 영향을 미칠 수 있다.

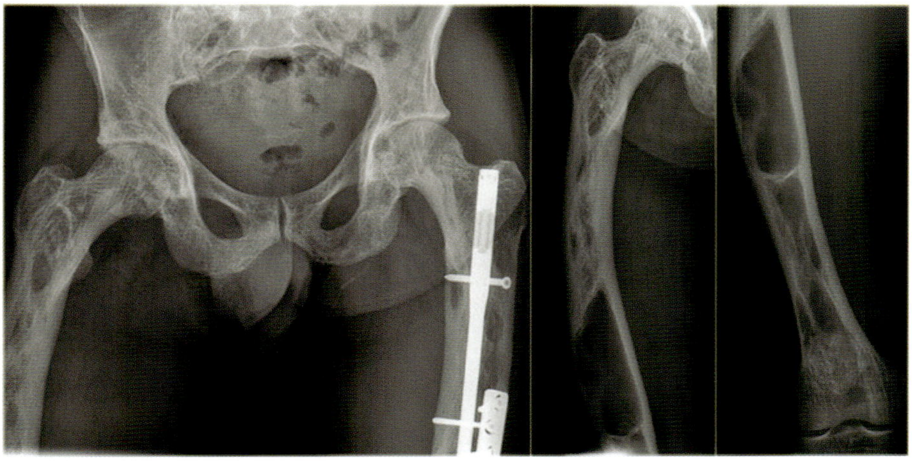

그림.5-15. 섬유형성이상증 X-ray(엉덩이뼈와 정강이뼈)

5. 관절 및 근육질환들(Joint & Muscle Disorders)

① 뼈관절염(Osteoarthritis, OA)

퇴행성관절질환(Degenerative joint disease)인 뼈관절염은 진행적인 관절구조의 퇴행적 약화로 인해 관절을 구성하는 관절연골(Articular cartilage), 뼈, 관절내부에 문제가 발생하는 질환이다. 관절염은 45세 이전 연령층에서는 남성이 여성에 비해 약간 발병률이 높게 나타나나 65세이후 연령층에서는 여성이 남성에 비해 발병률이 높다. 뼈관절염은 1차 뼈관절염과 2차 뼈관절염으로 분류할 수 있는데 1차 뼈관절염은 원인을 알 수 없는 관절의 퇴행적 변화가 발생하는 형태이고 2차 뼈관절염은 충격, 감염, 출혈, 뼈괴사에 의해 발생하는 관절질환형태를 말한다.

뼈관절염은 체중부하가 많은 관절에서 주로 발생하는데 연령층에 따라 발생원인도 다르게 나타난다. 50세이전에서는 남성 발병률이 높게 나타나는데 직업과 많은 관련성이 있다고 본다. 무릎을 굽히거나, 쪼그려 앉거나, 무거운 물건을 옮기는 등의 작업형태에 따른 관절에 부담이나 스포츠활동으로 인한 관절에 압박과 뒤틀림으로 인해 관절연골의 손상으로 진행적 관절손상으로 인해 관절에 퇴행적 변화가 발생하는 경우가 높다. 여성의 경우에는 폐경후(Postmenopause) 체내 여성호르몬분비감소로 인해 뼈와 관절약화가 초래되어 발병률이 남성보다 높게 나타나게 된다.

뼈관절염의 증상으로는 서서히 점진적으로 증가하는 관절주위 통증이 있는데 통증은 활동시 증가하지만 움직이지 않거나 휴식을 취하면 감소하는 경향이 있다. 아침에 기상하거나 혹은 장시간 휴식후 다시 관절을 움직이려고 할 때 단시간(30분미만) 관절강직(Stiffness)이 발생한다. 또한 관절주변조직의 구축으로 인해 관절가동범위가 제한되기도 하고 관절변형이 발생하기도 한다. 기타증상들로는 부종, 누름통증, 관절움직임에 따른 염발음 발생 등이 있다.

임상학적 검사는 일반적으로 X-ray를 통해 이루어지는데 관절면이 좁아지거나, 관절주변에 뼈돌기(Osteophyte 혹은 Bone spur)가 형성되거나 관절연골 파괴흔적이 나타나며 MRI나 CT scan을 통하여 연골손상정도를 파악할 수 있다(그림.5-16).

물리치료사는 시진을 통해 관절의 부종이나 변형여부를 파악할 수 있고, 촉진을 통해 관절움직임시 관절에서 발생하는 염발음을 촉지할 수 있고 문진을 통해 생활습관이나 직업과 통증발생의 연관성, 관절움직임에 따른 통증발생, 시간적 통증발생 등을 파악할 수 있다.

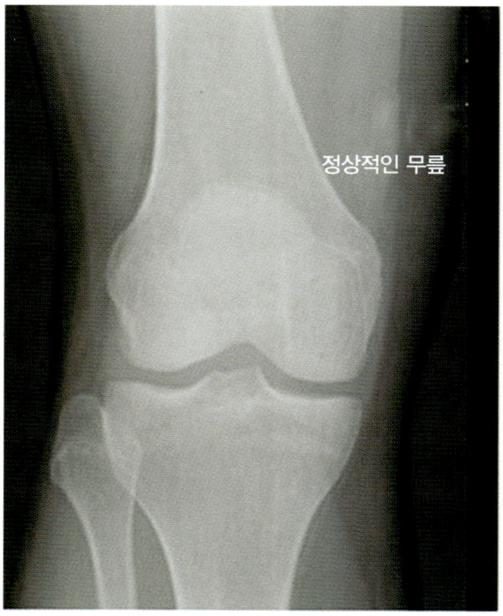

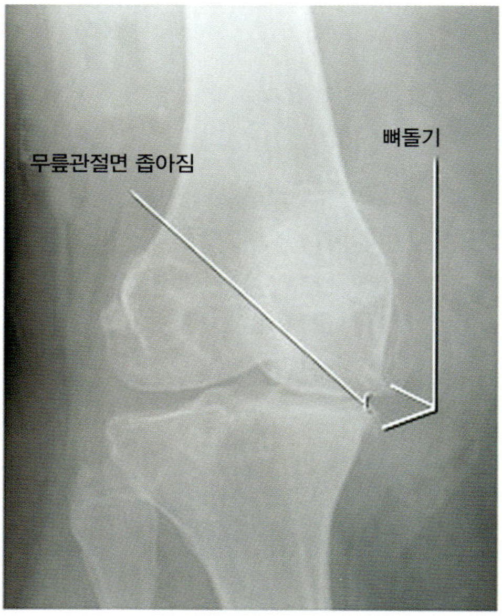

그림.5-16. 골관절염 X-ray(왼쪽 : 정상, 오른쪽 : 골관절염 무릎)

② 류마티스관절염(Rheumatoid Arthritis, RA)

류마티스관절염은 만성적이며 진행적인 염증성질환으로 염증으로 인해 관절이나 관절

외 조직을 손상시키는 질환이다. 류마티스관절염은 원인모를 바이러스나 박테리아침입으로 발생하는데 윤활막(Synovium)에 침범하면 백혈구(Leukocyte)가 반응하여 염증반응을 일으키며 윤활막이 붓거나 두꺼워지며 염증성 산출물인 판누스(Pannus)가 생성되어 관절연골로 공급되는 혈류를 감소시키고 관절윤활작용을 저하시킨다. 이로 인해 관절 움직임이 제한되고 관절의 변형을 초래하고 또한 관절의 불안정을 야기하여 관절기능이 상실되기도 한다.

류마티스관절염은 전연령층에서 발생되며 여성이 남성에 비해 2~3배정도 발병률이 높게 나타난다. 류마티스관절염은 주로 관절에 왼쪽, 오른쪽 대칭적으로 발병하며 손, 손목, 팔꿈치, 어깨, 발, 발목, 무릎, 엉덩관절 등에 주로 호발하며 관절은 붓거나, 열감이 있고, 통증이 발생하는데 아침에 일어나면 뻣뻣함이 1시간정도 지속되고 통증이 악화되며 시간이 지날수록 관절에 피로도가 증가하는 경향이 있다. 류마티스관절염은 시간이 지날수록 관절변형을 유발시키는데 대표적인 손가락변형에는 백조목변형(Swan-neck deformity)과 단추구멍변형(Boutonni're deformity)이 있다. 백조목변형은 근위 손가락관절은 과다젖힘되고 원위 손가락관절은 구부러지고 단추구멍변형은 근위 손가락관절은 구부러지고 원위 손가락관절은 과다젖힘된다(그림.5-17).

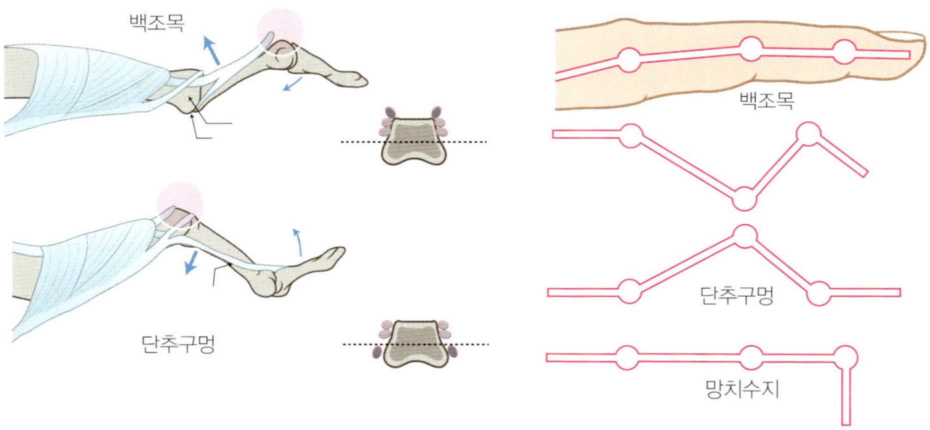

그림.5-17. 백조목변형과 단추구멍변형 비교

발가락관절 침범시에는 엄지발가락이 가쪽으로 휘는 엄지발가락가쪽휨증(무지외반증, Hallux valgus), 엄지발가락이 위로 올라가는 Hallux cock-up변형, 세번째 발가락이 엄지발가락 위로 덮히는 Stacking변형 등이 발생한다.

또한 관절 내 염증은 관절주위 인대막에 염증을 유발하여 손가락을 구부릴 때 딱딱하고 걸리는 방아쇠손가락(Trigger finger)이나 손목이나 발목인대가 부어 정중신경(Median nerve)을 압박하는 손목굴증후근(수근관증후근, Carpal Tunnel Syndrome)과 뒤정강신경(후경골신경, Posterior tibial nerve)을 압박하는 발목굴증후근(족근관증후근, Tarsal Tunnel Syndrome)이 발생할 수도 있다. 류마티스관절염의 기타증상들로는 피부아래결절, 수면장애, 체중감소, 근력저하 등이 있다.

류마티스관절염은 초기증상이 뼈관절염가 유사하여 진단하기 어려운데 혈액검사를 통해 류마티스인자가 있는지를 확인한다. 물리치료사는 환자가 류마티스 가족력을 가지고 있는지 여부, 일상생활 내에서 통증발생 패턴, 통증의 지속기간, 약물복용 등을 물어보고 시진을 통해 관절의 부종, 변형유무, 대칭성 등을 확인하고 촉진을 통해 통증이나 발열부위를 확인한다.

아래 표.5-2는 뼈관절염과 류마티스관절염의 임상적 증상을 비교한 것이다.

표.5-2. 뼈관절염과 류마티스 관절염 비교

	뼈관절염	류마티스관절염
발병시기	40세 이후 연령층 시간이 흐를수록 점진적으로 발병	전 연령층 수 주에서 개월 안에 갑자기 발병
남녀비율	45세 이전에는 남성에게 높게 나타나나 65세 이후 비슷함	여성이 3:1 비율로 높게 나타나지만 남성에게 발병시 증상이 더 심함
발병원인	원인불명 과도한 사용, 퇴행적 변화 등	바이러스나 박테리아 감염 가족력에 의한 유전성
발병부위	체중부하가 많은 관절 편측에 주로 발생	신체 모든 관절 양측으로 발생
증상	아침에 관절이 뻣뻣하나 움직이면서 관절이 부드러워짐 관절움직임시 통증 증가	아침에 1시간 이상 관절이 뻣뻣하고 움직일수록 관절에 피로감 증가 관절움직임과 상관없이 통증발생
전신증상	없음	고열, 홍반, 피로, 체중감소, 수면장애 등

③ 퇴행성 추간판 질환(Degenerative Intervertebral Disc Disease)

척추의 퇴행성변화는 척추후관절(Facet joint)을 포함한 척추의 윤활관절(Synovial joint)에서 발생하는데 이러한 관절변화는 척추사이에 있는 추간판에도 영향을 미치게 된다. 퇴행성추간판질환은 척추사이에 디스크(Disc)가 나이, 관절에 작용하는 외력, 지속적인 나쁜자세 등에 의해 닳거나 떨어져서 발생한다. 이러한 요인들에 의해 추간판의 부피, 형태, 구조, 성분에 변화가 발생하는데 추간판의 변화는 크게 4가지 형태로 나타난다 : 척추간 압력 증가에 따른 속질핵(수핵, Nucleus pulposus) 팽윤, 추간판으로의 혈류량 감소와 영양공급 저하로 인한 섬유연골륜 팽창, 연령증가에 따른 추간판 내 수분소실에 의한 디스크높이 감소 및 척추협착 발생, 신체 내 젖산(Lactic acid)축적으로 인한 체내 산성도(pH)하락은 추간판매트릭스(Matrix) 피로도를 상승시킨다.

퇴행성추간판질환은 임상에서 흔히 접하는 질환으로 척추협착증(Spinal stenosis), 척추전앞전위증(Spondilolisthesis), 뼈곁형성(OSteophyte formation), 허리 디스크(Disc Bulge), 말총증후근(Cauda Equina Syndrome), 혈관 및 신경계증후근과 연계되어 증상이 나타난다. 대표적 증상들에는 저리는 듯한 통증, 관절운동성 저하, 근력약화, 감각이상 혹은 마비증상이 있다. 임상학적 검사방법에는 X-ray, MRI, CT scan이 있으며(그림.5-18) 물리치료사는 환자에게 통증의 느낌에 대해 묻거나 목이나 허리 움직임과 통증의 연관성을 파악하고 감각검사(Dermatome), 근력검사(Myotome), 깊은힘줄 반사검사 등 신경학적 검사를 통해 의심되는 추간판질환 위치를 확인할 수 있다.

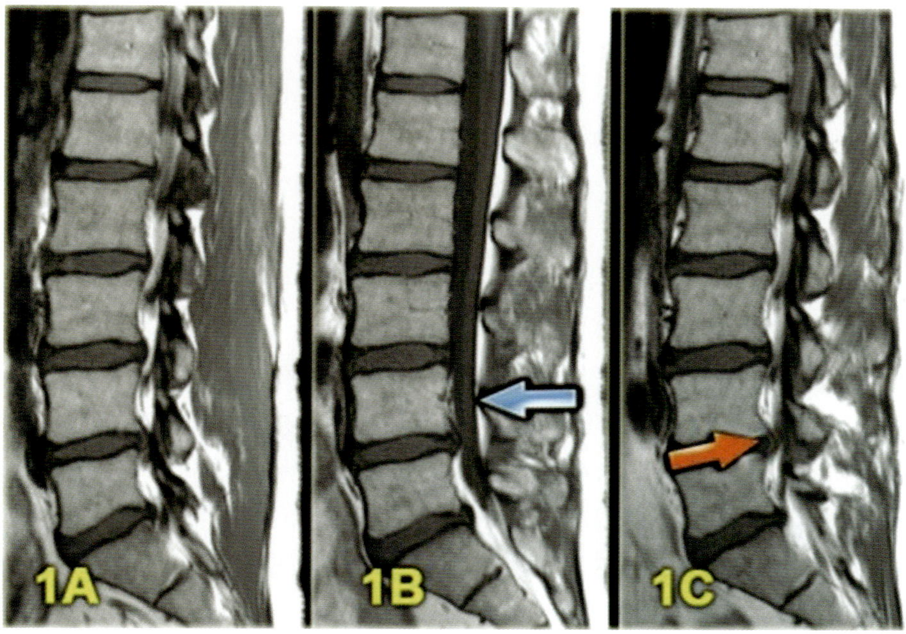

그림.5-18. 퇴행성추간판질환 MRI(Disc 내 수분감소)

④ 류마티스성 다발성 근육통(Polymyalgia Rheumatica, PMR)

류마티스성 다발성 근육통의 발병원인은 정확히 밝혀지지 않았지만 유전, 감염, 자가면역이상이 발병에 영향을 미친다고 보고되고 있다. 여성의 발병률이 남성에 비해 2배정도 높으며 70세 이후 연령층에서 주로 발병한다. 류마티스성 다발성 근육통은 주로 어깨와 골반주위 관절에 염증이 발생하여 발병하는데 주요증상으로는 통증과 경직이 나타난다. 류마티스성 다발성 근육통은 초기 진단이 어렵기 때문에 어깨나 골반주변에서 나타나는 통증의 원인을 윤활낭염으로 오진할 수 있는데 증상이 악화될수록 통증부위는 팔이나 다리로 넓게 분포되고 적당한 치료가 이루어지지 않으면 앉거나 서기, 양치질, 머리빗기 등과 같은 일상생활을 영위하는데 심각한 장애가 발생하고 그로 인해 우울증이 발생하곤 한다. 증상은 일반적으로 양측으로 나타나며 아침에 일어나면 이유없이 관절경직이 심하게 나타나고 원위 손, 발가락관절에 부기(Swelling)가 발생하곤 한다. 또한 류마티스성 다발성 근육통은 혈관에 염증을 일으키는 거대세포동맥염(Giant Cell Arteritis)과 연관이 있는데 두통, 시력장애, 피로, 체중감소, 빈혈, 턱 통증으로 인한 씹기운동에 영향을 미치기도 한다.

임상학적 검사방법으로 혈액검사를 실시하는데 류마티스성 다발성 근육통시 적혈구침강속도(Erythrocyte sedimentation rate), 혈소판 수(Platelet count), C-반응단백(C-Reactive Protein, CRP)은 증가하고 헤모글로빈수는 감소한다. 물리치료사는 환자의 류마티스 관절염 여부 및 가족력을 확인하고 촉진을 통한 누름통증부위와 손, 발가락관절 부위의 부기나 부종의 유무를 확인하고 거대세포동맥염시 발생하는 증상유무가 있는지를 확인한다.

⑤ 섬유근육통(Fibromyalgia, FMS)

만성근육통증증후근인 섬유근육통은 국소적 부위에서 통증이 발생하는 근막통증(Myofascial pain)과는 달리 미국 류마티스학회에서 지정한 전신에 18군데의 누름통증점에서 11군데이상에서 누름통증점이 있고(그림.7-19) 통증이 3개월 이상 지속되고 또한 근막통증은 전신증후가 발생하지 않는 반면 섬유근육통은 만성피로감이나 과민성대장증후근 같은 전신증후들이 동반한다. 섬유근육통은 여성이 남성에 비해 발병률이 높으며 15~70세 연령층에서 주로 발생한다. 섬유근육통의 발병원인은 정확히 밝혀지지는 않았지만 정신적 스트레스, 외상, 갑작스런 스테로이드제 복용중단, 갑상샘기능저하, 바이러스 감염 등이 발병을 유발하는 인자로 보고되고 있다.

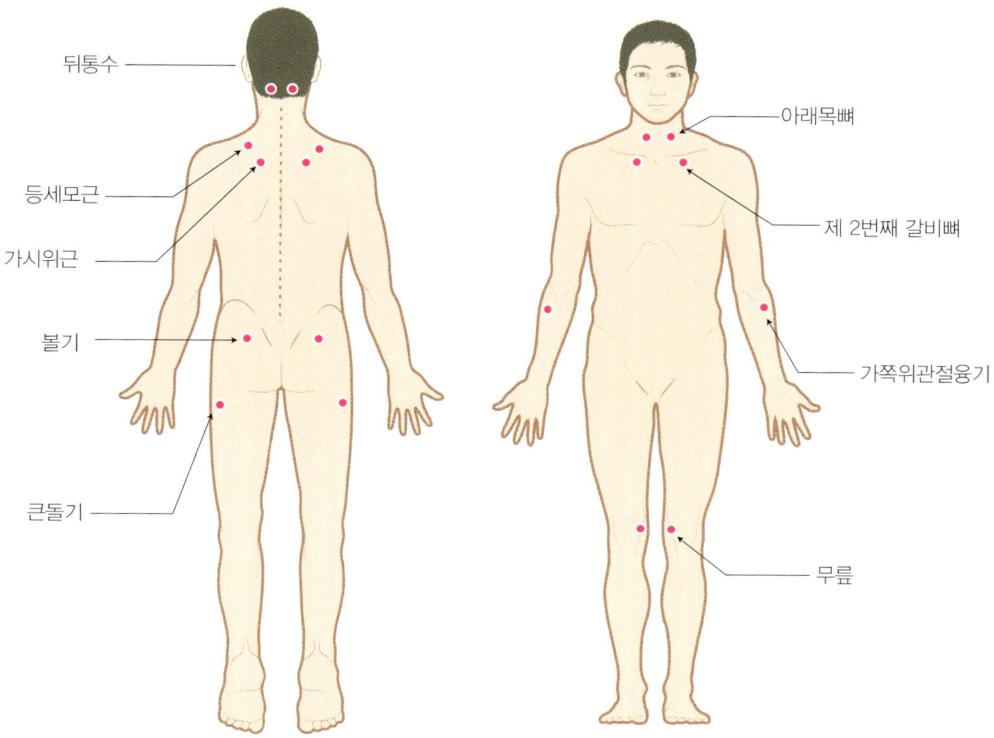

그림.5-19. 섬유근육통과 관련된 전신 압통점 부위들

증상으로는 욱신거리며 뻐근한 통증이 장시간 신체 전신에 광범위하게 분포하는데 이러한 통증은 아침에 가장 심하게 나타난다. 이러한 통증들은 관절움직임을 제한하고 환자의 일상생활에 많은 장애를 주어 환자에 따라 우울증 증상을 보이는 환자들도 있다. 또 다른 주요증상인 피로감은 야간에 충분한 수면을 취하여도 온몸이 무거운 것 같은 피로감을 느낀다. 그밖에 증상들로는 시력장애, 수면장애, 두통, 인지능력 이상, 배뇨기능 이상, 저혈압, 삼킴곤란, 과민반응 등이 나타난다. 이러한 증상들로 인해 섬유근육통은 내분비계, 면역계, 비뇨생식계질환으로 오진하기도 하는데, 진단시 일정한 압력을 가할 수 있는 통각계(Dolorimeter)를 사용하여 그림.7-19의 압통점들을 자극하여 통증의 유무를 확인하여 섬유근육통인지를 구분할 수 있다. 섬유근육통은 혈액검사나 방사선검사시 정상으로 나오는데 통증전달 물질인 "Substance P"가 증가하고 세로토닌(Serotonin)수치는 감소하는 경향이 있고 깊은 수면시 뇌파형태에 변화가 생기기도 하고 비정상적인 성장호르몬 분비가 나타나는 경향도 있다.

(3)평가(Assessment)

근골격계손상은 운동기능성 제한, 골격이나 체형변형 혹은 통증 등으로 나타나는데 손상정도 및 기간에 따라 급성, 아급성, 만성으로 분류하고 물리치료사는 각각에 맞는 적절한 치료계획을 세워야 한다. 근골격계 손상부위에 따라 증상이 다양하게 나타나는데 관절손상은 관절움직임제한과 같은 국소적 증상을 보이고 척추협착이나 추간판탈출증은 지배신경근의 감각이상이나 근력약화와 같은 신경근골격계 증상을 나타낸다. 그러므로 증상에 따른 정확한 근골격계손상 파악은 치료효과를 극대화 시킬 수 있다.

근골격계 해당부위에서 발생하는 통증이나 이상증후들을 단지 근골격계 문제로만 생각할 수있는데 물리치료사는 근골격계 검진시 통증발생부위의 근육이나 관절 혹은 관련통발생의 원인이 근골격계와 연관성이 있는지를 관절가동범위, 근력검사, 특수검사 등을 실행하여 파악하고 만약 발생하는 증상의 원인이 근골격계 외 다른 신체기관손상에 의해 발생한다고 판단되거나 근골격계 내에 종양이 의심된다면 즉시 의사에게 진료를 의뢰해야 한다.

(4) Case Study

64세 여성환자가 1주일 전 집안에서 미끄러져 넘어져서 오른쪽 넙다리뼈머리(대퇴골두) 부위에 복합골절이 발생하여 3일 전 오른쪽 인공고관절치환술(THR)을 받고 병원에 입원하였는데 오늘부터 가벼운 보행훈련과 침대에서의 이동훈련을 하라는 의사의 처방을 전달받았다. 물리치료사는 처방에 따라 병실에서 환자를 보조하며 재활치료를 실시하는데 환자가 갑자기 어지럼증과 속이 메스꺼움을 호소한다.

History

- 가정환경: 남편과 단둘이 3층짜리 연립주택에 살며 가족으로는 출가한 아들과 딸이 있다.
- 생활습관: 가정주부로 결혼한 딸의 직장일 때문에 주중 12시간정도 외손녀를 돌보고 있고 과거 주 3회 1시간정도 복지센터에서 수영강습을 받았다.

- 과거병력: 고지혈증, 무릎 관절염, 골다공증
- 약물복용: Biphosphonate, Cholestyramine, Heparin, Tylenol
- 환자와의 면담: 환자는 별다른 건강상에 이상없이 지내다가 골절로 인해 입원하였는데 퇴원 후 외손녀 육아를 도와야 한다고 한다.
- 임상학적 검진결과

  X-ray: 폐(정상), 양쪽 무릎 관절면이 좁아져 있음

  골밀도 검사: −2.7(정상 : −1.0 이상, 골결핍: −1.1 ~ −2.4, 골다공증: −2.5 이하)

  ECG: 정상

  혈액검사: LDL−140mg/dL(정상: 130mg/dL 이하), HDL−35mg/dL(정상: 40mg/dL 이상), 총콜레스테롤−220mg/dL(정상: 200mg/dL 이하)

  Vital signs: 심장박동수(HR): 76bpm, 혈압(BP): 124~82mmHg, 호흡수(RR): 16bpm, 체온: 36.8℃, SaO_2: 98% (누운 자세)

물리적 검사

- 문진: 환자는 수술부위의 통증을 호소하며 오른쪽 엉덩관절을 움직일 때 통증이 증가한다고 말하였다. 또한 오른쪽 엉덩관절을 다치기 전에 양측 무릎통증으로 계단을 오르거나 내려오는게 매우 불편하였다고 호소하였다. 환자는 퇴원 후 엉덩관절과 무릎관절 통증 때문에 혼자서 집안 일 수행과 집밖으로 나갈 수 있을지를 매우 걱정하고 있다(엘리베이터가 없는 연립주택 3층에 거주).
- 시진: 오른쪽 엉덩관절에 혈액통(Hemo−vac)을 착용하고 있으며, 오른쪽 다리와 양측 무릎부위에 부종이 있다.
- 촉진: 양측 무릎 안쪽부위에 누름통증점
- 청진 · 타진: 심음
- 폐음 : 정상

− 신체조직 검진에 영향을 미치는 요소들

- 근골격계: THR수술, 엉덩관절, 무릎관절 통증, X−ray소견, 약물복용(Biphosphonate), 골다공증, 부종
- 신경계: 어지럼증
- 심혈관계: 고지혈증, 약물복용(Cholestyramine, Heparin), 혈액검사 결과, 부종
- 소화내장계: 메스꺼움 증상

신체조직 검진

- 근골격계: 오른쪽 다리에 체중지지(부분적 체중지지: PWB)- 의사에 의해 결정

오른쪽 다리 근력(MMT)

Hip Flexors: 3/5(통증) Hip Extensors: 3/5(통증)

Hip Abductors: 3/5(통증) Hip Adductors: 실시하지 않음

Knee Flexors: 5/5 Knee Extensors: 5/5

Ankle Dorsiflexors: 5/5 Ankle Plantarflexors: 5/5

Ankle Eversors: 5/5 Ankle Inversors: 5/5

오른쪽 다리 수동적 관절가동범위(PROM)

Hip Flexion: 75도(통증)- 수술부위 안전상 90도 이상 굴곡 금지

Hip Extension: 20도(통증) Hip Abduction: 45도(통증)

Hip Adduction: 실시하지 않음(수술부위 안전상)

Knee Flexion/Extension: WNL

Ankle Dorsiflexion/Plantarflexion/Inversion/Eversion: WNL

- 신경계: Light touch, Dermatome, Myotome 검사(정상), VOR test(정상)
- 심혈관계: 어지럼증 호소 후 Vital signs 재측정(서있는 자세)

심장박동수(HR): 74bpm, 혈압(BP): 103~70mmHg, 호흡수(RR): 16bpm, 체온: 36.8℃, SaO2: 96%

- 소화내장계: 배부위 타진 및 촉진(이상증후 발견하지 못함)

환자는 수술이전 골다공증, 관절염, 고지혈증 이외에 신체 다른 기관에 별다른 이상 소견을 보이지 않았고, 임상학적 검진결과에서도 별다른 이상소견을 찾지 못하였다. 검진결과 어지럼증이나 메스꺼움 증상은 의학적 검진이나 검사결과로 빛추어 볼 때 신경계와 소화내장계 이상과 연관성이 없는 것으로 보인다. 다만 여기서 주목할 만한 사항은 재활치료 전 누운 자세에서의 혈압과 치료시 서있는 자세에서 측정한 혈압에서 현저한 차이를 나타내는데 물리치료사는 환자의 장시간 침대생활로 인한 기립성저혈압을 의심할 수 있다. 물리치료사는 치료를 중단하고 환자를 다시 침대에 눕히고 혈압을 측정하고 환자의 증상이 호전되는지를 관찰하고 의사에게 위의 사실을 보고하여야 한다.

Chapter 06

신경계 검진(Screening for Nervous System)

근골격계와 더불어 물리치료분야에 많은 영향을 미치는 신경계는 치료와 재활의 개념을 병행하는 신체조직이다. 신경계질환은 근골격계, 내분비계, 소화내장계 등 다른 신체기관에도 영향을 미치고 일시적 기능장애(Functional disability)보다 영구적 기능장애를 초래하는 경우가 많다. 예를 들어, 뇌손상이나 척수손상(Spinal Cord Injury, SCI) 환자의 경우 손상부위별에 따라 환자의 기능장애가 발생하는데 물리치료사는 환자에게 발생될 수 있는 기능장애와 환자의 기능적 능력을 파악하여야 한다. 이렇게 환자의 기능적 평가가 정확하지 않으면 적정한 치료계획을 수립하기 어렵고 효과적인 치료를 기대하기 어렵게 된다.

물리치료사는 신경학적 문제로 발생되는 기능장애를 이해하기 위해서는 신경해부학적 구조 및 신경계반응을 이해하여야 하고 손상부위별로 나타나는 증상과 그 차이점을 숙지하여야 치료를 통해 환자의 잠재적 기능을 최대로 이끌어 낼 수 있다. 신경계검진은 다른 신체조직들같이 문진, 시진, 촉진 등을 통해 이루어지는 것보다 신경을 자극하였을 때 나타나는 반응들을 토대로 이루어진다. 그래서 물리치료사는 자극에 대한 올바른 반응과 이상반응에 대하여 구분할 수 있어야 하고 이상반응시 손상부위를 예측하고 환자의 일상생활에 어떠한 영향을 미치는지를 예측하고 환자에게 적절한 치료계획을 세우도록 하여야 할 것이다.

물리치료사가 환자검진시 뇌진탕과 같이 신경계에 직접적으로 영향을 미칠 수 있는 손상의 경우나 당뇨병같이 직접적인 신경손상이 없더라도 신경계에 영향을 미칠 수 있는 손상이 있거나 의심되는 질환에 대해 신경검진을 반드시 실시하여야 한다. 신경계검진은 크게 중추신경계와 말초신경계, 운동계와 감각계로 나뉘어 시행하고 인지, 의사소통, 자율신경, 반사, 근육긴장도, 균형, 협조능력 등으로 세분화 할 수 있다.

이 장에서는 체계적 신경계검진을 도움이 되도록 신경해부학적 지식과 다양한 검진방법들과 대표적 신경계질환들에 대하여 알아보도록 하겠다.

(1) 신경계 해부학(Anatomy)

신경계는 크게 중추신경계(Central Nervous System, CNS)와 말초신경계(Peripheral Nervous System, PNS)로 나뉜다. 중추신경계는 뇌와 척수신경, 말초신경계는 뇌와 척수신경 주변의 뇌신경(Cranial nerve), 신경절, 말초신경이 포함된다.

중추신경계는 3겹의 수막으로 싸여있으며 주요 5구간: 대뇌반구(Cerebral hemispheres), 사이뇌(간뇌, Diencephalon), 뇌줄기(뇌간, Brainstem), 소뇌(Cerebellum), 척수(Spinal Cord)로 분류된다(그림.6-1). 말초신경계는 체성신경계(Somatic nervous system)와 자율신경계(Autonomic nervous system)로 나뉜다.

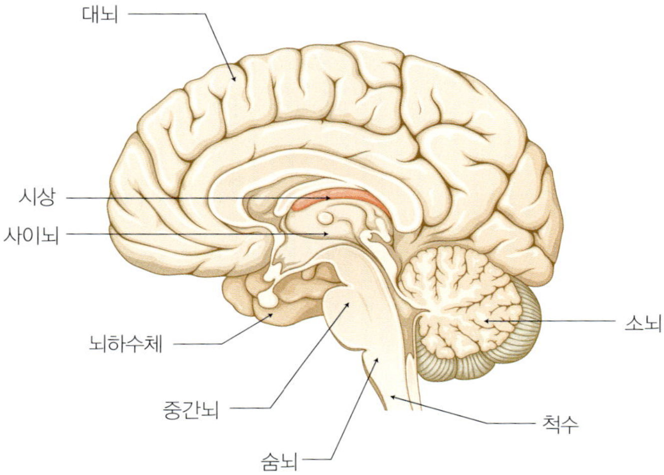

그림.6-1. 중추신경계 구조

1. 중추신경계(Central Nervous Systems)

① 대뇌반구(Cerebral hemispheres)

뇌의 대부분을 차지하는 대뇌반구는 왼쪽, 오른쪽 1쌍으로 이루어져 있으며 대뇌반구의 가쪽은 회백질의 대뇌겉질(Cerebral cortex)과 내부는 백질의 대뇌속질(Cerebral medulla)로 구성되었으며 대뇌속질은 해마(Hippocampus), 편도핵(Amygdala), 바닥핵

(Basal ganglia)을 포함하고 해마와 편도핵은 둘레계통(대뇌변연계, Limbic system)의 일부분으로 해마는 기억력저장, 편도체는 감정과 자율신경계 조절, 바닥핵은 조가비핵(피각, Putamen), 꼬리핵(미상핵, Caudate nucleus), 창백핵(담창구, Globus pallidus), 흑질(Substantia nigra)을 포함하며 움직임을 조절하는 역할을 한다.

대뇌는 6개의 엽으로 나뉜다: 이마엽(전두엽), 마루엽(두정엽), 관자엽(측두엽), 뒤통수엽(후두엽), 뇌섬엽(섬엽, Insula), 둘레계통(Limbic system). 각각의 엽은 서로 다른 기능을 가지고 있다(표.6-1).

표.6-1. 대뇌 각 엽의 기능

	기 능
이마엽	수의적 근육활동 조절에 의한 운동중추, 감정조절, 판단능력 발음, 조음을 통한 언어 생산(Broca's area) 등
마루엽	주요 감각중추(반대측 신체의 촉각, 고유감각, 통증, 온 · 냉감), 미각 수학적 계산, 신체와 공간인식, 목소리 톤 등
관자엽	주요 청각중추, 장기기억, 언어지각 능력(Wernicke's area) 등
뒤통수엽	주요 시각중추 등
뇌섬엽	내장기관 감각, 운동조절 등
둘레계통	자율기능 조절(체온, 혈압, 혈당 등), 본능적 감정 등

대뇌는 왼, 오른반구로 나뉘는데 왼, 오른반구는 서로 다른 기능을 가지고 있어 뇌손상이 왼쪽 혹은 오른쪽에서 발생했느냐에 따라 증상도 다르게 나타난다. 표.8-2에서 왼, 오른 대뇌반구의 기능적 차이를 알아보도록 하겠다.

표.6-2. 왼, 오른 대뇌반구의 기능적 차이점

왼반구(Left hemisphere)	오른반구(Right hemisphere)
• 언어 • 순차적 움직임 • 언어 이해 • 쓰기와 말하기능력 • 논리적, 분석적 생각 • 수학적 계산 • 이성적 사고 • 양성적 감정표현(사랑, 기쁨)	• 비언어적 처리 • 전체적 정보처리 • 비언어적 이해 • 일반적 의사소통 • 예술적 능력 • 음악적 이해 • 운동감각 인지 • 음성적 감정표현(분노, 화) • 신체나 장소에 대한 공감각 • 눈과 손의 협조운동

② 사이뇌(간뇌, Diencephalon)

대뇌와 뇌줄기(Brainstem)사이에 위치하여 제3뇌실 주위에 있으며 시상(Thalamus), 시상상부(Epithalamus), 시상하부(Hypothalamus), 시상밑부(Subthalamus)로 이루어져 있다. 시상은 대부분 감각과 운동신경자극을 대뇌겉질로 전달하고 시상상부는 후각을 통합하고 생체리듬 조절하며 시상하부는 자율신경(Autonomic nervous system, ANS)을 통합하고 신체의 항상성을 조절하며 시상밑부는 감각, 운동신경자극 통로를 조절한다.

③ 뇌줄기(뇌간, Brainstem)

대뇌와 척수를 연결해주는 부위로 중간뇌(Midbrain), 다리뇌(뇌교, Pons), 숨뇌(Medulla oblongata)로 구성되어 있고 호흡이나 심장박동조절 같이 생명유지에 있어 중요한 부위이다.

a. 중간뇌(Midbrain)

뇌줄기의 가장 윗부분으로 사이뇌와 3, 4번째 뇌신경과 연접하며 중간뇌 뒷부분에는 제3, 4뇌실을 연결하는 대뇌도수관(Cerebral aqueduct)이 있다. 중간뇌 앞쪽에는 대뇌다리(Crus cerebri)가 있는데 다리뇌까지 연결되어 있다. 대뇌다리에는 멜라닌색소가 많이 포함된 흑질(Substantia nigra)이 있는데 바닥핵과 대뇌겉질과 연결되는 운동핵으로 운동조절과 근육긴장도를 조절하고 도파민(Dopamine)을 생성하여 바닥핵의 창백핵(Globus palldius)으로 보내진다. 그래서 흑질의 손상은 파킨슨병의 원인이 된다.

흑질 후방부에는 중뇌덮개(Tegmentum)가 있는데 위둔덕(상구, Superior colliculus)과 아래둔덕(하구, Inferior colliculus)으로 나뉜다. 위둔덕은 시각, 시각반사의 중계핵이고 아래둔덕은 청각, 청각반사의 중계핵이다. 중간뇌내부에 중간뇌수도관주위 회색질(Periaqueductal gray)은 내림(하행성통증)조절경로로 엔돌핀생산세포를 포함하고 있어 통증을 억제하는 역할을 한다(그림.6-2).

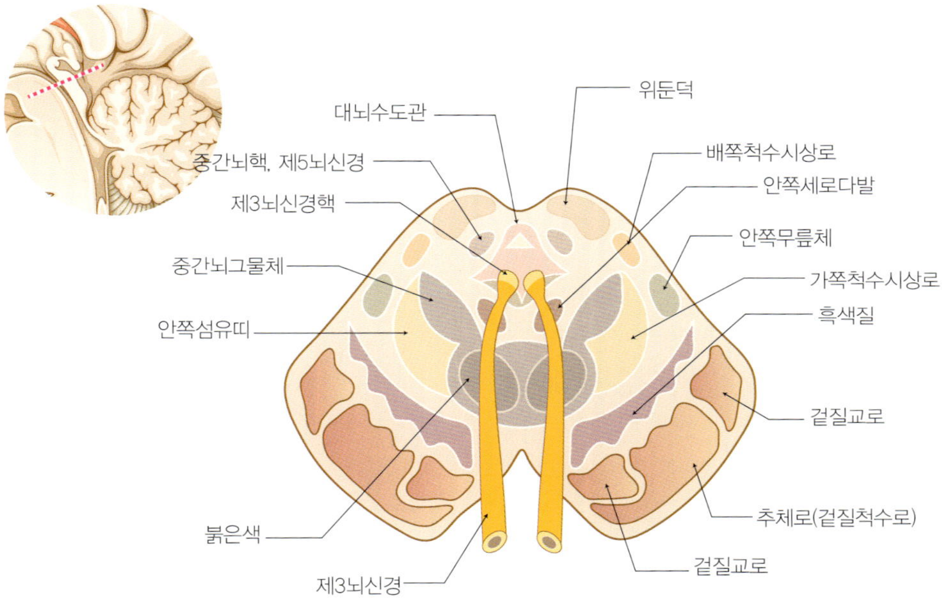

그림.6-2. 중간뇌(Midbrain) 단면도

b. 다리뇌(교뇌, Pons)

중간뇌와 연수를 연결해주는 부위로 모든 신경정보가 다리뇌에 오름과 내림신경로를 따라 지나기 때문에 매우 중요한 부위이다. 전방부위의 중뇌소뇌다리(Middle cerebellar peduncle)를 통해 소뇌와 연결되며 중앙부위의 솔기핵(Raphe nucleus)에서는 세로토닌을 활성화하여 통증조절과 정신적 자극이나 흥분을 조절하여 스트레스를 감소시킨다. 뇌교덮개에는 5, 6, 7 그리고 8번째 뇌신경핵이 포함되어 있다(그림.8-3).

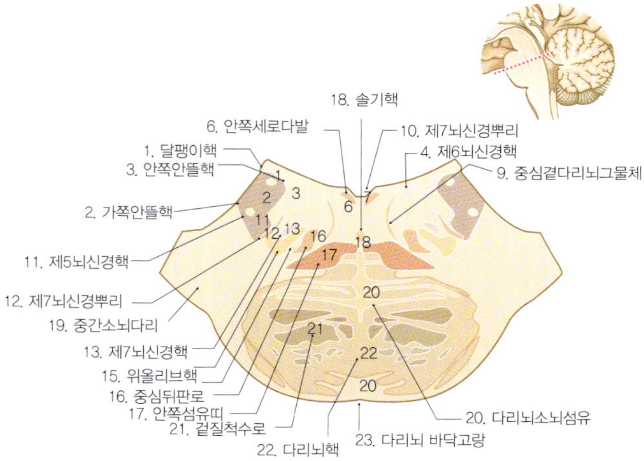

그림.6-3. 다리뇌(Pons) 단면도

c. 숨뇌(연수, Medulla oblongata)

다리뇌와 척수사이에 있으며 배측척수소뇌로(Dorsal spinocerebellar tract)를 통해 소뇌와 연결되며 전방의 추체로(Pyramid)에서 겉질척수로(Corticospinal tract)가 교차한다. 추체로후방에 올리브핵(Olivary nucleus)은 소뇌와 뇌줄기를 연결하는 중간체로 심장, 호흡, 혈관운동 같은 자발적 운동을 조절한다. 안뜰눈반사(Vestibulo-Ocular reflex, VOR)는 안뜰핵(Vestibular nuclei)에서 시작하여 안쪽세로다발(Medial longitudinal fasciculus)을 통해 상부 척수로 연결되며 머리움직임과 시선고정에 중요한 역할을 한다. 숨뇌에는 8, 10, 12번째 뇌신경핵이 포함되어 있다(그림.6-4).

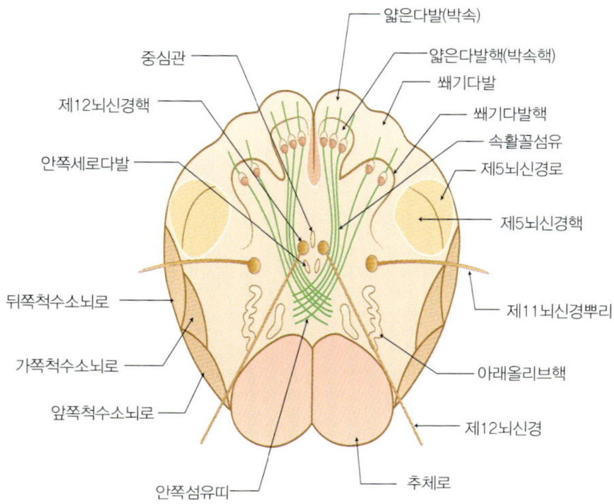

그림.6-4. 숨뇌(Medulla oblongata) 단면도

④ 소뇌(Cerebellum)

다리뇌와 숨뇌 뒤에 위치하는 소뇌는 상, 중, 하부 3쌍의 뇌다리(Peduncles)에 의해 뇌줄기와 연결된다. 소뇌도 대뇌처럼 왼, 오른반구로 나뉘고 왼, 오른반구 사이에는 벌레모양의 충부(Vermis)가 있고 3개의 엽: 앞엽(Anterior lobe 혹은 Paleocerebellum), 뒤엽(Posterior lobe 혹은 Cerebellar hemisphere), 타래결절엽(flocculonodular lobe 혹은 Archiecerebellum)으로 나뉜다. 앞엽은 심부지각 전도로를 통하여 자극을 받아 근육긴장, 근육상호작용을 일으키며 자세유지와 수의적 움직임에 영향을 준다. 뒤엽은 겉질다리뇌소뇌로(Corticopontocerebellar tracts)와 올리브소뇌신경섬유(Olivocerebellar fibers)를 통해 자극을 받으며 수의적 운동협조성, 운동학습(Motor learning), 유도성자극움직임(Visually triggered movement), 순차적 움직임에 영향을 주며 인식기능과 심상(Mental imagery)을 보조해준다. 타래결절엽은 안뜰계(Vestibular system)와 연결되며 평형감각과 근육긴장도를 조절하고 안뜰눈반사(VOR)조절을 돕는다(그림.6-5).

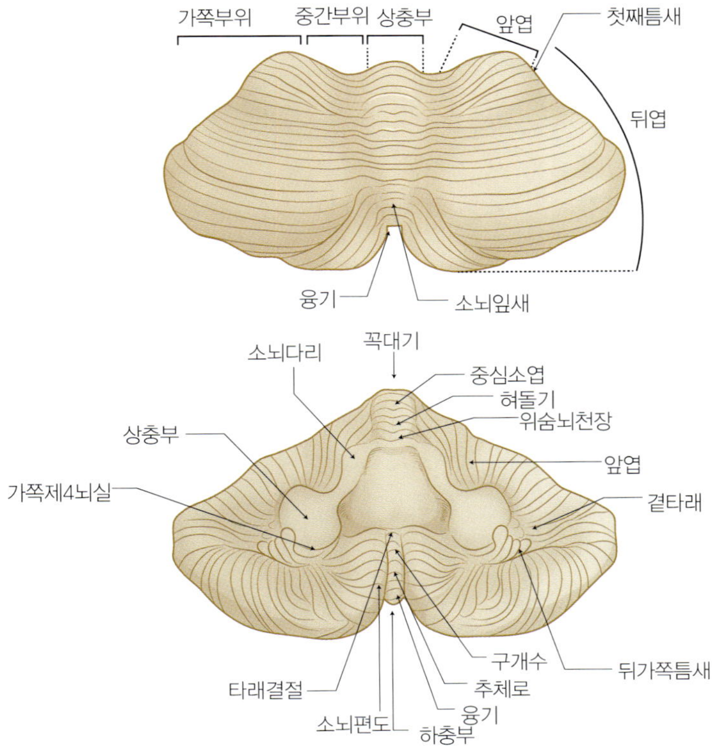

그림.6-5. 소뇌(Cerebellum)의 구조

⑤ 척수(Spinal Cord)

중추신경계의 말초부분인 척수는 회백질의 신경세포체와 백질로 이루어진 오름, 내림축삭(Axons)으로 둘러싸여 있다. 척수의 단면도(그림.8-6)를 보면 나비모양 회백질에 척수중심관(Central canal)을 중심으로 앞부분을 앞뿔세포(전각세포, Anterior horn cell), 뒷부분을 뒤뿔세포(후각세포, Posterior horn cell)라고 한다. 앞뿔세포에는 운동신경전도로의 신경원인 알파 운동신경(α motor neurons)과 감마 운동신경(γ motor neurons)이 지나며 골격근(근육, 근방추)을 지배한다. 뒤뿔세포에는 척수신경절(Dorsal root ganglia)통해 전달되는 체감각에 반응하는 감각신경원이 있다. 등뼈와 허리뼈분절 윗부분에서는 가쪽뿔세포(외각세포, Lateral horn cell)가 발견되는데 자율신경의 신경절전섬유(Preganglionic fibers)를 포함한다.

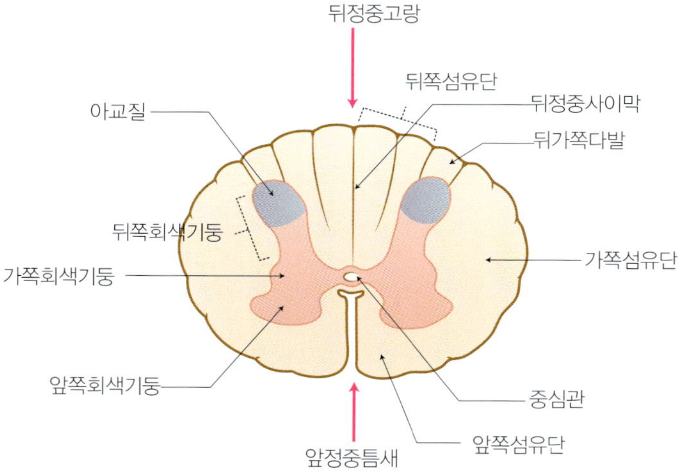

그림.6-6. 척수(Spinal cord) 단면도

백질은 신경섬유가 모여있는 곳으로 앞섬유단(전삭, Anterior funiculi), 가쪽섬유단(측삭, Lateral funiculi), 뒤섬유단(후삭, Posterior funiculi)으로 나뉘는데 척수 윗부분에는 백질이 많고 아랫부분에는 적다. 척수는 대뇌로 감각자극을 보내는 오름성전도로(Ascending fiber systems)와 대뇌에서 척수로 운동자극을 보내는 내림성전도로(Descending fiber systems)로 구분된다.

오름성전도로에는 척수시상로(Spinothalamic trcat), 척수소뇌로(Spinocerebellar tract), 배측척수경로(Dorsal column system)가 있고 내림성전도로에는 겉질척수로(Corticospinal tract), 안뜰척수로(Vestibulospinal tract), 적색척수로(Rubrospinal tract), 덮개척수로(Tectospinal tract)가 있다. 각각의 척수로를 통한 신경전도경로는 표.6-3과 같다.

표.6-3. 오름성, 내림성 전도로

	척수로	신경전도경로
오름성 전도로	척수시상로	• 가쪽척수시상로: 반대측 팔, 다리 통증, 온도감각 전달 • 앞척수시상로: 반대측 팔, 다리 비분별성 촉각 전달 • 척수신경절→척수뒤뿔→척수 내에서 교차→척수시상로→시상→대뇌 겉질
	척수소뇌로	• 고유감각(Proprioception) 전달 • 앞척수소뇌로: 교차하거나, 교차하지 않고 위쪽소뇌다리와 연결(양쪽에서 온 자극에 반응) • 뒤척수소뇌로: 교차하지 않고 아래쪽소뇌다리와 연결(한쪽에서 온 자극)
	뒤섬유단 척수로	• 고유감각, 진동, 압각, 촉각, 공감각(위치) 전달 • 쐐기다발(Fasciculus cuneatus)은 팔감각 전달 • 널판다발(박속, Fasciculus gracilis)은 다리감각 전달 • 숨뇌의 가쪽쐐기다발, 안쪽널판다발→시상→이마엽의 체감각피질(Somatosensory cortex)
내림성 전도로	겉질척수로	• 수의적 운동조절 • 이마엽의 운동피질→사이뇌의 내포(Internal capsule)→중간뇌의 대뇌다리→숨뇌의 추체로를 통해 교차하여 가쪽척수회백질로 전달
	안뜰척수로	• 근육긴장, 자세반사 조절 • 숨뇌의 가쪽안뜰핵에서 내려가며 교차하지 않고 안, 가쪽척수로 혹은 교차해서 내안척수로 전달
	적색척수로	• 운동기능 보조 • 중간뇌의 적핵→복측덮개에서 교차하여 적색척수로로 전달
	덮개척수로	• 머리 움직임과 시각자극에 반응 • 중간뇌 상둔덕→중간뇌 수도관주변에서 교차하여 안쪽세로다발(내측종속, Medial longitudinal fasciculus)에 전달

2. 말초신경계(Peripheral Nervous Systems, PNS)

말초신경은 뇌와 척수에서부터 기시하여 몸의 모든 부위로 나무뿌리처럼 퍼지는 신경이다. 대부분 신경원세포체는 중추신경계 내에 있으며 이 세포체에서 나오는 축삭(Axon)이 말초신경계를 형성한다. 하나의 축삭을 신경섬유(Nerve fiber)라고 하는데 신경전달 속도를 빠르게 하는 말이집(Myelin sheath)에 의해 싸여있는 말이집신경섬유

(Myelinated nerve fiber)와 말이집에 싸여있지 않은 민말이집신경섬유(Unmyelinated nerve fiber)로 나뉘는데 말이집신경섬유에는 A, B섬유가 있고 민말이집신경섬유에는 C 섬유가 있다(표.6-4). 이런 신경섬유가 다발을 이루어 형성되는 것을 신경이라고 하는데 수용기를 통해 전달되는 여러 정보를 받아 중추신경계로 전달하고 중추신경계에서 발생되는 자극을 효과기(Effector)로 전달한다.

표.6-4. 신경섬유 분류

	형 태	특 징
말이집신경섬유	A 섬유	빠른 전도속도, 굵음 알파: 고유수용감각, 몸운동 신경전달 베타: 촉각, 압력 신경전달 감마: 근방추의 운동자극 전달 델타: 급성통증, 온도, 촉각자극 전달
	B 섬유	중간 전도속도, 중간굵기, 신경절전섬유(Preganglionic fiber)
민말이집신경섬유	C 섬유	느린 전도속도, 얇은 굵기, 만성통증, 반사(Reflex)작용

① 체성신경계(Somatic Nervous System)

체성신경계는 신체말초부위와 중추신경계를 연결하는 단일신경섬유로 감각신경과 운동신경을 전달하는 역할을 하는데 대표적으로 척수신경(Spinal nerve)을 들을 수 있다. 척수신경은 몸이나 팔, 다리에서 감각신경자극을 전달받고 운동신경자극을 몸이나 팔, 다리로 보내는 역할을 한다(그림.6-7.).

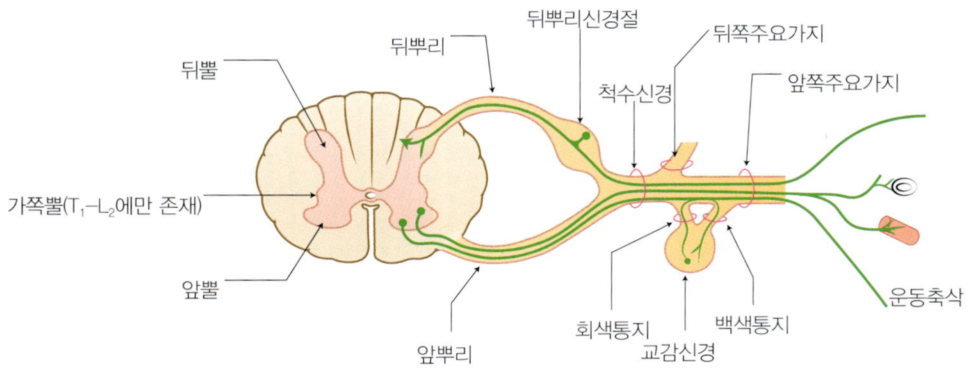

그림.6-7. 척수신경(Spinal nerve) 단면도

감각신경자극은 뒤뿌리(후근, Dorsal root)를 통해 척수로 전달되고 운동신경자극은 앞뿌리(전근, Ventral root)를 통해 척수에서 근육으로 전달된다. 뒤뿌리과 앞뿌리에서 뿌리신경(Radicular nerve)이 분지하는데 앞가지(전지, Ventral ramu)는 팔, 다리, 가슴 앞부분 및 옆부위근육과 피부를 지배하고 뒤가지(후지, Dorsal rami)는 몸통 후면 근육, 관절, 피부를 지배한다.

척수신경의 앞가지는 문합하여 신경얼기(신경총, Nervous plexus)을 형성하는데 대표적으로 목신경얼기(Cervical plexus), 팔신경얼기(Brachial plexus), 허리신경얼기(Lumbar plexus), 엉치신경얼기(Sacral plexus)가 있고 신경얼기에서 분지되는 말초신경들은 신체의 각 부위를 지배한다.

뇌신경은 또 다른 체성신경계의 일부로 12개 뇌신경들이 있다. 뇌신경들은 대뇌의 서로 다른부위에서 기시하여 머리뼈를 통해 나와 뇌와 가슴의 근육이나 감각기관을 연결하는 말초신경이다. 12뇌신경들은 순수 운동 및 감각신경과 운동과 감각신경이 혼합된 신경으로 나눌 수 있다(표.6-5).

표.6-5. 12뇌신경의 구분

신 경	분 류	기 능
I. 후각신경(Olfacotrys nerve)	감각	냄새
II. 시(각)신경(Optics nerve)	감각	시력
III. 눈돌림신경(동안신경, Oculomotor nerve)	운동	안구(위, 아래, 안쪽), 눈썹(위)운동, 동공조절, 빛에 대한 동공반사
IV. 도르래신경(활차신경, Trochlear nerve)	운동	안구(아래, 가쪽)운동
V. 삼차신경(Trigeminal)	혼합	운동: 저작운동, 각막반사 감각: 얼굴, 이마, 뺨, 턱 감각
VI. 갓돌림신경(외전신경, Abducens nerve)	운동	안구(가쪽)운동
VII. 얼굴신경(안면신경, Facial)	혼합	운동: 얼굴표정, 침, 눈물 분비 감각: 혀 앞 2/3 미각
VIII.속귀신경(청신경, Vestibulocochlear nerve)	감각	청각, 균형감각, 안뜰반사
IX. 혀인두신경(설인신경, Glossopharyngeal nerve)	혼합	운동: 삼킴작용, 구역질반사 감각: 혀 뒤 1/3 미각
X. 미주신경(Vagus nerve)	혼합	운동: 내장, 혈관, 분비운동 감각: 인두, 후두, 식도, 내장 감각
XI. 더부신경(부신경, Accessory nerve)	운동	어깨 올리기, 머리운동
XII. 혀밑신경(설하신경, Hypoglossal nerve)	운동	혀 운동

분류: 운동 = 운동신경, 감각 = 감각신경, 혼합 = 운동 · 감각신경

② 자율신경계(Autonomic Nervous System, ANS)

자율신경계는 내장이나 내분비선과 같은 불수의적 활동을 활성, 비활성하는 말초신경계로 교감(Sympathetic), 부교감(Parasympathetic), 장(Enteric)신경계로 나뉜다. 교감신경은 자율신경의 등허리부위(Thoracolumbar division)라 하는데 절전섬유(Preganglionic fiber)세포체가 척수의 등과 허리분절에서 기시하기 때문이고 또한 부교감신경은 자율신경의 머리엉치부위(두개천골 부위, Craniosacral divison)라 하는데 절전섬유 세포체가 중간뇌, 숨뇌 및 척수의 엉치부분절에서 기시하기 때문이다. 교감신경의 축삭은 척수관의 바깥쪽에 위치하며 교감신경절(Sympathetic ganglion)까지 연결되고 신경절 안에서 절전섬유는 여러 절후섬유(Postganglionic fiber)들과 연접(Synapse)을 이루며 절후축삭은 표적내장기관에 연결되어 있어 교감신경계는 내장에 광범위하게 반응한다. 반면 부교감신경의 신경절은 표적내장기관 근처에 있으며 하나의 절전섬유는 표적내장기관에 연결되고 하나의 절후섬유와 연접한다. 그래서 부교감신경은 하나의 내장기관에 국한된 반응을 나타낸다.

장신경계는 위장벽 내부에 위치하여 장신경절(Enteric ganglion)로 이루어져 위장의 변화에 따라 위장의 민무늬근과 혈관의 수축을 조절하고 위액분비활동을 조절하여 항상성을 유지하는 역할을 한다.

3. 오름, 내림성 신경전도로(Afferent/Efferent Neuron Pathways)

신경전도는 크게 체감각(Somatosensory)과 운동(Motor)신경 2가지로 나뉘는데 체감각은 구심성(오름)이고 운동신경은 원심성(내림)으로 중추신경계와 말초신경계를 통해 전달된다.

① 체감각신경(Somatosensory Neuron)

얼굴이나 목 위의 체성감각은 12뇌신경을 통해 신경전달이 되고 몸통이나 팔, 다리의 체성감각은 척수의 뒤뿌리신경절(Dorsal root ganglion)을 통해 구심성 신경전달 된다. 척수신경절은 양극성신경원(Bipolar neuron)으로 하나의 축삭은 감각수용기(Sensory receptor)가 있는 말초신경과 연결되고 다른 한쪽의 축삭은 뒤뿌리를 통해 척수로 자극정보를 전달한다.

체감각신경자극전달경로는 크게 뒤섬유-안쪽섬유띠 경로와 척수시상경로로 나뉠 수 있는데 전자는 기계적 감각수용기(Mechanoceptor)를 통해 전달되는 촉각, 압각, 진동각, 위치각이 대뇌로 전달되고 후자는 온도 감각수용기(Thermoceptor)를 통해 냉, 온각과 유해감각수용기(Nociceptor)를 통해 통증이 대뇌로 전달된다.

a. 뒤섬유-안쪽섬유띠신경로(Dorsal Column-Medial Lemniscal Tract, DCML)

주머니 속에 열쇠를 눈으로 보지 않고 손의 촉각만을 사용하여 물체의 형태를 인지하여 찾는 것을 입체인지각(Stereognosis)이라고 하는데 이러한 입체인지각은 뒤섬유-안쪽섬유띠신경로를 통해 신경자극이 대뇌겉질 마루엽으로 전달된다. 고유감각, 촉각, 진동각은 감각수용기(Receptor)에서 활동전압으로 전환되고 신경섬유가 반응하면 척수신경절로 전달되고 척수의 뒤뿌리(Dorsal root)를 따라 같은쪽 척수 뒤기둥(배측주, Dorsal column)에 전달되어 뒤섬유-안쪽섬유띠신경로를 타고 오르기도하도 하고 일부 감각신경섬유들은 척수 안에 들어오자마자 오르기도 한다. 다리에서 인지되는 감각신경자극은 가쪽의 널판다발(박속, Fasciculus gracilis, 널판다발)을 통해 전달되고 팔에서 인지되는 감각신경자극은 안쪽의 쐐기다발(설상속, Fasciculus cuneatus)을 통해 숨뇌 아래부위로 전달된다.

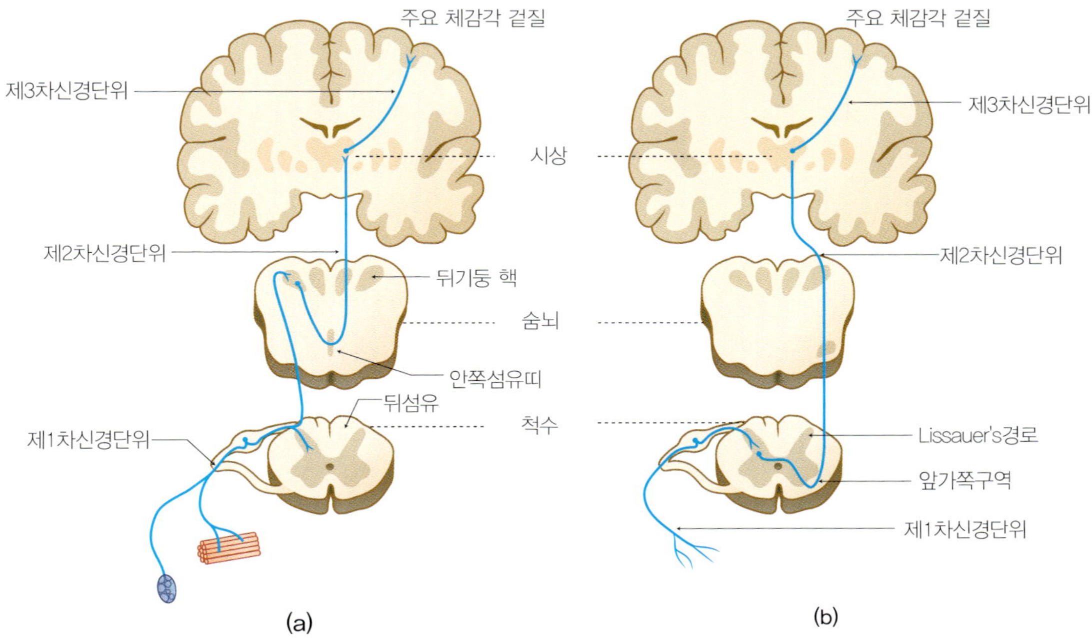

그림.6-8. a. 뒤섬유-안쪽섬유띠신경로(Dorsal column-medial lemniscal, DCML)
b. 척수시상 신경로(Spinothalamic tract)

감각신경섬유가 숨뇌 아래부위에 다다르면 쐐기핵(Nucleus cuneatus) 혹은 널판핵(Nucleus gradilis)에 연접한 뒤 숨뇌 아래부분에서 교차하여 안쪽섬유띠(Medial lemniscus)를 형성하며 숨뇌와 중간뇌를 지나 시상(Thalamus)으로 오른다. 시상의 뒤가쪽배측핵(Ventral posterolateral nucleus)에서 연접한 뒤 안섬유막(Internal capsule, 내낭)을 지나 체성감각피질 (Somatic sensory cortex)에 도달한다(그림.6-8).

b. 척수시상경로(Spinothalamic Tract)

통증이나 온도감각은 유해감각수용기나 온도감각수용기에 의해 활동전압으로 전환되어 오름섬유를 타고 감각신경이 있는 척수의 뒤뿌리에서 연접하는데 뒤뿌리세포의 축삭은 척수의 회백질 내에서 교차하여 반대측 앞뿌리나 가뿌리를 지난다. 신체 원위부에서 발생하는 신경자극은 안쪽으로 근위부에서 발생하는 신경자극은 가쪽으로 오르며 숨뇌와 다리뇌의 뒤를 지나 중간뇌의 안쪽섬유띠 가쪽을 지나 시상의 뒤가쪽배측핵에서 연접하는데 뒤섬유-안쪽섬유띠경로는 시상에서 하나의 핵과 연접하지만 척수시상경로는 시상에서 다른 세 개의 핵과 연접한다. 이러한 시상의 핵들은 체성감각피질과 마루엽의 다른 대뇌겉질부위에 도달한다(그림.6-8).

② 운동신경(Motor Neuron)

몸통이나 팔, 다리의 근육수축은 척수의 앞뿌리에 위치한 알파운동신경 세포막의 탈분극(Depolarization)에 의해 발생하고 머리나 얼굴의 근육수축은 뇌신경핵에 있는 운동신경막 탈분극에 의해 발생한다. 신경세포막 탈분극에 의해 한계점에 다다르면 활동전위(Action potential)를 형성하고 신경의 축삭을 타고 전도되어 근섬유수축을 유발한다.

근육수축은 중추신경계에서 원심성신경자극에 의해 말초신경계반응에 의해 발생하며, 대표적인 운동신경전도로는 겉질척수로(corticospinal tract)와 겉질핵로(Cortico-nuclear tract)가 있다.

a. 겉질척수로(Corticospinal Tract)

목아래 근육들의 수축, 이완으로 발생되는 운동성은 대뇌의 이마엽과 다른부위에서 발생된 운동신경자극이 겉질척수로를 통해 전달되면서 시작된다. 대뇌겉질에서 발생된 운동신경자극은 내섬유막 뒤뿌리를 지나 중간뇌의 대뇌다리(Crus cerebri), 뇌다리의 가로섬유(Transvererse pontine fiber)를 경유한 다음 숨뇌의 추체로(Pyramid)에서 교차하는데 이를 가쪽겉질척수로(Lateral corticospinal tract)라고 하며 척수의 가쪽겉질

(lateral column)을 지나 척수의 앞뿌리세포(Anterior horn cell)로 연결되어 팔, 다리의 정확한 운동을 조절하고 앞겉질척수로(Ventral corticospinal tract)는 숨뇌 추체로에서 교차하지 않고 앞기둥(Ventral column)을 통해 반대편으로 교차하여 앞뿔세포로 연결되기도하고 일부의 앞척수로섬유는 같은쪽 앞뿌리세포로 연결되어 양쪽 몸통의 근육운동을 조절한다. 앞겉질척수로는 가슴기둥(흉수, Thoracic column)에서 소실된다(그림.6-9).

b. 겉질핵로(Corticonuclear Tract)

얼굴과 목위 근육들의 움직임은 겉질핵로의 지배를 받는데 한쪽에서 발생된 대겉피질의 신경자극은 겉질핵로 신경섬유를 따라 양쪽 뇌신경핵과 연접을 이루어 양쪽 근육이 반응한다. 겉질척수로와 같이 대뇌겉질의 안섬유막을 지나 내려가다가 중간뇌에서 분지되면서 양쪽 눈돌림신경핵(CN III nucleus), 도르래신경핵(CN IV nucleus)으로 진행하고 중간뇌 대뇌다리를 지난 신경섬유는 뇌다리에서도 분지하면서 양쪽 삼차신경핵(CN V nucleus), 갓돌림경핵(CN VI nucleus), 얼굴신경핵(CN VII nucleus)으로 진행하고 숨뇌에 이르러 혀인두신경핵(CN IX nucleus), 미주신경핵(CN X nucleus), 더부신경핵(CN XI nucleus), 혀밑신경핵(CN XII nucleus)으로 진행한다(그림.6-10).

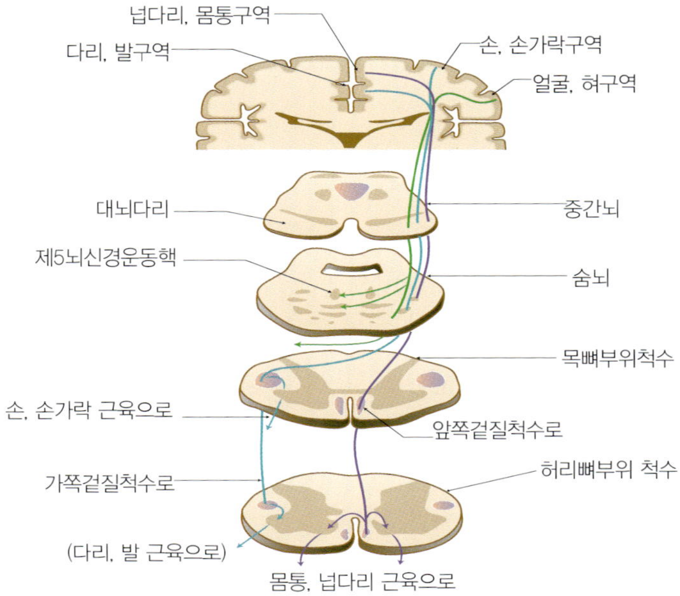

그림.6-9. 겉질척수로(가쪽, 앞겉질척수로, Lateral, ventral Corticospinal tract)

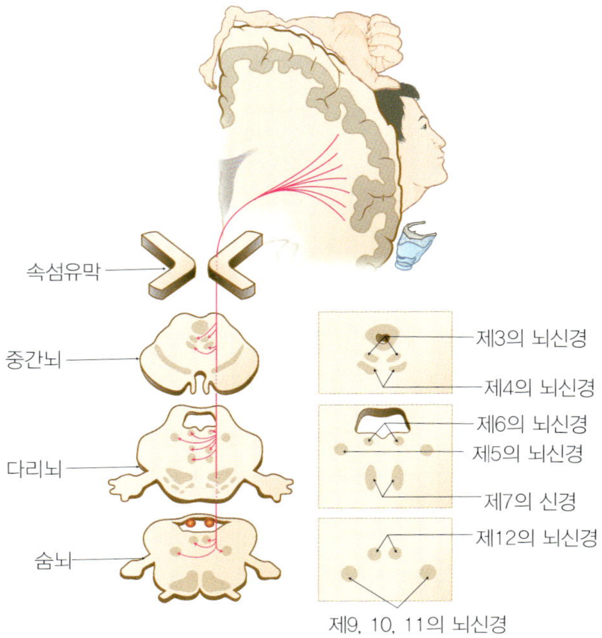

그림.6-10. 겉질핵로(Corticonuclear tract)

(2) 신경계질환 징후들(Manifestations of Neurological Disorders)

물리치료사가 신경계검진을 효과적으로 하기 위해서는 신경계질환들의 증상 및 징후를 이해하는 것이 매우 중요하다. 왜냐하면 신경계증상 및 징후는 신경병변발생부위에 따라 다르게 나타나기 때문에 물리치료사가 환자의 증상과 징후만을 보고도 손상부위나 질환의 진행상태를 파악한다면 적절한 검진을 선택하고 실시할 수 있기 때문이다. 예를들어 이마엽에 손상을 입은 환자의 경우 운동기능검사를 위주로 시행할 수 있고 마루엽에 손상을 입은 환자는 감각검사를 위주로 시행할 수 있을 것이다. 신경질환에 의해 발생할 수 있는 신체적 기능제한은 물리치료사가 치료계획을 수립하는데도 매우 중요한 역할을 한다.

1. 대뇌겉질(Cerebral cortex) 손상

대뇌겉질손상은 외상, 허혈, 종양 등에 의해 발생하는데 대표적 증상들에는 두통, 어지러움, 인식, 언어능력 변화, 감각, 운동능력 변화 등이 있다. 외상은 대뇌겉질손상부위에 따라 증상이 다르게 나타나는데 표.8-6과 같고 대뇌 내 혈액순환장애로 인한 산소, 영양분 공급저하는 허혈성뇌졸중(Ischemic stroke) 혹은 뇌경색(Cerebral infarction)을 유발하는데 손상되는 뇌혈관에 따라 증상 또한 다양하게 나타난다. 안쪽 대뇌겉질앞부분에 혈액을 공급하는 앞대뇌동맥(Anterior Cerebral Artery, ACA)이 손상될 경우, 반대측 감각이 소실되고 운동기능상실이 나타나며 팔보다 다리에서 더 나타난다. 가쪽대뇌겉질, 내섬유막, 바닥핵에 혈액을 공급하는 중간대뇌동맥(Middle Cerebral Artery, MCA)이 손상될 경우, 반대측 감각이 소실되고 운동기능상실이 나타나는데 다리보다 팔에서 더 나타나며 운동성언어기능저하, 지각장애(Perceptual disorder), 같은쪽반맹(Homonymous hemianopsia), 반대측 동향주시(Conjugate gaze)기능소실, 감각성 운동실조(Sensory ataxia)가 나타난다. 중간뇌, 관자엽, 사이뇌, 뒤쪽대뇌겉질에 혈액을 공급하는 뒤대뇌동맥(Posterior Cerebral Artery, PCA)이 손상될 경우, 손상부위 반대쪽 같은쪽반맹, 반대쪽 감각소실, 반대쪽 눈돌림신경과 사지마비(Weber's syndrome), 불수의적 움직임 등이 나타난다. 숨뇌에서부터 뇌줄기윗부위에 혈액을 공급하는 바닥동맥(Basilar artery)이 손상될 경우, 사지마비(Quadriplegia), 구마비(Bulbar paralysis)로 인해 움직이거나 말을 할 수 없지만 인지능력은 정상이다. 소뇌에 혈액을 공급하는 앞아래소뇌동맥(Anterior inferior cerebellar artery)이 손상될 경우, 같은쪽에 얼굴마비, 동향주시기능소실, 소뇌성증후(안구진탕(Nystagmus), 어지러움증, 운동실조증, 메스꺼움, 구토)가 나타나고 손상부위 반대쪽에서는 통증, 온도감각을 상실한다. 숨뇌의 뒤가쪽에 혈액을 공급하는 뒤아래소뇌동맥(Posterior Inferior Cerebellar Artery, PICA)이 손상될 경우(Wallenberg syndrome), 같은쪽에 소뇌성증후, Horner's 증후(축동(Miosis), 눈꺼풀 처짐, 땀분비 감소), 삼킴어려움(Dysphagia), 쉰목소리, 언어장애, 구역질반사(Gag reflex)감소, 감각소실이 나타나고 손상부위 쪽에서는 반대측 통증, 온도감각을 상실한다. 숨뇌 안쪽에 혈액을 공급하는 척추동맥(Vertebral artery)이 손상될 경우 같은쪽의 혀가 마비되고 손상부위 반대쪽 운동, 감각장애가 나타난다.

표.6-6. 뇌손상 발생 부위별 증상 및 징후

	증상 및 징후
이마엽	반대쪽 근력약화, 성격변화, 운동실조, 표현언어실어증
마루엽	실인증(Agnosia), 실행증(Apraxia), 같은쪽반맹, 미각소실, 수용언어실어증
관자엽	청각장애, 기억력감소, 학습능력저하, 비사회적 행동
후두엽	같은쪽반맹, 안구운동장애
뇌섬엽	후각, 미각소실, 특수내장감각이상, 감정변화
둘레계통	정서적 불안정, 학습능력저하, 기억력감퇴

뇌종양발생 및 성장은 뇌압을 상승시켜 두통을 발생시키는데 걷거나 자세을 바꾸면 증상이 악화되고 똑바로 앉아있거나 서있으면 완화되는 경향이 있다. 두통은 메스꺼움, 구토 증상을 수반하고 뇌압상승으로 의식변화와 겹보임(복시, Double vision)이 나타난다. 종양이 성장하면서 뇌신경에 영향을 미치면서 통증을 발생시키는데 특히 얼굴부위에 전기가 오는듯한 심한 통증을 수반하기도 하고 뇌손상부위에 따라서 근력약화, 감각소실, 청각소실, 협조, 균형감각소실 등의 다양한 증상들이 나타난다. 또한 시상하부에 영향을 미쳐서 내분비계에 영향을 미치기도 한다.

2. 사이뇌(Diencephalon) 손상

사이뇌손상은 시상과 시상하부의 손상을 의미하는데 시상손상시 반대쪽 감각상실과 통증이 발생하며 시상하 손상시 호르몬분비이상으로 인한 성장이상, 수면주기변화, 식습관변화, 자율신경계 변화에 따른 우울증 등이 발생한다.

3. 뇌줄기(Brain stem) 손상

뇌줄기손상은 중간뇌, 뇌다리, 숨뇌의 손상을 의미하며 뇌신경손상을 동반하는 경우가 많다. 중간뇌의 추체로가 손상되면 반대쪽 몸과 얼굴에 상위운동증후(Upper Motor Neuron syndrome, UMN)가 나타나며 눈돌림신경이 손상되면 같은쪽 안구운동이 제한되고 눈꺼풀처짐(Ptosis)이 나타나고 갓돌림신경은 정상이기 때문에 안구가 가쪽으로 쏠리는 가쪽사시(External strabismus)가 나타나고 빛반사(Light reflex)와 원근조절반사

(Accommodation reflex)가 소실된다. 이러한 증상을 웨버증후근(Weber's syndrome)이라고 한다. 적색핵, 눈돌림신경, 위쪽소뇌다리(superior cerebellar peduncle)가 손상되면 베네딕트증후근(Benedickt's syndrome): 반대쪽 운동과다증(Hyperkinesia), 떨림(Tremor), 무정위운동(Athetosis), 운동실조(Ataxia)가 나타나며 손상이 안쪽섬유띠(Medial lemniscus)까지 손상되면 클로드증후(Claude syndrome): 반대쪽 촉각과 위치감각상실이 나타난다.

다리뇌 안쪽손상시에는 추체로, 뇌다리핵(Pontine nuclei), 안쪽섬유띠(medial lemniscus), 안쪽세로다발(Medial longitudinal fasciculus)에 영향을 미치는데 손상부위 반대쪽 반신마비와 같은쪽 얼굴신경마비가 나타나는 밀라-귀블러증후근(Millard-Gubler syndrome)이 나타나고 가격 손상시에는 중간소뇌다리(middle cerebellar peduncle), 척수시상로, 삼차신경핵(trigeminal motor nucleus), 내측섬유띠에 영향을 미치는데 중간소뇌다리손상시에는 운동실조, 협조운동부족, 운동측정장애(Dysmetria)가 나타나고 척수시상로손상시에는 손상부위 반대쪽 온도, 통증감각이 소실되고, 삼차신경핵손상시에는 같은쪽 얼굴의 통각과 감각저하와 얼굴근육마비가 나타나고, 안쪽섬유띠손상시에는 손상부위 반대쪽 진동각, 위치각, 촉각이 저하된다. 다리뇌바닥부 손상시에는 다리뇌소뇌섬유가 파괴되는데 조음장애(Dysarthria), 눈떨림(안구진탕, Nystagmus), 보행실조, 협동운동불능과 손상부위 반대쪽 반신불완전마비(hemiparesis)가 나타난다. 뇌교출혈이 심해지면 전신마비, 대뇌제거경축(제뇌경직, Decerebrate rigidity), 안구운동마비, 안뜰눈반사(Vestibulo-ocular reflex)가 나타나지 않으며 혼수상태(Coma)에 까지 이를 수 있다.

숨뇌안쪽손상시에는 추체로와 혀밑신경에 영향을 주는데 혀의 하위운동증후(Lower Motor Neuron syndrome, LMN) 즉 혀의 위축과 혀를 내밀때 손상된 쪽으로 혀가 휘어진다. 가쪽손상시에는 의문핵(nucleus ambiguous)과 척수시상로가 손상되는 경우가 많은데 같은쪽 후두, 인두, 구개에 하위운동신경마비가 올 수 있으며 척수시상로손상으로 인해 반대쪽 몸통의 온도, 통증감각을 소실하는데 이를 아벨리스증후근(Avelis syndrome)라고 한다. 의문핵손상과 더불어 더부신경(CN XI)손상으로 인해 목빗근(Sternocleidomastoid muscle)과 등세모근(Trapezius muscle)이 마비되는 슈미트증후근(Schmidt syndrome)이 나타난다.

4. 소뇌(Cerebellum) 손상

소뇌가 손상되는 경우에는 같은쪽 체운동기능(Somatic motor function)에 이상이 발생하는데 운동실조(Ataxia), 떨림(Tremor), 깊은힘줄반사(DTR)가 결여된 근긴장저하(Hypotonia), 언어장애, 눈떨림 등의 증상들이 발생한다. 이러한 증상들은 원활한 팔, 다리 움직임, 손과 눈의 협조운동, 자세유지와 같은 신체적 움직임기능을 저하시킨다. 그 밖에 메스꺼움, 구토, 어지러움 증상들을 수반하기도 한다.

5. 척수(Spinal cord) 손상

척수가 손상을 받으면 초기증상은 손상부위 아래 레벨의 경직성약화(Spastic weakness)와 감각소실, 방광조절이상, 다리의 깊은힘줄반사 증가와 바빈스키(Babinski) 양성반응이 나타난다. 척수손상부위에 따라 증상은 다양하게 나타나는데 앞척수증후근(Anterior cord syndrome)시에는 손상부위 아래 레벨의 운동기능상실과 척수시상로손상으로 인해 통각과 온도감각상실이 나타나지만 진동각, 위치각은 정상이다. 브라운-스퀴드증후근(Brown-Sequard syndrome) 즉 척수절반이 손상되는 경우에는 앞, 가쪽겉질척수로 손상으로 인해 손상부위와 같은쪽 아래 레벨의 수의적 운동기능소실과 촉각, 위치각, 진동각소실이 나타나고 반대쪽 통각과 온도각이 소실된다. 뒤척수증후근(Posterior cord syndrome)시에는 뒤섬유-안쪽섬유띠 신경로(DCML)손상으로 위치각, 촉각, 진동각이 소실되지만 앞, 가쪽 겉질척수로는 손상을 받지 않아서 운동기능은 정상이다. 중심성척수증후근(Central cord syndrome)시에는 양쪽 통각, 온도각은 상실하지만 고유수용감각과 촉각은 정상이다. 제1허리뼈 이하가 손상되는 말총증후근(Cauda equina syndrome)은 하위운동신경증후근으로 방광조절 이상, 생식기능 이상, 발목 깊은힘줄반사 소실 등의 증상들이 발생한다.

6. 말초신경(Peripheral nerve) 손상

말초신경의 손상원인은 관통상, 견인, 골절, 압박 등에 의해 주로 발생하며 말초신경손상은 신경지배영역의 피부감각과 운동장애가 나타나고 시간이 지나면서 근육위축이 나타나곤 한다. 말초신경손상에는 3가지 유형들이 있는데 신경차단(Neurapraxia), 축삭절단(Axonotmesis), 신경절단(Neurotmesis)이 있는데 신경차단의 경우에는 2~4주 정도 지나면 완치되고 축삭절단의 경우에는 축삭은 손상됐지만 슈반신경초(Schwann's sheath)는 보존되어 있어 신경기능이 회복될 수 있다. 이론적으로 하루 1mm정도 재생된다고 보고되고 있다. 신경절단은 신경총이 절단된상태로 신경기능회복이 불가능하며 위축이나 변형이 동반된다. 표.6-7은 상위운동신경(UMN)과 하위운동신경(LMN)손상시 나타나는 증상들을 비교한 표이다.

표.6-7. 상위운동신경(UMN)과 하위운동신경(LMN) 손상 비교

	상위운동신경(UMN)	하위운동신경(LMN)
위 치	중추신경계, 척수	말초신경계(뇌신경, 척수신경)
질 환	뇌혈관장애(CVA), 외상성뇌손상(TBI), 척수손상(SCI)	소아마비(Polio), 길랑바레증후군, 말초신경병증
근긴장도	긴장항진(hypertonia)	긴장저하(Hypotonia),
반 사	반사항진(Hyperreflexia)	반사저하(Hyporeflexia)
근 력	왼, 오른쪽 혹은 전신 약화 혹은 마비	지배부위별 마비
불수의적움직임	경련(Spasm)	이완(Flaccidity)

(3) 신경학적 검진(Neurological Examination)

환자와의 대화, 시진, 의료차트를 통하여 이상유무를 예상할 수 있고 그러한 예상을 토대로 신경학적 검사를 준비할 수 있다. 시진을 통해 보행패턴, 팔, 다리의 큰 움직임(Gross movement), 얼굴의 대칭성, 의식상태, 떨림(Tremor)여부 등을 관찰하고 환자가 두통, 어지러움, 시각, 청각장애, 근력약화, 감각둔화와 같은 증상들을 호소하는지 파악하여 물리치료사는 신경학적 검사가 필요한지, 만약 필요하다면 어떤 적절한 검사방법들이 있는지 생각하여야 한다. 예를 들어, 환자가 가벼운 두통만을 호소한다면 심혈관계이상으로 인한 산소결핍이 원인일 수도 있지만 두통과 어지러움을 같이 호소한다면 안뜰계(Vestibular system)이상을 의심할 수 있다. 의료차트를 통해서는 환자의 과거와 현재병력 특히 고혈압, 혈관질환, 심장질환유무 등 뇌신경계에 영향을 미칠 수 있는 질환유무, 환자의 건강상태, 약물복용, 수술여부 등의 의료정보를 얻을 수 있다.

신경학적 검사에는 정신상태, 지각, 각종반사, 뇌신경, 팔, 다리구간의 운동기능, 소뇌

기능검사 등이 있다. 이러한 검사들을 통해 환자의 신경학적 문제로 발생되는 어려움들이 무엇인지를 파악하고 환자 삶의 질을 향상시킬 수 있는 치료적 목표를 세울 수 있다.

1. 정신상태 검진(Mental Status Examination)

① 의식(Consciouness)상태 검사

의식상태검사는 뇌혈관장애(CVA)나 외상성뇌손상(TBI) 환자들에게서 주로 시행되는데, 의식상태를 정확히 파악하여 뇌손상 정도를 파악하기 위하여 실시한다. 정상적인 의식상태에서는 시각, 청각, 촉각 등의 외부자극에 대한 반응을 나타내지만 의식상태에 문제가 발생하면 이러한 자극들에 대한 반응이 늦게 나타나거나 나타나지 않을 수 있다. 물리치료사는 환자의 지남력(Orientation): 환자에게 보호자가 누군지(Person), 이 곳이 어딘지(Place), 오늘이 무슨 요일인지(Time) 등을 질문하여 의식상태를 파악할 수 있다. 의식수준(Level of Consciouness, LOC)은 6단계로 나뉘는데 표.8-8과 같다. 의식수준을 측정하는 방법으로 글라스고우 혼수척도(Glasgow Coma Scale, GCS)방법이 가장 널리 사용하는데(표.8-9) 3가지 검사요소들(눈 뜨기, 운동반응, 언어에 대한 반응)로 구성되어있다. 각각의 항목은 등급에 따라 1에서 6점으로 총 15점 만점이고 총 점수가 13에서 15점일경우 경미한 뇌손상을 의미하고 9에서 12점일경우 중간 정도의 뇌손상을 의미하며 8점미만일 경우는 심각한 뇌손상을 의미한다.

표.6-8. 의식수준(Level of Conswciouness, LOC)

	의 식 상 태
명료(Alert)	모든 의사소통과 지시에 따라 행동 가능, 모든 자극에 정상적인 반응
졸림(Drowsy)	의사소통 가능하나 심하게 졸린상태, 자극에 느리게 반응하며 운동력 저하, 말을 느리게 함
혼돈(Confusion)	간단한 질문에 반응, 간단한 움직임, 사고력 장애
혼미(Stupor)	의사소통 불가능, 강한 자극에만 반응(꼬집기)
반혼수(Semicoma)	통증자극에만 반사적 반응, 자발적 근수축력 거의 없음, 구토, 동공반사 있음
혼수(Coma)	모든 자극에 무반응, 의식 상실 상태, 자발적 근수축력 없음, 반사작용 없음

표.6-9. 글라스고우 혼수척도(Glasgow Coma Scale, GCS)

검사 내용		환자의 반응	점수
눈뜨기 (eye opening)	자발적	자신이 스스로 눈을 뜸	4
	언어	큰소리로 말할 때 눈뜸	3
	통증	꼬집을 때 눈 뜸	2
	통증	눈 뜨지 못함	1
운동반응 (motor response)	명령	간단한 명령을 따름	6
	통증	꼬집었을 때 검사자의 손을 떼어 냄	5
	통증	검사자가 환자를 꼬집었을 때 신체부위를 떼어 냄	4
	통증	통증에 대해 적절치 않게 몸을 구부림	3
	통증	비정상적으로 몸을 신전하며 굳어짐	2
	통증	반응이 없음	1
언어반응 (verbal response)	언어	적절하게 대답함, 시간 장소 사람에 대해 인지력이 있음	5
	언어	대화에 혼란이 있음	4
	언어	검사자와 이야기 하는 것을 이해할 수 있지만 감각이 없음 (동문서답, 부적당한 소리, 같은 말 반복)	3
	언어	검사자가 이해할 수 없는 소리만 냄	2
	언어	소리조차 내지 못함	1

② 인지기능(Cognitive function)검사

인지기능에는 기억력(Memory), 주의력(Attention), 감정적 행동, 판단이나 인식능력 등이 있고 검사는 이마엽이나 관자엽 손상환자들에게 손상유무 및 정도를 파악하는데 유용하게 사용된다. 기억력은 크게 즉각기억력(Immediate recall), 최근기억력(Recent memory) 혹은 단기기억력(Short term memory), 옛날기억력(Remote memory), 장기기억력 (Long term memory)으로 나뉘어 검사하는데 즉각기억력은 3가지 다른 단어를 듣고 3~5분 이내에 기억해내는 능력이고(예: 사과, 수박, 밀감), 최근기억력은 10분 이상 지난 기억을 해내는 능력이고(예: 아침에 무엇을 먹었나요?), 옛날 기억력은 오래 전기억을 해내는 능력이다(예: 당신의 고향이 어디인가요?).

주의력(Attention)은 일을 시행하는데 있어 집중할 수 있는 시간, 서로 다른 일을 동시에 실행, 지시에 따라 일을 수행할 수 있는 능력이다. 이마엽, 둘레계통, 대뇌반구 손상환자들은 성격변화가 나타나곤 하는데 예를 들어, 온순하던 사람이 뇌손상 후 거친말을 사용하거나 행동이 급해지거나 과격해지거나 어린이처럼 행동하곤 하는데 이런 환자의 반응은 치료시 환자의 안전을 저해하므로 물리치료사는 주의를 기울여야 한다. 오른쪽 대뇌반구손상 환자들은 행동이 느리고 조심스러우며 자신의 능력을 과소평가하는 반면 왼쪽 대뇌반구손상 환자들은 행동이 빠르고 돌발적이며 자신의 능력을 과대평가하는 경향이 있다. 판단이나 인식능력은 고급수준의 인지기능능력으로 환자 자신이 문제해결, 계산(예: 1부터 100까지에서 3의 배수를 말하기), 순차적 행동능력(예: 냉장고 안에 있는 물을 꺼내서 마시는 방법을 순차적으로 말하기) 등이 있다. 인지기능수준측정방법에는 란초로스 아미고스(Rancho los amigos Level of Cognitive Function, LOCF)와 간이정신상태검사(Mini-Mental Status Exam, MMSE)가 있는데 란초 로스 아미고스는 주로 외상성 뇌손상 환자 평가시 활용하는데 8등급으로 나뉘며 표.6-10과 같다.

표.6-10. Rancho los amigos Level of Cognitive Function(LOCF), 인지기능 수준

등급	반 응
I. 무반응(No response)	환자는 깊은 잠에 빠진거 같고 어떤 자극에도 반응하지 않음
II. 일반화된 반응 (Generalized response)	뚜렷하지 않은 자극에 조화롭지 않고 의미없는 반응(몸을 움직이거나 소리를 냄)을 보이며 반응은 제한적이고 가끔 자극에 반응하지 않음
III. 국소적 반응 (Localized response)	자극에 명확히 반응하지만 조화롭지 못하며 간단한 명령(주먹 쥐기나 눈 감기)에 조화롭지 못하거나 행동이 지연됨
IV. 혼란, 어수선함 (Confused agitated)	목적없는 행동, 치료에 직접적으로 협조할 수 없고 의사소통은 가능하나 일관성이 없음
V. 혼란, 부적당함 (Confused inappropriate)	특별한 업무에 주의를 집중시키는 능력이 결핍되어 있고 일시적인 사회성 변화, 의사소통은 가능하나 부적절할 경우가 있고, 기억이 심하게 손상되고 물건 사용이 부적당하고 전에 배운 일들은 수행하나 새로운 정보는 받아들이지 못함
VI. 혼란, 적당함 (Confused appropriate)	환자는 명령에 따라 시행하나 외부지시에 의존함, 명령에 일관성 있게 자신을 보호하려고 하며 반응은 기억문제로 인해 부정확하나 상황에 맞고 지난 기억이 최근 기억보다 명확함

VII. 습관적 적당함 (Automatic appropriate)	환자는 매일 습관적 패턴의 생활(집, 병원만 다님), 새로운 정보를 받아들이고 판단력은 완전치 못함
VIII. 명확한 목적 적당함 (Purposeful appropriate)	환자는 과거, 현재 기억을 온전히 하며 의식하고 환경에 반응함, 추상적 이론, 응급상황에 대한 판단과 발병이전 저하된 능력이 지속적으로 보여짐

간이정신상태검사는 지남력(Orientation: 사람, 장소, 시간), 기억력, 주의력, 계산, 언어의 항목들로 구성되어 있으며 총점 30점 만점이고 25점이상이면 정상이고 21에서 24점일 경우는 경미한 인지기능손상, 16에서 20점일 경우는 중간정도의 인지기능손상, 15점이하일 경우는 심각한 인지기능손상을 의미한다. 표.6-11은 한국형 간이정신상태 검사표이다.

표.6-11. 한국형 간이정신상태 검사표(K-MMSE)

K-MMSE(Korean Vision of Mini-Mental State Exam)			
항목		내용	점수
저남력(시간)⑤	년①		
	월①		
	요일①		
	계절①		
저남력(장소)⑤	나라①		
	시도①		
	무엇하는 곳①		
	현재장소명①		
	몇 층①		
기억등록③	비행기①		
	연필①		
	소나무①		

주의집중 및 계산 ③	100–7①		
	–7①		
	–7①		
	–7①		
	–7①		
기억회상③	비행기①		
	연필①		
	소나무①		
언어 및 시공간 구성 ③	이름대기①		
	명령시행①		
	따라말하기①		
	오각형①		
	읽기①		
	쓰기①		
총점	/30		

*이름대기 : 시계, 볼펜
*명령시행 : 종이를 뒤집고(1), 반으로 접은 다음(1), 저에게 주세요(1)
*따라 말하기 : 백문이 불여일견

2. 의사소통 검진(Communication Examination)

의사소통장애는 말을 생산하는 조음기관의 이상과 말을 받아들이는 청각기관의 이상이 있으면 발생하는데, 왼쪽 이마엽 내 브로카지역(Broca's area)이 손상될 경우 발생한다. 비유창실어증(Nonfluent aphasia), 운동실어증(Motor aphasia), 표현성실어증(Expressive aphasia), 전위실어증(Anterior aphasia)이라고도 한다. 말투가 어눌하고 말을 더듬으며, 비문법적 문장(예: 나는 집에서 밥을 먹었다 → 나 집 밥 먹어)을 사용하며, 말이 단조롭고, 구어실행증(Oral apraxia)으로 인한 조음장애, 말은 이해하나 표현력이 부족하다.

왼쪽 관자엽 내 워니키지역(Wernicke's)이 손상될 경우에는 말을 이해하지 못하고 말의 억양과 발음이 정확하고 유창하게 하지만 의미없는 말을 한다. 유창실어증(Fluent aphasia), 감각실어증(Sensory aphasia), 수용성 실어증(Receptive aphasia), 후위실어증(Posterior aphasia)이라고도 한다. 말은 매우 문법적이고 단어를 반복적으로 사용하여 기계적으로 들리며, 의사소통시 제스처를 많이 사용한다.

전체성 실어증(Global aphasia)은 브로카, 워니키 실어증 증상이 복합적으로 나타나는 형태로 조음장애로 인해 말하기 어려움, 청각기능 이상으로 인한 의사소통장애, 쓰기와 읽기, 반복기능장애를 나타낸다.

검사방법은 한국판 보스턴 이름대기검사(Korea Boston Naming Test, K-BNT)와 한국판 웨스턴 실어증검사(Korea Western Aphasia Battery, K-WAB)가 있다. 한국판 보스턴 이름대기검사내용은 흑백의 사물 그림을 보여주고 이름을 대답하도록 하여 시각적 인지력과 단어인출력을 검사하며, 한국판 웨스턴 검사내용은 스스로 말하기(예: 그림을 보여 주고 상황을 설명하게 함), 알아듣기(예: 질문 후 "예", "아니오"로 대답하기), 따라 말하기(예: 다양한 길이의 문장을 먼저 말하고 따라 하게 함), 그리고 이름대기(예: 물건들을 보여주고 이름대기)를 통해 실어증의 중증도 및 유형을 분류한다.

3. 뇌신경 검진(Cranial Nerve Examination)

12뇌신경들의 검진은 뇌신경들의 특성에 맞게 검진을 실시하는데 해당 감각신경과 운동신경을 자극하여 나타나는 반응을 통하여 이상유무를 판단할 수 있다. 뇌신경 검진은 표.8-12와 같다.

표.6-12. 뇌신경 검진방법

뇌 신 경	검 진 방 법
I.후각신경 (Olfacotry nerve)	감각: 눈을 가리고 커피, 오렌지, 바닐라향기를 맡고 구분하기
II.시신경(Optic nerve)	감각: 6m 밖에서 시력검사, 시야검사(머리 뒤에서부터 눈쪽으로 물체를 움직여서 물체가 보이는 지점 확인)
III.눈돌림신경 (Oculomotor nerve)	운동: 안구운동 검사(손가락을 사용하여 위, 아래, 안쪽 방향으로 움직임) 반사: 빛을 이용한 동공반사 검사, 동공크기, 형태비교

IV.도르래신경 (Trochlear nerve)	운동: 안구운동 검사(손가락을 사용하여 아래, 가쪽 방향으로 움직임)
V.삼차신경 (Trigeminal nerve)	감각: 얼굴(이마, 뺨, 턱)을 손으로 자극하여 검사 운동: 턱을 벌리거나 닫거나, 눈을 감도록 지시 반사: 솜방망이로 각막에 살짝 대면 눈을 양쪽 눈을 감음
VI.갓돌림신경 (Abducens nerve)	안구운동 검사(손가락을 사용하여 바깥쪽 방향으로 움직임)
VII.얼굴신경(Facial nerve)	감각: 혀의 앞쪽 부분 2/3(단맛, 짠맛) 운동: 이마 주름잡기, 미소짓기, 눈 꽉감기(마비시 같은쪽에 영향)
VIII.속귀신경 (Vestibulocochlear nerve)	감각: 소리굽쇠(Tuning fork)를 사용한 청력검사 반사: 안뜰안구반사(Vestibular Ocular Reflex)
IX.혀인두신경 (Glossopharyngeal nerve)	감각: 혀의 뒤쪽 부분 1/3(쓴맛) 운동: 삼킴 반사: 구역질반사(설압자를 이용하여 혀의 중앙을 자극)
X.미주신경(Vagus nerve)	감각: 인두, 후두의 감각(촉각, 통각) 운동: 삼킴 반사: 구역질반사
XI.더부신경 (Accessory nerve)	운동: 어깨 들기(등세모근), 고개 돌리기(목빗근)
XII.혀밑신경 (Hypoglossal nerve)	운동: 혀를 앞으로 내밈(약화시 약화된 쪽으로 기움)

4. 감각기능 검진(Sensory Function Examination)

감각이상은 중추신경계(대뇌, 척수, 척수 오름신경로)와 말초신경계이상으로 인해 발생하는데, 손상부위에 따라 감각검사는 약간의 차이를 보인다. 감각기능검사는 표피와 고유(수용성)감각(Proprioceptive sensation)을 먼저 검사하고 복합감각(Combined sensation)을 나중에 검사한다. 표피감각은 통증, 온도, 촉각으로 나뉘어 실시하는데 통증검사는 끝이 뭉뚝한 핀이나 종이클립으로 피부를 살짝 자극하여 자극이 날까로운지 둔탁한 느낌인지를 검사하고(Sharp, dull test), 온도검사는 2개 대야에 한쪽에는 뜨거운

물 다른 한쪽에는 차가운 물을 담고 손이나 발을 담가서 뜨거운지 차가운지를 검사하고 촉각검사는 솜방망이 같은 부드러운 물체로 신체의 어떤 부위를 자극하고 자극부위가 어디인지를 말하는 검사이다. 고유(수용성)감각검사에는 자세감각(Position sense), 운동감각, 진동감각이 있는데 자세감각은 환자의 눈을 가리고 팔이나 다리를 위, 아래, 안, 밖으로 움직이고 환자가 팔이나 다리의 위치를 정확히 인지하는지를 검사하고 운동감각은 한쪽 팔이나 다리를 움직이고 환자가 반대쪽 팔이나 다리를 똑같이 움직일 수 있는지 검사하고 진동감각은 소리굽쇠를 신체 돌기부위(Process area)에 대고 진동자극을 느끼는지를 검사한다.

복합감각은 표피와 고유(수용성)자극이 마루엽에서 인식하고 식별되는 감각으로 표.6-13과 같다.

표.6-13. 복합감각 종류와 검진

종 류	검 진 방 법
촉각위치(Tactile localization)	검사자의 손가락으로 환자의 피부를 자극하고 환자는 어디를 자극하였는지를 말함
질감인지(Texture)	다양한 재질의 물건들(물체, 천)을 손으로 만지게 함
2점 감각(2-point discrimination)	2개의 핀으로 구성된 기구로 피부에 동시에 닿도록 하며 2핀의 거리를 줄여가면서 환자가 한 점으로 인식할 때 2핀 사이의 거리를 측정함
양측 동시자극	물리치료사의 손이나 손가락으로 환자의 양쪽 팔, 다리를 동시에 자극, 몸의 같은 부위 근위, 원위를 동시에 자극하여 자극을 비교함
입체인지(Stereognosis)	환자의 눈을 가리고 손으로 물체를 만져 구분함
무게인지(Barognosis)	같은 크기 다른 질량의 물건을 들고 무게를 비교함
서화감각(Graphesthesia)	환자의 눈을 가리고 환자의 등이나 손에 숫자나 글자를 써서 환자가 인식하는지를 검사

척수손상시 척수나 척수에서 나오는 신경근이 지배하는 피부의 전체적 혹은 국소적 감각장애가 나타날 수 있는데 이를 검진하기 위하여 피부분절(Dermatome)에 감각검사를 실시한다(그림.6-11).

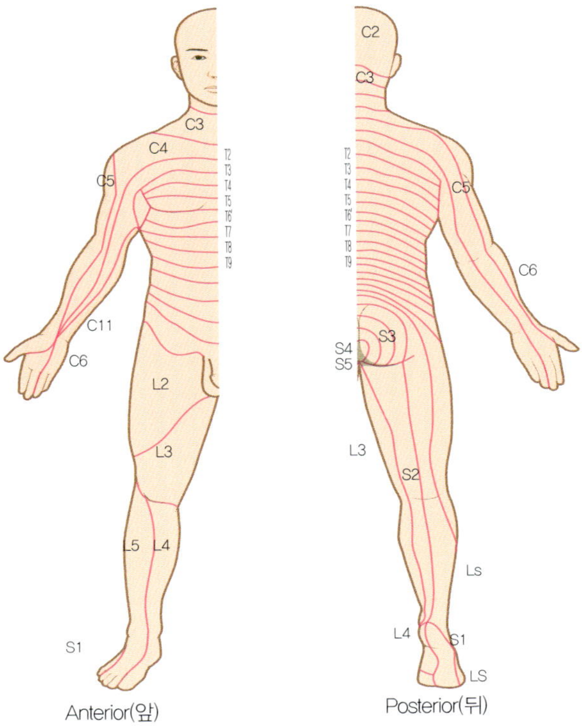

그림.6-11. 피부분절(전면, 후면)

5. 운동기능 검진(Motor Function Examination)

운동기능이상은 감각기능이상처럼 중추신경계(대뇌(이마엽, 뇌줄기, 기저핵, 소뇌 등), 척수, 척수 내림성신경로)와 말초신경계이상으로 인해 나타나는데 근육긴장도, 반사작용, 근력의 검진을 바탕으로 중추신경계의 문제인지 말초신경계의 문제인지를 구분할 수 있다(Page 197. 표.6-7.참조).

① 근육긴장도(Muscle Tone)

근육긴장도(Tone)검사는 수동적 관절가동운동(Passive Range of Motion, PROM)을 통하여 이루어지는데 운동속도증가에 따라 신체의 저항이 증가한다면 과긴장(Hypertonia 혹은 Spasticity)을 의미하며 이러한 증상은 중추신경계손상 환자에게서 나타나며 반대로 운동시 근육긴장도가 약해지거나 없다면 저긴장(Hypotonia 혹은 Flaccidity)을 의미하며 이러한 증상은 말초신경계손상 환자에게서 나타난다.

경직(Rigidity)은 바닥핵, 뇌줄기나 소뇌손상으로 인해 작용근(Agonist)과 대항근(Antagonist)이 외부저항에 대하여 동시에 수축하는 현상으로 뇌줄기(상둔덕와 안뜰핵 사이)에 손상시에는 대뇌제거경축(제뇌경직, Decerebrate rigidity: 목과 몸 펴짐긴장이 증가된 상태)이 나타나고 뇌줄기(상둔덕 윗부분) 손상시에는 겉질제거경축(제피질경직, Decorticate rigidity: 팔은 구부림, 다리는 펴짐 긴장이 증가된 상태)이 나타난다.

근긴장도 평가는 Ashworth Scale과 Modified Ashworth Scale(MAS)를 많이 활용하는데 표.6-14와 같다.

표.6-14. Ashworth Scale과 Modified Ashworth Scale(MAS)

Ashworth Scale		Modified Ashworth Scale	
등급	근육긴장도	등급	근육긴장도
0	정 상	0	전혀 없음
1	팔, 다리 움직일 때 약간 증가	1	약간 증가, 관절가동범위 끝 부위에서 저항발생
2	팔, 다리 움직일 때 현저히 증가 하지만 팔, 다리 구부림, 펴짐	1+	약간 증가, 관절가동범위 1/2부위에서 저항발생
3	상당히 증가, 수동적 움직임 어려움	2	현저히 증가, 전체 관절가동범위에서 저항발생
4	구부림, 펴짐시 강직 발생	3	증가로 인하여 수동적 움직임 어려움
		4	구부림, 펴짐시 강직 발생

② 반사작용(Reflexes)

깊은힘줄반사(Deep Tendon Reflexes, DTR)와 피부반사(Cutaneous Reflexes)는 중추신경계와 말초신경계손상을 구분하는데 사용되는데 중추신경계손상시에는 반사작용이 항진되며 반대로 말초신경계손상시에는 반사작용이 저하된다. 깊은힘줄반사검진은 힘줄이 이완된 상태에서 손망치를 이용하여 가볍게 두드려 시행하고 피부반사검진은 피부를 살짝 긁어서 실시한다. 표.6-15는 깊은힘줄반사와 피부반사를 검사하는 부위와 양성반응을 나타낸다.

표.6-15. 반사작용 검사부위와 반응

	반 사	지배 신경	검 사 방 법	양성반응
깊은 힘줄 반사	위팔두갈래근(상완이두근)	C5-6	팔꿈치를 약간 구부린 상태에서 위팔두갈래근힘줄 정지부를 해머로 두드림	팔꿈치 구부러짐
	위팔세갈래근(상완삼두근)	C7-8	팔꿈치를 약간 구부린 상태에서 상완위팔세갈래근힘줄 정지부를 해머로 두드림	팔꿈치 펴짐
	위팔노근(상완요골근)	C5-6	노골의 붓돌기(경상돌기)부위를 해머로 두드림	팔꿈치 구부러짐, 아래팔 뒤침
	무릎힘줄(슬개건)	L3-4	무릎을 약간 구부린 상태에서 무릎뼈밑에 넙다리네갈래근 힘줄을 해머로 두드림	무릎관절 펴짐
	뒤정강근(후경골근)	L4-5	안쪽위관절유기(내측상과)과 아랫부위를 해머로 두드림	발목 바닥굽힘, 발 내반
	아킬레스건	S1-2	발목을 약간 발등굽힘시킨 상태에서 해머로 힘줄을 두드림	발목 바닥굽힘
피부 반사	족저	S1-2	발뒤꿈치에서 발바닥 가쪽을 자극시킴	발가락 발바닥굽힘
	바빈스키	S1-2	발바닥반사와 동일	엄지발가락 발등굽힘, 나머지발가락들 벌림
	복부	T6-L1	배의 가쪽에서 안쪽으로 자극	자극부위 수축
	거고근	L1-2	넙다리 윗부위 안쪽을 문지름	고환 올라감

③ 근력검진(Strength)

뇌의 숨뇌보다 상위부위에서 손상시 반대쪽, 숨뇌보다 하위부위에서 손상시에는 같은 쪽, 척수손상시에는 양쪽의 근력약화나 마비(Paralysis)증상이 원위부부터 나타나며 말초신경계손상은 국소적 운동신경지배부위와 신경근지배 근위부 위축이나 근력약화를 초래한다. 근력은 도수근력평가(Manual Muscle Test, MMT), 등속성운동(Isokinetic exercise), 기능적 운동, 근육분절(Myotome)로 검진한다. 근육분절은 척수신경지배별 운동기능을 나타낸다(표.6-16).

표.6-16. 근육분절 및 운동기능

근 절	운 동 기 능	근 절	운 동 기 능
C1-2	목 구부림	T1	2-5번째 손가락의 오므림/벌림
C3	목 옆방향으로 구부림	L2	엉덩관절 구부림
C4	어깨 으쓱함	L3	무릎 폄
C5	어깨 바깥쪽으로 벌림	L4	발목관절 발등구부림
C6	팔꿈치 구부림, 손목관절 폄	L5	엄지발가락 폄
C7	팔꿈치폄, 손목관절 구부림	S1	발목관절 발바닥 구부림
C8	엄지손가락 폄, 자뼈쪽구부림		

④ 근전도검사(Electromyography, EMG)

말초신경과 근골격근에서 생성되는 미세한 전기자극을 증폭하여 말초신경이나 근골격근에 병변을 찾는 전기자극진단방법으로 근전도검사는 말초신경이나 근육질환 발생부위를 측정하는데도 사용하지만 질환의 진행 및 회복여부를 측정하는데도 활용되고 있다. 근전도검사에는 신경전도검사(Nerve Conduction Study, NCS), 침근전도(Needle EMG), 반복신경자극 검사(Repetitive Nerve Stimulation, RNS)가 있다. 신경전도검사는 말초신경의 한 부위에 전기자극을 가하였을 때 발생하는 활동전위를 기록하여 신경전달경로에 이상유무를 측정하는 검사방법으로 운동신경, 감각신경, 혼합신경전도 검사가 있다. 침근전도검사는 전극을 근육 내에 찔러 근섬유에서 발생하는 활동전위를 측정하여 말초신경이나 근육질환을 측정할 때 사용하는 검사방법이다. 반복신경자극검사는 운동신경을 초당 2~5회 정도 반복적으로 자극하여 근육의 수축반응을 관찰하는 검사방법으로 일반적으로 반복적인 자극으로 인해 근육수축은 감소하게 되는데 그 진폭을 평가하는 검사방법이다. 이 검사방법은 중증근무력증 환자들에게 많이 사용된다.

6. 지각기능검진(Perceptual Function Examination)

감각자극 복합적 수용에 의해 발생하는 인지능력인 지각(Perception)은 마루엽이 담당하며 신체적 운동기능에도 영향을 미치게 된다. 지각은 자극을 인지하고 받아들인 정보를 초기에 해석할 수 있는 능력으로 내, 외적환경에 의해 영향을 받는다. 지각기능이상은 시각적, 공간적, 인지적(변별력), 행동적 기능장애를 초래한다.

① 시각적 기능장애

시신경로이상으로 발생되는 반맹증(Hemianopsia)은 손상부위에 따라 시야(Visual field)가 달라지는데 시신경(CN II)손상시에는 동측성전맹(Homolateral blindness)이 발생하고(그림.6-12에서 1), 시각신경교차(Optic chiasm)손상시에는 양이측반맹(Bitemporal hemianopsia)이 발생하고(그림.6-12에서 2), 시각로(Optic tract)손상시에는 동측성반맹(Homonymous hemianopsia)이 발생하고(그림.6-12에서 3), 시각방사(Optic radiation)윗부분에 손상시에는 같은쪽 하부사반맹(Homonymous lower quadranopsia)이 발생하고(그림.6-12에서 4), 시각방사하부손상시에는 같은쪽 상부사반맹(Homonymous upper quadranopsia)이 발생한다(그림.6-12에서 5).

검사는 검사자가 피검사자의 뒤에서 서서 두 손가락을 환자의 머리 뒤에서부터 시야가 미치는 쪽으로 서서히 움직이면 피검사자는 손가락이 보일 때 정지라고 말한다.

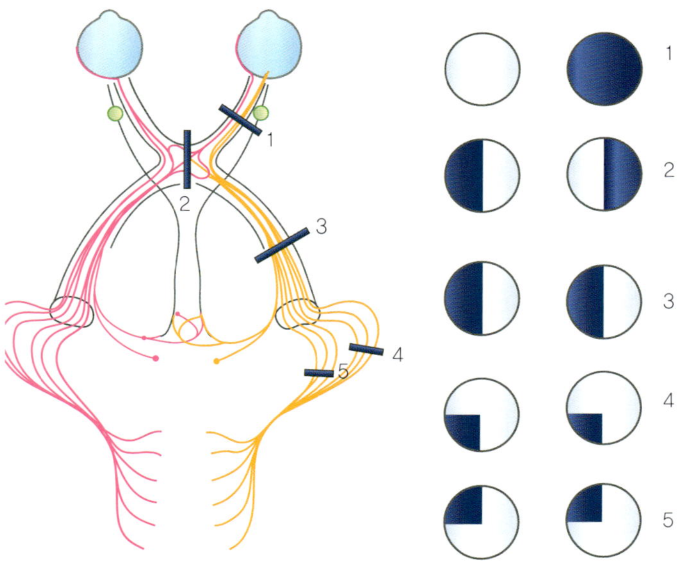

그림.6-12. 시신경 손상부위별 시야결손(검정색 : 시야결손)

② 공간, 신체 인지능력 장애

공간인지는 자극의 거리, 위치, 방향 등을 파악하는 능력으로 시각, 청각, 촉각의 감각들을 통해 이루어진다. 마루엽의 오른쪽반구손상 환자의 경우 식별, 구분(Figure-ground discrimination), 형태항상성(Form constancy), 공간관계(Spatial relation), 공간자세(Position in space), 깊이와 거리감, 수직감각, 지형인지능력에 영향을 받는다. 표.6-17은 각 기능의 검사방법을 나타낸다.

표.6-17. 공간인지 능력 및 검사방법

형 태	검 사 방 법
식별,구분(Figure-ground discrimination)	물체 등에서 특정한 구성성분을 분리할 수 있는 능력 검사: 휄체어에서 브레이크 찾기, 카메라에서 렌즈 찾기 등
형태항상성 (Form constancy)	물체의 형태는 같거나 비슷하나 크기에 따른 구분능력 검사: 여러 블록들 중에서 가장 큰 블록 찾기
공간관계(Spatial relation)	물체의 형태를 보고 같거나 비슷한 형태로 만드는 능력 검사: 블록을 똑같이 2-3층으로 쌓기
공간자세 (position in space)	팔, 다리를 원하는 위치로 움직일 수 있는 능력 검사: 팔을 머리로 하기, 열중쉬어하기
깊이와 거리감 (Distance and depth)	시각으로 길이나 높이를 판단할 수 있는 능력 검사: 계단 오르고내리기, 발모양판 밟고 걷기
수직감각(Vertical sense)	신체나 물체의 수직상태 여부를 판단 할 수 있는 능력 검사: 막대기를 세워 놓고 수직여부를 묻기
지형인지(Topographical discrimination)	주위 환경으로 방향이나 위치를 판단 할 수 있는 능력 검사: 여러 경로들을 통해 치료실에서 병실로 찾아가기

③ 신체적 인지기능장애

뇌졸중환자에게 많이 나타나는 신체도식장애(Body scheme disorder)는 신체의 각 부위와 자세에 대한 인식손실에 의해 발생하며(Somatognosia), 시각적 공간무시(Visual Spatial Neglect)에 의해 왼쪽, 오른쪽에 있는 물건이나 주변물에 자주 부딪치는 현상이 발생하며, 대뇌손상으로 인해 왼쪽, 오른쪽 구분에 어려움을 느끼기도 하고 손상받은쪽 팔, 다리에 대하여 부정하거나 필요없다고 생각하여 손상받은 팔, 다리를 움직이려고 할 때 그 지시를 무시하는 경향(Anosognosia)이 있다.

이러한 신체적인지 기능장애를 검진하는 방법에는 검사자가 피검사자에게 신체의 일부분을 말하고 피검사자는 그 부위를 움직이거나 손가락으로 가리키거나, 건강한쪽(손상받은쪽)으로 손상받은쪽(건강한 쪽)부위를 만지도록 하거나 검사자가 피검사자의 한쪽 팔, 다리를 움직이면 피검사자에게 반대쪽 팔, 다리를 대칭적 혹은 비대칭적으로 움직이도록 지시한다.

④ 인지적 기능장애

측두엽손상에 의해 발생하는 인식불능증(실인증, Agnosia)은 감각은 정상적이지만 한 가지 감각으로는 사물에 대하여 인지하지 못하지만 다른 감각으로 사물을 인지할 수 있다. 예를 들어, 시각적으로는 시계를 인지하지 못하지만 시계바늘이 움직이는 소리를 듣고 시계인지를 인지할 수 있다. 검사는 환자에게 사물을 보여주고 사물에 대하여 이해하는지 그 사물의 용도가 무엇인지를 아는지를 관찰한다. 예를 들어, 안경, 물컵, 전화기를 보여주고 멀리 떨어져 있는 사람과 쉽게 대화할 수 있는 물건은 무엇인지? 책을 읽는데 글자가 잘 안 보인다. 그때 사용할 수 있는 물건은 무엇인지? 물을 마시려고 할 때 물을 담을 수 있는 물건은 무엇인지? 와 같이 질문하고 환자가 제대로 물건을 고르는지를 관찰한다.

⑤ 행동적 기능장애

감각, 운동, 협조, 주의력, 정상적인 이해력에 이상이 없는데도 불구하고 목적이 있는 움직임을 수행하는데 장애가 있는것을 행위상실증(실행증, Apraxia)이라고 하는데 크게 두 가지로 나뉜다. 관념운동행위상실증(Ideomotor apraxia)과 관념행위상실증(Ideational apraxia)이 있는데 관념운동행위상실증은 환자 스스로 활동을 하고 일을 수행할 수 있지만 명령이나 지시에 따라 활동을 시키면 일을 수행하지 못한다. 예를 들어, 물을 컵에 따라 마시라고 지시하면 환자는 어찌할지 모르지만 혼자 있으면 컵에 물을 따라서 마신다. 관념적 실행증은 움직임을 형성하는 능력의 부족으로 환자는 명령이나 지시에 따라 일을 수행하지 못하고 스스로도 일을 수행하지 못한다. 관념행위상실증 특징은 일을 행할 때 순서를 무시하고 단계적 일처리가 어렵다. 예를 들어, 냉장고에서 물을 꺼내어서 컵에 따라 물을 마시라고 하면 냉장고를 열고 컵에 물을 따르지 않고 물을 그냥 마신다.

7. 균형 검진(Balance Examination)

중력이나 외부자극에 근육들이 반응하여 신체의 평형성을 유지하는 기능으로 소뇌, 안뜰기관, 고유수용기, 시각적장애시 영향을 받는다. 균형감각은 일상생활 특히 보행을 하는데 있어서 안정성 확보에 중요한 역할을 하며 재활시 보행보조기(목발, 워커 혹은 지팡이)선택에도 중요한 평가기준이 된다. 균형에는 정적균형(Static balance)와 동적균형(Dynamic balance)으로 나뉘는데 정적균형은 고정된 지면 위에서 평형을 유지하며 팔의 보조없이 앉거나 서있을 수 있는 능력을 말하며 동적균형은 지면이 움직이거나 외부자극이나 신체가 자체적으로 움직일 때 보조없이 앉거나 서있을 수 있는 능력을 말한다.

정적, 동적균형 검진은 앉은자세와 서있는자세에서 시행하며 시각, 고유수용기, 안뜰기관을 자극하여 신체평형성을 검진한다. 시각적 자극은 눈을 뜬상태와 감은상태로 검진을 하는데 눈을 뜬상태에서는 검사자가 피검사자의 뒤에 서서 왼쪽, 오른쪽, 앞, 뒤 방향으로 밀며 눈을 감은상태에서는 피검사자의 안정성과 심리적 안정을 위하여 피검사자의 앞에 서서 왼쪽, 오른쪽, 앞, 뒤 방향으로 밀어본다. 고유수용기자극은 다양한 재질의 지지면에서 검진을 실시하는데 예를 들어, 딱딱한 지지면, 부드러운 지지면(쿠션이나 에어매트), 울퉁불퉁한 지지면 등에 앉거나 서서 얼마나 오랫동안 안정감있게 자세를 유지할 수 있는지를 관찰한다. 안뜰기관 자극은 머리를 왼쪽, 오른쪽, 상, 하로 기울이거나 움직이게 하였을 때 자세유지 변화가 생기는지, 어지러움 증상들이 동반되는지를 관찰한다.

정적, 동적균형 검진방법은 표.6-18과 같다.

표.6-18. 균형 검진

정적균형	동적균형
• 앉은 자세: 자세유지 시간, 팔의 보조유무 • 서있는 자세: 양다리 서기, 한쪽 다리로 서기 • Romberg 검사: 눈 뜨고 검사 후 눈 감고 서있기 검사(20–30초 정도) • Tandem Romberg 검사: 눈 뜨고 검사 후 눈감고 발뒤꿈치, 발끝으로 서있기 검사(6초 이상시 정상)	• 앉았다 일어서기 • 걷기 • 걷는 도중에 방향바꾸기 • 스위스볼이나 공기디스크 위에 앉거나 서있기 • 물건을 들고 걷기

표.6-18과 같은 방법들로 정적, 동적균형능력정도를 평가할 수는 있지만 객관적인 균형평가자료로 활용하기에는 부족한 점들이 많다. 이러한 객관성을 보안하기 위하여 기능적 균형능력을 평가하는 방법들이 있는데 표.8-19와 같다.

표.6-19. 기능적 균형 검사

검사명	검사방법 및 결과
기능적 팔 뻗기	검사방법: 팔꿈치를 펴고 어깨관절을 90도 구부린 상태에서 손가락을 편 상태에서 손끝을 최대로 앞으로 내미는데, 3번째 손가락뼈 원위부를 측정한다. 결과: 25cm 이상(정상), 15cm 이하(기능적 균형에 제한)

Time up & Go	검사방법: 의자에 앉아있다가 일어나서 3m정도의 거리를 걸어갔다가 의자로 돌아와 앉는데 걸리는 시간 측정 결과: 10초 이내(정상), 20초 이내(양호한 상태, 보조기 없이 걸을 수 있음), 30초 이내(혼자 보행 어려움, 보조기 필요)
Berg Balance Scale	검사방법: 14가지 검사항목들로 구성되어 있으며 임무수행시 0-4점으로 점수 매김 결과: 56점 만점에 45점 이하이면 보행시 넘어질 가능성 높음
POMA(기능적 움직임 검사)	검사방법: 균형과 보행을 검사하는데 16가지 항목으로 구성되어 있음 결과: 총 28점(균형: 16점, 보행: 12점)으로 25~28점은 보행시 낙상위험 적음, 19~24점은 보행시 낙상위험 중간, 19점미만은 낙상위험 높음

8. 운동협응 검진(Motor Coordination Examination)

운동협응은 감각지각과 운동기능 통합을 바탕으로 자연스러우면서 정확하고 조절된 움직임을 가능하게 하는 기능으로 소뇌손상시 운동협응기능에 문제가 발생한다. 운동협응은 큰근육운동협응(Gross-Motor Coordination)과 작은근육운동협응(Fine-Motor Coordination)으로 나뉘는데 큰근육운동협응은 신체의 큰 근육들 운동조화로 자세나 균형감각 같은 자연스러운 움직임에 영향을 미치고 작은근육운동협응은 팔, 다리의 작은 근육들 운동조화로 정확한 움직임에 영향을 미친다.

운동협응검진시 검사자는 피검사자의 움직임 속도조절, 움직임의 정확성, 정해진 시간내에 임무수행능력, 자극에 대한 정확한 반응, 일정한 반복적 움직임 등의 여부를 관찰하고 평가에 반영하여야 한다. 표.8-20은 팔, 다리의 큰근육과 작은근육 운동협응을 검진하는 방법들이다.

표.6-20. 대근육과 소근육 운동협응 검진방법들

		검 진 방 법
큰근육 운동협응 (Gross Motor Coordination)	팔	• Finger to Nose 피검사자의 두번째 손가락으로 자신의 코와 검사자의 손가락을 교대로 대게함 • 뒤침, 엎침(Supination & Pronation) 피검사자의 양쪽 상완을 회외, 회내 함 • 교대로 어깨, 무릎 만지기 피검사자의 양쪽 팔로 어깨와 무릎을 교대로 만짐
	다 리	• Heel to Shin 피검사자가 정강이뼈 위에 발뒤꿈치를 대고 위, 아래 미끄러짐 • 교대로 발구르기(Foot tapping) 피검사자가 발뒤꿈치를 지면에 대고 반복적으로 왼족, 오른쪽 발바닥을 교대로 지면에 댔다가 뗌 • 교대로 무릎 구부렸다 펴기 피검사자가 앉은자세에서 반복적으로 왼쪽, 오른쪽 무릎을 교대로 구부렸다가 폄 • 한발로 뛰기, 두발로 뛰기, 한발로 서기
작은근육 운동협응 (Fine Motor Coordination)	팔	• 주먹 쥐었다 펴기 피검사자가 동시 혹은 교대로 왼쪽, 오른쪽 손을 쥐었다가 펴기를 반복함 • Thumb opposition 피검사자의 양쪽 혹은 한쪽 엄지손가락을 차례로 나머지 손가락들에 빠르게 댐
	다 리	• 발가락 구부렸다 펴기 피검사자가 동시 혹은 교대로 왼쪽, 오른쪽 발가락을 구부렸다가 펴기를 반복함 • 발가락 벌렸다 오므리기 피검사자가 동시 혹은 교대로 발가락을 벌렸다가 오므림

소뇌나 신경전도로손상은 운동협응에 문제를 발생시키는데 대표적으로 협동장애(근실조, Dyssynergia), 겨냥이상(운동측정장애, Dysmetria), 상반운동반복장애(Dysdiadochokinesia)와 같은 증상들이 발생한다. 협동장애는 복잡한 움직임시 관련된 근육들 조화능력장애로 자연스럽고 원활한 신체적 움직임에 영향을 미치며, 겨냥이상은 거리나 움직임범위를 판단하는 기능손상으로 보행이나 계단을 오르내릴시 어려움을 주며

상반운동반복장애는 작용근과 대항근의 빠른 반복적 움직임 이상으로 반복적인 상완의 뒤침, 엎침, 주먹을 쥐었다가 펴는 동작시 움직임의 속도나 정확성이 떨어진다.

(4) 신경계 장애(Neurological Dysfunction)

신경계 장애의 대표적 원인들에는 바이러스나 세균에 의한 감염, 뇌혈관장애, 외상성, 퇴행성 변화가 있다.

1. 감염(Infection)

뇌수막염(Meningitis)은 세균이나 바이러스(마이코플라즈마(Mycoplasma), 리케치아(Rickettsia))에 의해 뇌와 척수를 싸고 있는 수막에 염증발생으로 발병하는 질환으로 세균성뇌수막염 경우 바이러스성뇌수막염에 비해 질환진행속도가 빠르며 예후가 보다 심각하게 나타난다. 뇌수막염의 대표적 증상들에는 두통, 열, 오한 등이 있다.

바이러스(단순포진, 수두대상포진, 거세포, 일본뇌염)와 박테리아(폐렴구균, 헤모필루스 인플루엔자, 네이세리아 뇌염균)에 의해 뇌실질의 염증성질환인 뇌염(Encephalitis)의 증상은 심한 두통, 고열, 의식장애, 경련 및 발작 등이 있다.

뇌고름집(뇌농양, Brain Abscess)은 머리손상이나 신체 내 다른 감염원에서 혈액성전이로 인해 화농성세균(연쇄상구균, streptococcus)이 뇌에 침입하여 뇌조직 내에 고름이 국소적으로 발생하는 질환으로 발생부위와 고름크기에 따라 증상들이 달리하는데 일반적으로 두통, 경련, 혼돈, 운동, 감각장애, 수면장애 등이 있다.

2. 뇌혈관 장애(Cerebral Vascular Dysfunction)

흔히 말하는 뇌졸중은 혈전(Thrombosis), 색전증(Embolism), 출혈(Hemorrhage)로 인한 뇌혈관폐쇄나 손상으로 주로 발생하며 뇌혈관장애를 유발하는 위험인자로는 동맥경화, 고혈압, 심장질환, 당뇨, 일과성허혈성발작(Transient Ischemic Attacks, TIA) 등이 있다. 뇌혈관장애는 대뇌 산소결핍(Cerebral anoxia)을 초래하며 대뇌에 산소공급이 4~6분정도 지속되면 대뇌에 치명적인 손상을 줄 수 있다. 뇌혈관이 막히게 되면 대뇌로의 혈액공급에 문제가 생기며 뇌조직괴사가 발생하는데 이것을 뇌경색(Cerebral infarction)이라고 한다. 이러한 머리 내의 출혈, 혈전, 산소결핍증, 종양 등으로 뇌세포 내외에 수분이 축적되면 뇌부종(Cerebral edema)이 발생하는데, 뇌부종이 발생하면 머리속압력(Intracranial pressure)이 상승하며 두통, 메스꺼움, 구토, 의식장애 등이 발생하며 심할 경우 사망에까지 이르를 수 있다.

뇌혈관손상은 발생부위에 따라 다양한 증상들이 발생하는데 대뇌겉질손상(Page 192)에서 언급한 바와 같다.

3. 외상성뇌손상(Traumatic Brain Injury, TBI)

머리뼈에 외부물리적 충격으로 인해 일시적 혹은 영구적인 의식 및 신체기능장애를 유발하는 뇌신경계장애의 일종으로 행동 및 감정조절 장애를 유발한다. 외상성뇌손상의 형태는 머리뼈가 손상되지 않은 상태의 폐쇄성머리손상(Closed head injury)과 머리뼈가 골절되거나 열린 상태의 개방성머리손상(Opened head injury)으로 나뉜다. 주요 뇌손상의 기전들에는 전단력(Shear-strain)에 의한 축삭이나 작은 혈관들이 손상되는 미만성축삭손상(Diffuse Axonal Injury, DAI), 타박상(Contusion)이나 찢김(열상, Laceration)에 의해 뇌의 특정부위가 손상되는 병소손상(Focal injury) 그리고 충격을 받은쪽과 같은편에 손상이 오는 충격손상(Coup injury)과 충격을 받은쪽과 반대편에 손상이 오는 반충격손상(Contracoup injuy)이 있다.

이차적 뇌손상기전에는 호흡이나 심혈관계순환장애로 인한 뇌에 산소공급저하로 뇌부종이 발생한다. 그리고 뇌에 부종이나 혈종이 발생하면 머리속압력이 상승하고 대뇌 내에 혈액순환이 저하되면서 대뇌에 산소공급이 저하되고 대뇌에 손상을 주게 된다(Hypoxic Ishemic Ijury, HII).

외상성뇌손상경우 손상정도 및 손상부위에 따라 증상들이 다양한데 일반적으로 경미한 머리손상경우, 단기간 의식소실, 어지러움, 구토, 두통, 지남력상실(Disorientation) 등의 증상들이 발생하며 뇌진탕(Concussion)의 경우 두통, 피로, 어지러움, 감정조절기능약화와 성격변화(이마엽손상시)등의 증상들이 발생한다. 전단력과 충격, 반충격 손상은 주로 이마엽이나 관자엽에서 많이 발생하는데 오른쪽 대뇌반구에 이러한 외력이 작용되면 시공간적(Visual-spatial)문제가 발생하고 반면 왼쪽 대뇌반구에 외력이 작용되면 언어학습에 문제가 발생한다. 편도핵(Amygdala)손상시에는 학습장애, 순차적 행동에 대한 인식저하, 과흥분 상태와 같은 증상들이 발생한다. 그 밖에 대뇌 백질, 뇌줄기, 이마엽-

둘레계통 망상활성체계(Reticular activating system)손상시 집중력저하, 정보처리 능력 저하 등의 증상들이 발생한다.

4. 퇴행성장애들(Degenerative Disorders)

대부분의 퇴행성뇌질환들은 발병원인이 불분명하며 천천히 시작하여 지속적으로 진행하는 특징을 가지며 퇴행성이라고 하여 노인층에서만 국한되어 발생하지 않고 다발성경화증(Multiple Sclerosis)과 같은 질환은 젊은층에서도 많이 발생한다. 대표적 퇴행성뇌질환은 다음과 같다.

① 다발성경화증(Multiple Sclerosis, MS)

다발성경화증은 만성적, 진행적 중추신경계 말이집탈락병(Demylinating disease)에 의한 염증성질환으로 주로 젊은 연령층에서 발병률이 높고 여성의 발병비율이 남성보다 2배정도 높다. 발병원인은 불분명하지만 자가면역(Autoimmune)반응이 발병의 주요한 원인으로 작용한다고 추정하고 있다. 다발성경화증은 증상이 호전되었다가 재발이 반복되며 중추신경계의 여러 부위에서 발생하는데 특히 추체로(Pyramidal tract), 척수신경의 배측주(Dorsal column), 대뇌 백질부위(Periventricular area), 소뇌다리(Cerebellar peduncle)에 빈번하게 발생한다. 증상은 발병부위에 따라 다양하게 나타나는데 일반적으로 가장 큰 증상의 특징은 말이집탈락에 의한 신경피로가 빠르게 나타나며 감각이상(자극에 대한 과민감각, 손발이 저림, 통각과민 등)과 운동장애(하반신마비나 전신마비)등이 나타난다. 초기에 시각신경염에 의해 통증을 동반하며 복시(Diplopia)나 시야가 흐려지기도 하고 질환이 진행되면서 인지기능과 감정조절기능에도 장애가 발생하기도 한다. 다발성경화증은 덥거나 건조한 주위환경 하에서는 증상이 더욱 악화된다.

② 파킨슨병(Parkinson's Disease)

만성적 진행적 중추신경계질환으로 도파민(Dopamine)생성에 관여하는 바닥핵안에 있는 흑질선조체신경(Nigrostrial Neuron)이나 흑질줄무늬로(Nigrostrial pathway) 퇴화로 발생한다. 남성에게서 여성보다 높은 발병비율을 보이고 50~60대 연령층에서 많이 발병한다. 발병원인으로는 대뇌의 동맥경화증, 뇌염 감염후(Postencephalitic Parkinsonism), 대사성장애, 중간뇌에 종양이나 외상, 독소중독(일산화탄소, 포스겐(Phosgens), 시안화물(Cyanide), 메탄올), 약물중독 등이 있다. 바닥핵 내 도파민 부족은 흑질퇴화에 기인하며, 도파민 분비저하는 바닥핵 내 아세틸콜린(Acetylcholine) 분비에 영향을 미치고 신체의 미세한 움직임에 영향을 미친다. 주요증상들에는 휴식시 손, 팔이나 다리가 떨리는 진전(Resting tremor), 수의적 근육이완시 펴짐근육에 저항이 증가하는 경직(Rigidity), 움직임의 시작(Initial movement)이 어렵고 느려지며(Bradykinesia), 얼굴면표정근의 움직임의 감소로 인한 가면얼굴(Mask face), 보행시 보폭이 짧아지고 발의 앞부분에 체중을 지지하며 팔의 흔들림이 사라지며 보행시 정확한 정지동작을 실행하기 어렵다. 파킨슨 환자의 전형적인 자세는 목, 몸통, 엉치관절과 무릎이 구부러져되어 있고 척추뒤굽음증(Kyphosis)자세를 취하고 입술과 혀의 움직임 저하로 말이 어눌하게 들린다.

Hoehn MM과 Yahr MD는 파킨슨병을 장애정도에 따라 5단계로 구분하는데 표.8-21과 같다.

표.6-21. Hoehn and Yahr의 파킨슨 환자의 장애에 대한 구분

등급	장 애 특 징
1	일상생활에 거의 장애가 없음, 만약에 장애가 있다면 한쪽 팔, 다리에만 약간 있음
2	양쪽 팔, 다리에 약간의 장애가 있음, 균형감각에는 문제없음
3	일상생활에 장애가 있으나 환자 혼자 생활가능, 균형감각과 직립반사(Righting reflex)에 장애
4	파킨슨병에 대한 대부분의 증상, 보조기를 사용하여 서거나 걸을 수 있음
5	침대나 휠체어 생활함

③ 중증근무력증(Myasthenia Gravis)

신경근육접합부에 아세틸콜린수용체(Acetylcholine receptor)감소로 신경에서 근육으로 전달되는 신호가 전달이 되지않아 전신의 근육이 수축되지 않아서 전신이 무력화되는 자가면역질환이다. 여성의 경우 20~30대에 남성의 경우 50~60대에 발병비율이 높고 발병비율은 여성에서 남성보다 3:2로 높게 나타나고 있다. 주요 증상들에는 근육약화와 근육피로인데 근육약화는 근육피로도가 높을수록 증상이 악화된다. 그래서 오전보다는 오후에 근육약화가 심해지는 경향이 있다. 근력약화는 뇌신경의 영향을 받는부위에서 주로 나타나는데 눈꺼풀처짐, 삼킴어려움, 삼킴근육약화 그리고 심할경우 호흡근약화까지 초래하여 위급한 상황까지 초래할 수 있다.

④ 알츠하이머병(Alzheimer's Disease, AD)

흔히 치매라고 말하는 알츠하이머병은 서서히 진행하는 퇴행성뇌질환으로 정확한 발병 원인은 밝혀지지 않았지만 뇌조직학적으로 뇌위축, 뇌실확장, 신경섬유의 다발성병변 특징을 보인다. 2008년 대한민국의 알츠하이머를 포함한 치매 환자 수는 13만 7천명을 넘어섰고 점차적으로 증가추세로 2027년경에는 100만명을 넘어설 것으로 추정하고 있다. 알츠하이머병 발병율은 나이와 비례하는데 65세 이하 연령에서는 6%, 80세 이하 연령에서는 20%, 95세 이하 연령에서는 95%정도이다.

대뇌겉질의 다양한 부위손상으로 인해 증상들도 다양하게 나타나는데 기억력감퇴, 시공간파악능력 저하, 언어구사능력저하, 판단력저하, 수면장애, 보행장애, 대소변 조절기능 저하, 식습관변화, 성격변화, 우울증 등이 나타나며 이러한 증상들이 악화되면 독립적 일상생활이 어렵게 된다.

하버드의대에서는 알츠하이머 앓고있는 환자를 상태에 따라 5단계로 구분하는데 표.6-22와 같다.

표.6-22. 알츠하이머병 장애별 등급(하버드 의대)

등급	장 애 특 징
1	기억력상실, 집중력부족, 낱말찾기 어려움, 불안감
2	최근 기억력상실, 성격변화, 수학적 문제, 요리, 운전어려움, 우울증
3	일상생활에 보조필요, 사회적 활동어려움, 조울증, 일관성 없는 대화
4	단편적기억, 수면장애, 혼란함, 망상, 환청, 먹기, 걷기 어려움
5	침대생활, 말하기, 먹기 불가능, 혼수상태, 감염증세(폐렴)

(5) 평가(Assessment)

신경계는 손상부위에 따라 신체기능적 제한이 다양하게 나타나기 때문에 물리치료사는 신경계손상 환자를 효과적으로 평가하기 위해서는 우선 환자의 손상부위가 어디인지를 정확하게 파악하여야 한다. 예를 들어, 대뇌의 오른반구 혹은 왼반구 손상에 따라 환자의 언어능력 수행은 다르게 나타나고 치료시 환자에게 접근방법 또한 차이를 보이게 된다.

또한 대뇌 이마엽손상 환자와 마루엽손상 환자검진시 이마엽 손상환자에게는 운동기능에 중점을 두고 검사하는 반면 마루엽 손상환자에게는 감각기능에 중점을 두고 검사한다.

이처럼 신경계 손상의 검진은 신경해부학적 지식을 바탕으로 손상부위를 파악하여 이루어지는데 검진 중 환자에게서 손상부위와 연관되지 않는 증상이나 증후가 발견된다면 물리치료사는 환자의 안전성을 위하여 의사에게 즉시 그 사실을 보고 하여야 한다.

(6) Case Study

53세 남성환자가 3개월 전 교통사고로 제 2번 등뼈골절로 하반신이 마비된 환자가 재활을 위하여 내원하였다. 의사는 환자가 집안에서 독립적 생활이 가능하도록 팔 근력강화와 침대에서 의자로의 이동훈련을 시키는 처방을 내렸다. 물리치료사는 의사에 처방에 따라 환자와 함께 재활치료를 하는 도중 갑자기 환자의 얼굴이 붉어지면서 두통을 호소하고, 구역질하며 그리고 식은땀을 흘리기 시작하였다.

History

- 가정환경: 부인과 함께 아파트(6층)에 거주하며 2남 1녀 자녀들과 같이 살고 있다.
- 생활습관: 택시기사로 하루 평균 11시간 일했으며 약 30년간 하루 한 갑정도 흡연을 하였고 주 1~2회정도 음주를 즐기는 편이며 소주 1~2병정도 마셨다. 불규칙적이지만 가끔씩 축구나 족구를 하곤 했다.
- 과거병력: 고혈압, 천식, 추간판 탈출증(L4-5)
- 약물복용: β-blocker
- 환자와의 면담: 어릴 적에 천식을 앓았는데 현재는 증상이 나타나지 않고, 3년 전 고혈압을 발견하고 매일 고혈압 약을 복용해 오고 있었으며 추간판 탈출증으로 인해 오른쪽 다리 절임 통증으로 정형외과에서 치료를 받아왔다고 한다.
- 임상학적 검진결과

  X- ray: 폐(정상)

  MRI: 제 2번째 허리뼈골절로 인해 척수신경(T2 레벨 이하) 절단

  근전도(EMG): T2 레벨이하 반응 없음

  ECG: 정상

혈액검사: LDL-110mg/dL(정상: 130mg/dL 이하), HDL-45mg/dL(정상: 40mg/dL 이상), 총콜레스테롤-140mg/dL(정상: 200mg/dL 이하)

Vital signs: 심장박동수(HR): 86bpm, 혈압(BP): 127~84mmHg, 호흡수(RR): 18bpm, 체온: 36.5℃, SaO_2: 99%(앉은자세)

물리적 검사

- 문진: 환자는 교통사고 이후 다리를 사용하지 못한다는데 심한 정신적 충격을 받았으며 앞으로 혼자만의 힘으로 일상생활이 가능한지 의구심을 가지고 있다. 휠체어를 사용하고 있는 환자는 휠체어를 전진시킬때 양 쪽 손목에 통증을 호소하였고 가끔씩 손상부위 아래로 먼가 꿈틀거리는 것을 느낀다고 말한다.
- 시진: 환자는 휠체어로 이동하며 이동시 안전벨트를 착용하고 배뇨주머니 착용, 팔이나 다리에 상처는 발견되지 않았고 가끔씩 호흡시 보조근을 사용하여 호흡한다.
- 촉진: 양쪽 다리 근긴장도 증가
- 청진 · 타진: 심음 및 폐음 정상

– 신체조직 검진에 영향을 미치는 요소들

- 근골격계: 등뼈골절, 추간판탈출증, 근전도 검사결과, 손목 통증
- 신경계: 두통, 구역질, 다리 절임, MRI · 근전도 검사결과, 다리 근긴장도, 감각이상
- 심혈관계: 고혈압, 약물복용, 안면홍조, 식은 땀
- 폐호흡계: 천식
- 소화내장계: 구역질, 약물복용
- 배뇨생식계: 배뇨주머니
- 정신(심리)계: 사고 후 정신충격

신체조직 검진

- 근골격계: 척추 손상부위 상위부위 근력검사(MMT)

  Both Shoulders;

  Flexors, Extensors, Abductors, Adductors, Internal rotators, External rotators: 5/5

  Both Elbows;

Flexors, Extensors: 5/5

Both wrists;

Flexors, Extensors, Radial/Unlar deviators: 4^{+}/5

Both fingers;

Flexors, Extensors: 4^{+}/5

양쪽 팔(어깨, 팔꿈치, 손목, 손가락) 관절 가동범위(AROM): WNL

- 신경계: Dermatome & Myotome – T3 레벨 이하 반응 없음
  Light touch – T3 레벨 이하 반응 없음
  깊은힘줄 반사(DTR) – 무릎뼈, 아킬레스건 반사 항진
- 심혈관계: 환자가 불편함을 호소 후(앉은자세)
  심장박동수(HR): 58bpm, 혈압(BP): 167~92mmHg, 호흡수(RR): 28bpm,
  체온: 37.4℃, SaO2: 94%
- 폐호흡계: 폐기능검사(PFT) – 정상
- 소화내장계: 배 촉진, 타진시 이상소견 없음
- 배뇨생식계: 소변량, 소변색깔 정상
- 정신(심리)계: 치료에 대해 의욕적이지 않으며 상대방과 대화를 회피하고, 정신과적 상담을 필요로 한다.

환자는 치료도중 갑작스럽게 혈압과 호흡수가 증가하고 반대로 심장박동수와 산소요구량이 감소하였다. 그리고 안면홍조, 두통, 구역질, 식은땀이 발생하였다. 비록 환자가 고혈압을 앓고 있지만 격렬하지 않은 움직임과 단시간에 이렇게 심혈관계에 변화가 발생하는 이유가 무엇인지 물리치료사는 파악하여야 한다. 환자의 증상들이 심혈관계 기관들과 연관이 있지만 환자의 임상학적 검진상태를 비추어 볼 때 심혈관기관들에는 아무런 문제점을 찾을 수 없었다. 그리고 증상 발생시기가 환자에게 외부적 자극이 가해질 때 발생한 점은 외부적 자극이 환자의 심혈관계기관들에 영향을 주었음을 인식할 수 있다. 또한 환자의 손상부위와 발생하는 증상들로 볼 때 자율신경반사부전을 의심할 수 있다.

자율신경반사부전(Autonomic Dysreflexia, AD)은 교감신경 및 부교감신경이 유해자극으로 인해 반사반응이 갑자기 발생하는 응급상황으로 제 6번째 등뼈 이상 척추손상이나 배뇨기관 혹은 내장기관손상으로 인해 뇌줄기에서의 조절능력저하로 발생한다. 증상들로는 혈압상승, 안면홍조, 느린맥, 두통, 식은땀, 코 막힘 등이 있다. 자율신경반사부전은 혈압이 크게 상승하여 뇌출혈 발생위험도를 증가시키기 때문에 증상발견 즉시 물리치

료사는 치료를 중단하고 환자의 혈압을 낮추기 위해 머리를 90도 들어올린 상태에서 침대나 의자에 앉히고 옷이나 환자의 몸을 쪼이는 것이 있으면 풀어서 제거해주고 의사에게 즉시 보고한다.

자율신경반사부전은 배뇨기관의 감염으로도 발생할 수 있기 때문에 물리치료사는 환자의 소변주머니 혹은 배뇨관이 막혔는지를 확인한다.

Chapter 07

소화내장계 검진(Screening for Gastrointestinal System)

어떤 사람들은 물리치료와 소화내장계가 어떤 관련이 있는지 그리고 물리치료가 소화내장계에 어떤 치료적 효과를 줄 수 있는지 질문을 던질 수 있을 것이다. 소화내장계는 구강을 통해 섭취된 음식물을 소화시키고 신체조직 내 영양분흡수를 담당하는 신체기관들로 일상생활활동에 필요로 하는 원동력을 제공하며 생명유지에 중요한 역할을 한다. 이런 소화내장계이상으로 발생되는 신체 내 영양분공급차질은 신체활동력뿐만 아니라 생명에도 치명적인 영향을 미칠 수 있는데 체내 영양분공급이상으로 신체 내 에너지원이 저하되고 환자재활에 필요한 운동치료시 제한적 신체활동력에 의해 치료효과는 저하될 것이다. 또한 소화내장계문제 악화시 체내 탈수증상으로 인식소실이나 호흡곤란과 같은 응급상황이 발생할 수도 있다.

소화내장계문제로 발생되는 통증들(허리통증, 가슴통증, 배통증 등)은 근골격계문제로 발생되는 증상들과 유사하여 물리치료사가 구분하기 어려울 때도 있다. 예를 들어, 위(Stomach) 문제로 발생되는 배통증을 배근육 이상으로 발생하는 통증으로 판단하여 치료한다면 효과적인 치료효과를 얻기 어려울 것이다.

소화내장계에 대한 해부학적 지식과 관련된 질환들에 대한 이해는 물리치료적 검진을 시행하는데 있어 타 신체기관들의 문제와 구분할 수 있도록 정보를 제공하고 환자의 영양상태를 파악하여 적절한 치료시기 및 치료적 결정하는데 많은 도움을 줄 수 있다.

(1) 소화내장계 해부학(Anatomy)

소화내장계는 음식물을 섭취하는 입(Mouth)에서 시작하여 소화흡수 후 생산되는 노폐물을 배설하는 항문(Anus)으로 끝난다. 소화내장계는 크게 위(Upper), 중간(Middle), 아래부위(Lower part) 소화내장계로 구분할 수 있는데, 윗부위 소화내장기관들에는 음식물을 섭취하고 초기 분해 및 소화시키는 구강(Oral cavity), 식도(Esophagus), 위(Stomach)가 포함되고, 간부위 소화내장기관들에는 주요 소화작용과 영양분 흡수작용이 발생하는 소장(Small intestine; 십이지장(Duodenum), 반창자(창자, Jejunum), 돌창자(회장, Ileum))이 포함되고 아래부위 소화내장기관들에는 수분과 전해질흡수, 배설물을 저장 및 배출하는 대장(Large intestine; 막창자(맹장, Cecum), 잘록창자(결장, Colon), 곧창자(직장, Rectum))이 포함된다. 그리고 소화즙분비로 소화기능을 보조하는 침샘(Salivary gland), 간(Liver), 쓸개(담낭, Gallbladder), 이자(췌장, Pancreas)가 있다(그림.7-1).

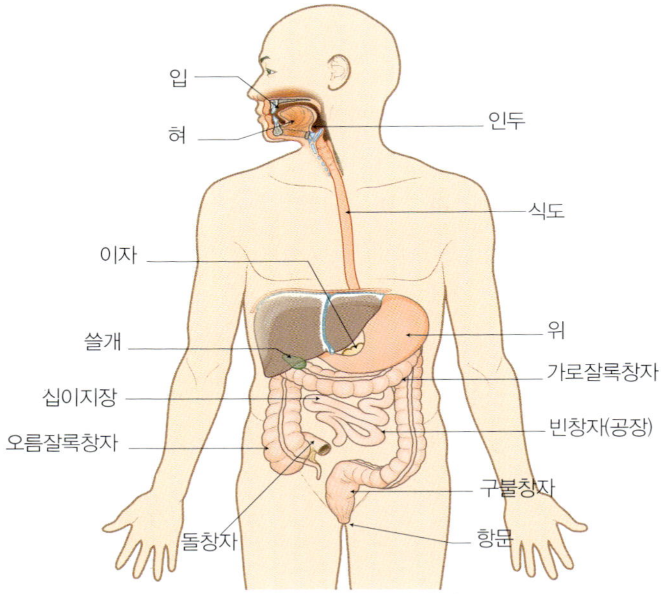

그림.7-1. 소화내장계 해부 단면도

1. 구강과 인두(Oral Cavity & Pharynx)

구강과 인두는 소화내장기의 입구로 구강에서는 음식물 저작과 타액의 혼합으로 물리적, 화학적 소화가 시작되며 이렇게 분쇄된 음식물은 식도로 이동하게 된다. 인두(Pharynx)는 구강과 식도 사이에 있으며 머리뼈바닥에서 제 6번째 목뼈 높이까지 이르는 깔대기모양의 기관으로 소화와 호흡을 겸한다. 인두 위쪽 넓은부위를 인두공간

(Pharygeal cavity)이라고 하는데 구강, 코안(비강, Nasal cavity), 고실(Tympanic cavity), 후두(Larynx), 식도와 교통한다. 인두는 3부위로 나뉘는데 구부(Oral part), 인부(Pharyngeal part), 후두부(Laryngeal part)로 나뉜다. 인두의 점막은 위중층섬모상피로 덮여있고 둘레근육(윤상근, Orbicular muscle)인 위, 중간, 아래인두수축근(Constrictor pharyngis)과 세로근육(Longitudinal muscle)인 붓인두근(경돌인두근, Stylopharyngeus) 등으로 구성되어 있고 외부는 섬유막으로 쌓여있다.

인두는 제 12번째 뇌신경(혀밑신경; Hypoglossal nerve, CN12)지배를 받는다.

2. 식도(Esophagus)

인두와 위를 잇는 기관으로 구강과 인두에 있는 음식물을 위로 전달하는 기능을 한다. 등뼈앞을 수직으로 내려가며 윗부분절반은 등뼈와 기관(Trachea)사이로 아래부분절반은 심장과 대동맥(Aorta)사이로 지나 가로막식도구멍(식도열공, Esophageal hicutus)을 나와 위(Stomach)의 들문(본문, Cardia)에 연결된다.

식도의 점막은 백색의 중층편평상피(Stratified squamous epithelium)로 덮여있고 근육층은 안돌림근(내윤주근, Inner circular muscle)과 바깥세로근(외종주근, Outer longitudinal muscle)으로 이루어져 있고, 식도의 윗부분절반은 골격근으로 아래부분절반은 민무늬근으로 구성되어 있다. 식도는 제 9번째 뇌신경(혀인두신경; Glossophyngeal nerve, CN 9)지배를 받는다.

3. 위(Stomach)

소화관 중 가장 넓은 장기로 윗부분은 하부식도괄약근(Lower Esophageal Sphincter)과 아래부분은 십이지장(Duodenum)의 유문판(Pyloric valve)과 연결되어 있으며 위는 가로막(Diaphragm)아래 대부분 배의 왼쪽윗부위에 위치한다. 위는 식도에서 이어지는 좁은 들문(Cardia), 왼쪽윗부분의 위바닥(Fundus), 중앙의 위몸통(Body), 십이지장으로 이어지는 유문(Pylorus) 4부위로 나뉜다. 위몸통에서 유문으로 이어지는 급격히 굽은부위를 패임(각절흔, Angular notch)이라고 하는데 이 부위에서 위궤양이 잘 발생한다. 위의 외부는 장막(Serosa)으로 쌓여있고 근육층은 두꺼운 민무늬근으로 바깥세포근(Outer longitudinal muscle), 중간돌림근(Middle circlar muscle), 안빗근(Inner oblique muscle)으로 이루어져 있다. 위 내부는 점막(Mucosa)으로 이루어져 있는데 붉고 두꺼운

주름이 잡혀있다. 위내벽에는 위오목(위소와, Gastric pits)이라는 작은 구멍이 있는데 위선(Gastric glands)에서 생산된 위액(Gastric juice)이 위오목을 통해 배출된다. 점막과 근육층사이에는 점막아래조직이 있다(그림.9-2).

위는 섭취된 음식물저장, 혼합, 분쇄하고 분쇄된 음식물을 소장으로 전달하는 기능을 한다. 또한 소화에 필요한 펩신(Pepsin), 점액(Mucus) 혹은 중탄산염(Bicarbonate)과 같은 화학물을 분비하는 외분비(Exocrine)기능이 있고, 위에서 다양한 호르몬들을 분비하여 이자, 간, 쓸개에서 소화효소가 분비되어 십이지장으로 보내는 내분비(Endocrine) 기능도 있다. 위는 제 10번째 뇌신경(미주신경; Vagus nerve, CN10)지배를 받는다.

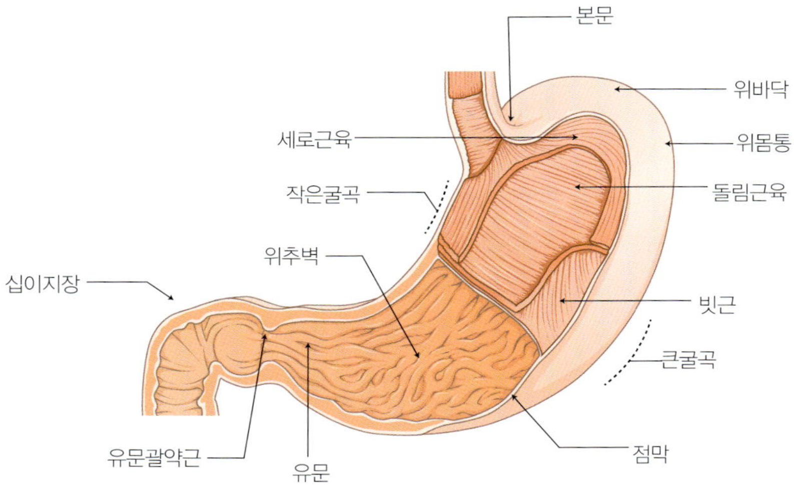

그림.7-2. 위(Stomach)의 해부 단면도

4. 간(Liver)

체내에서 가장 큰 샘(Gland)으로 약1~1.5kg의 적갈색 장기이며 가로막아래 오른쪽윗배부위에 위치한다. 간은 낫인대(겸상간막, Falciform ligament)에 의해 왼, 오른엽으로 나뉘는데 오른엽은 왼엽보다 크며 간의 대부분을 차지한다. 간은 2종류에 혈관공급을 받는데 영양혈관인 간동맥(Hepatic artery)에 의해 산소를 공급받고, 기능혈관인 간문맥(Portal vein)에 의해 영양물질이 많이 함유된 정맥혈을 운반한다. 간은 외분비선으로 지방의 소화흡수를 돕는 쓸개즙(Bile)을 분비하고, 단백질합성에 관여하고, 비타민K를 생산하고, 약물대사(Drug metabolism)를 돕고, 적혈구와 혈액응고제인 헤파린(Heparin)를 생산하며 혈색소의 파괴로 생긴 철분을 저장하여 식작용 및 해독작용을 돕는다(그림.7-3.).

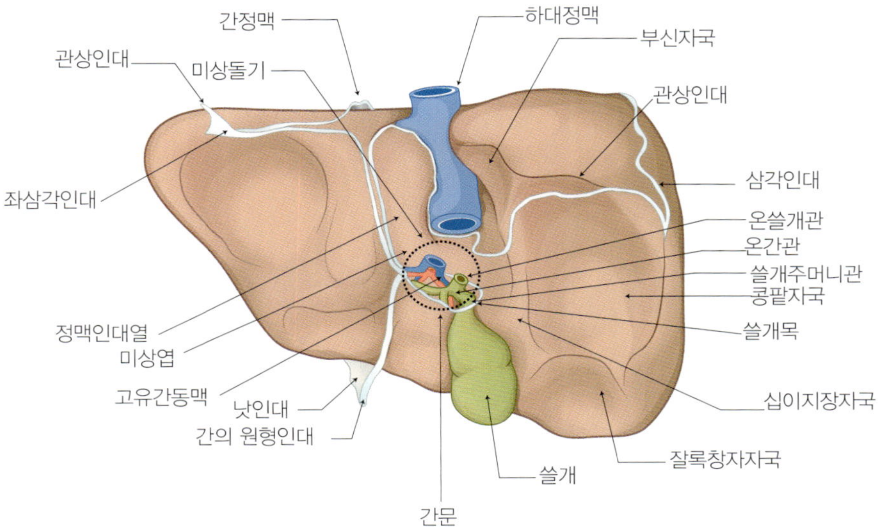

그림.7-3. 간, 쓸개 해부도

5. 쓸개(담낭, Gallbladder)

간에서 분리된 쓸개즙을 저장하고 농축시키는 쓸개는 간 아랫부분에 붙어있다. 쓸개는 3부위로 나뉘는데 둥근쪽은 쓸개바닥(Fundus), 중간부위는 쓸개몸통(Body) 그리고 쓸개관과 이어지는 좁은부위를 쓸개목(Neck)이라고 한다. 음식물이 위로 들어가면 온간관(총간관, Common hepatic duct)을 통해 쓸개즙이 간에서 십이지장으로 분비된다. 쓸개에서 기시하는 쓸개주머니관(담낭관, Cystic duct)과 온간관은 온쓸개관(총담관, Common bile duct)으로 합류되어 십이지장에 연결된다.

6. 이자(췌장, Pancreas)

내, 외분비샘인 이자는 위의 뒤에 있으며 길이 약 12~15cm 정도로 십이지장과 지라(비장, Spleen)사이에 위치한다. 이자는 십이지장에 끼어있는 부위를 이자머리(췌두, Head), 비장에 닿아있는 부위를 이자꼬리(췌미, Tail), 그 사이를 이자몸통(췌체, Body)

라고 한다. 외분비부는 소화액이나 소화효소(아밀라아제(Amylase), 트립신(Trypsin), 리파아제(Lipase))가 이자관(췌관, Pancreatic duct)을 통해 십이지장으로 배출되며 내분비부는 랑게르한스섬(Langerhans'islets)으로 인슐린(Insulin)이나 글루카곤(Glucagon)을 만들어 혈당수치를 조절한다(그림.7-4.).

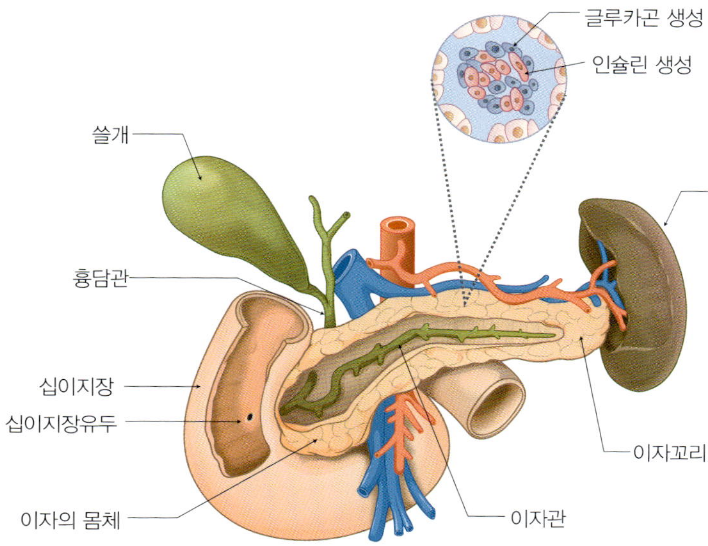

그림.7-4. 이자(Pancreas) 해부도

7. 지라(비장, Spleen)

지라는 소화내장기계에 속하지 않지만 흉곽(Rib cage)아래 왼쪽윗배에 위치한다. 인체에서 가장 큰 임파기관으로 길이는 약 12cm정도이며 안쪽면은 위, 콩팥, 잘룩창자(결장, Colon)와 접해있어 오목하며 혈관들이 분포되어 있다. 지라는 붉은색을 띄며 오래된 적혈구를 파괴하고 외부로부터 침입한 이물질을 걸러내는 역할을 하며 항체와 임파구 생산 등을 한다.

8. 소장(Small intestine)

길이 약 6~7m정도 소화관으로 위액, 장액, 간이나 이자에서 분비되는 소화액을 받아 음식물을 소화시키거나 영양분을 흡수하는 장기로 십이지장(Duodenum), 빈창자(공장, Jejunum), 돌창자(회장, Ileum)로 구분된다.

십이지장은 C자 형태로 소장의 시작부위로 운동성이 거의 없으며 상부, 하행부, 수평부, 상행부로 나뉜다. 상부(Superiror part)는 제 1번째 허리뼈몸체 높이에 위치하며 십이지장 중 이동성이 가장 크며, 하행부(Descending part)는 제 4번째 허리뼈몸체 높이에 위치하며 온쓸개관과 췌관이 개구하며, 수평부(Horizontal part)는 왼쪽으로 수평으로 달리며, 상행부(Ascending part)는 제 2번째 허리뼈통체 높이에 다다르며 빈창자와 연결된다. 십이지장에서는 쓸개즙과 이자액을 혼합하며 위액을 중화시키는 역할을 한다.

빈창자는 소장 전체의 2/5를 차지하며 배 안에의 왼쪽윗부분에 위치하고 돌창자에 비해 굵고 대부분의 소화와 영양분흡수가 빈창자에서 이루어진다. 돌창자는 소장 전체의 3/5을 차지하며 배 안에 오른쪽 아래부위에 위치하며 굴곡이 심하고 쓸개즙산(Bile acid) 및 내재성인자(Intrinsic factors; 당단백질)의 재흡수가 돌창자에서 이루어진다.

소장은 점막(Mucosa), 점막아래조직, 근육층(Muscular coat), 장막(Serosa) 혹은 바깥막(Adventitia)으로 구성되어있다. 점막은 단층원주상피로 덮여있고 돌림주름(윤상주름, Circular folds)이 십이지장과 빈창자에 발달되어 있고 돌림주름에는 장융모(Intestinal villi)와 장선(Intestinal glands)이 개구한다. 십이지장에 한하여 점막아래조직에 점액선이 있으며 근육층은 안돌림근(Inner circular muscle)과 바깥돌림근(Outer circular muscle)으로 이루어져 있고, 십이지장 윗부위는 배막인 장막으로 덮혀있고 나머지는 바깥막으로 덮혀있다(그림.7-5.).

9. 대장(Large intestine)

대장은 길이 약 1.5m정도 소화관으로 물과 전해질흡수, 쓸개즙염(Bile salt)의 재흡수 그리고 소화되지 않은 음식물배설을 담당하는 소화기관이다. 대장은 잘록창자(Colon), 막창자(Cecum), 곧창자(Rectum)로 나뉘는데 잘록창자는 오름잘록창자(상행결장, Ascending Colon), 가로잘록창자(횡행결장, Transverse Colon), 내림잘록창자(하행결장, Descending Colon), 구불창자(S상결장, Sigmoid Colon)로 구분된다. 막창자는 약 5~7cm 정도의 소화관으로 오른쪽 아래배의 돌창자 개구부 아래 위치하며 돌창자와 막창자사이 돌막창자판막(회맹판, Ileocecal valve)이 있어 장내용물이 역류하는 것을 방지한다. 막창자끝에는 길이 8~10cm정도의 막창자꼬리(충수, Appendix)가 붙어있다. 직장은 제 2번째 엉치뼈 높이에서 시작하여 엉치뼈 중심으로 내려가는 약 12cm정도의 장기로 배막이 앞부분을 덮고 있고 항문(Anus)과 이어지는데 직장기둥(직장주, Rectal column)이 있어 항문폐쇄를 돕는다.

대장도 소장에 돌림주름처럼 가로주름(반월주름; Semilunar folds)이 있고, 점막은 소장과 비교하여 매끈하며 소장에서의 장융모는 없지만 장선이 길고 술잔세포(배상세포, Goblet cells)가 발달하여 배변시 윤활작용을 한다. 점막아래조직은 두껍고 근육층은 안돌림근과 바깥세로근으로 이루어져있고 가로잘록창자, 구불창자는 장막으로 덮혀있고 나머지는 외막으로 덮혀있다(그림.7-5.).

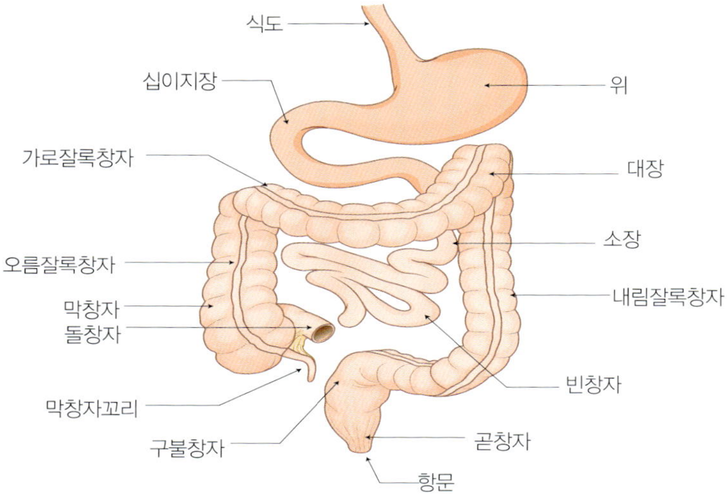

그림.7-5. 소장과 대장 해부도

(2) 소화내장계 장애들 및 질환들(Disorders & Diseases)

소화내장계 장애들은 다양한 원인들에 의해 발생하는데 소화관의 운동성장애, 소화장기에서 영양분 및 수분흡수장애, 소화내장기 내 염증발생, 출혈, 소화효소 분비장애, 소화내장기 내 종양 및 이물질발생 등이 있다. 이러한 원인들에 의해 발생하는 소화내장계 질환들의 증상들은 표.7-1과 같은 증상들도 있지만 근골격계질환들의 증상과 유사하여 물리치료사가 구분하는데 어려움을 느낄 수 있다. 예를 들어, 간이나 쓸개질환은 오른쪽 어깨통증을 발생시키며 소화성궤양(Peptic ulcer)이나 전이성대장암(Metastatic colon cancer)의 경우 허리통증을 발생시킨다. 물리치료사는 효과적인 치료 및 치료계획수립을 위하여 소화내장계질환의 특성을 파악하여 유사한 타신체기관들의 증상들과 구분할 수 있어야 한다.

표.7-1. 소화내장계 질환의 대표적인 증상들

- 설사 및 구토(2차적 증상: 전해질불균형, 탈수, 고혈압)
- 삼킴어려움(Dysphagia)
- 소화불량
- 소화내장기 내 출혈(혈변)
- 변비(Constipation)
- Kehr's Sign(복막강내 출혈이나 이상이 있을시 환자가 누운상태에서 다리를 들어올리면 왼쪽 어깨통증 발생)

1. 구강 및 인후(Throat)감염

구강 내 존재하는 세균이나 치아에 발생한 병에 의해 구강이나 인후가 감염되는 질환으로 가장 흔하게 발생한다. 감염으로 인하여 음식물 삼킴이 어렵고, 발열, 목에 통증, 턱이나 목주위 임파선이 붓는 경우 등이 있다. 검진시 물리치료사가 환자의 목이 부어 있는 것을 발견한다면 물리치료사는 반드시 구강, 치아 혹은 목이 아프지 않은지를 물어보아야 하고 턱이나 목주위 임파선이나 외분비선이 4주이상 부어있다면 반드시 의사에게 진료를 의뢰하여야 한다.

2. 식도연축(Esophageal Spasm)

원인모를 식도수축으로 삼킴어려움이 발생하고 음식물이 식도에 정체하면서 통증이 발생하는 질환으로 식도를 자극할 수 있는 뜨겁거나 차거운 음료수, 탄산음료, 스트레스 등에 의해 식도수축을 증진시킨다. 통증은 급경련통(Colicky pain)같은 심한 통증이 복장뼈아래(Substernal)에서 발생하여 등, 목, 턱 혹은 팔로 방사된다. 통증은 수 분에서 몇 시간 지속될 수도 있으며 증상 또한 약하게 나타나기도 하고 심하게 나타나기도 한다. 식도연축통증은 왼쪽어깨, 복장뼈윗부위, 갈비뼈 앞으로 통증이 발생하여 협심증(Angina)

증상과 유사하다. 식도질환에는 말로리 와이즈 증후근(Mallory Weiss Syndrome), 피부경화성식도(Scleroderma Esophagus), 기관지-식도 샛길 폐쇄(Traceo-esophageal fistula)가 있다.

그 외 식도기능에 장애를 줄 수 있는 질환들에는 식도구멍탈장(Hiatal Hernia), 위-식도 역류질환(Gastro-Esophageal Reflux Disease, GERD), 암, 곁주머니(게실)질환(Diverticular disease), 정맥류(Varices)가 있다.

3. 위장질환들(Stomach diseases)

만성소화불량의 원인이 되는 위장질환들에는 위염(Gastritis), 위궤양(Gastric Ulcer), 위암(Gastric Cancer), 반문협착증(Pyloric Stenosis)이 있다. 위염은 위점막(Gastric mucosa)에 염증이 발생하는 것으로 발병원인은 다양한데 장기간 약물복용, 스트레스, 연령, 식도구멍탈장, 알코올, 비타민 결핍, 위액분비과다 등에 의해 발병한다. 증상은 복부팽만, 식욕감퇴, 메스꺼움, 미열, 속쓰림(Heartburn), 소화불량 등이 있으며 상태에 따라서 아무 증상이 나타나지 않는 경우도 있다.

위궤양은 위점막손상으로 인해 위점막아래(Submucosa)가 위액에 노출되는 질환으로 흡연, 음주, 정신적 스트레스, 약물복용, 헬리코박터균(Helicobacter)감염, 연령(60대 이후), O형 혈액형인 사람들에게서 발생률이 높다. 증상은 배윗부분 통증, 심한 복통, 체중감소, 구토, 소화불량, 토혈, 흑색변, 빈혈 등이 발생한다.

위암은 대한민국에서 암 가운데 발병률이 높으며 위벽의 점막층에서 발생하는 위선암(Gastric adenocarcinoma), 점막아래층에서 발생하는 악성림프종, 근육육종, 간질성종양이 있다. 대부분 위암은 위선암형태로 발생하는데 암세포가 진행적으로 성장하면 점막아래층, 근육층까지 침범하고 혈관이나 림프관을 타고 또 다른 장기로 전이될 수 있다. 위암 발생위험요소들에는 40대이상 남성, 음주, 과염류 음식섭취, 헬리코박터균 감염, 악성빈혈(Pernicious Anemia), A형 혈액형 등이 있다.

날문협착증은 위와 십이지장 연결부위 날문이 좁아져 위액이나 음식물 등이 위에서 십이지장으로 잘 넘어가지 못하는 유전적 선천성질환으로 위궤양이나 십이지장궤양의 원인이 된다. 날문협착증은 남아가 여아에 비해 4배정도 발생률이 높으며 생후 3개월미만 신생아에서 많이 발생한다. 증상은 구토, 소화불량, 위 확장, 체중감소, 빈혈, 변비 등이 발생한다. 날문협착증의 대표적 증상인 구토증상은 음식물을 먹고나서 바로 나타나는 사출성 구토로 쓸개즙이 포함되어 있지 않다.

소화성 궤양질환(Acid peptic disorder)의 통증은 식도 혹은 오른쪽 위쪽배부위에서 통증이 발생하며 통증이 허리뼈부위 혹은 오른쪽 어깨쪽으로 연관통(Referred pain)을 일으키기도 한다. 그리고 쑤시는 듯한 통증이 발생하며 밤에 통증이 악화되고 공복시 통증이 증가하며 음식물섭취시 통증이 완화되는 특징이 있다.

4. 간과 쓸개질환들(Liver & Gallbladder Diseases)

쓸개산(Bile acid)을 분비하고 저장하는 간과 쓸개의 대표적 질환들에는 간염(Hepatitis), 쓸개염(Cholecystitis), 쓸개돌(담석증, Gallstone)이 있다. 간염은 간세포나 간조직에 염증이 발생하는 질환으로 바이러스(A, B 그리고 C)감염, 화학물질에(술, 약물)노출, 면역저하 등에 의해 발생하며 지속기간에 따라 급성과 만성(6개월이상 지속)으로 분류된다. 바이러스감염시 2~8주 후 증상이 발생하는데 주요증상들에는 피로, 신경성식욕부진(Anorexic), 황달(Jaundice), 구역질, 발열, 두통, 구토, 근육통 등이 있다. 검사시 오른쪽 위쪽배부위에서 누름통증이 발견되고 소변색깔은 진한 갈색을 띠며 대변색깔은 밝은 색깔을 띤다. 간염에 의해 발생하는 통증은 오른쪽 어깨나 오른쪽 중간부위 등쪽으로 연관통을 발생한다. 간염은 전염성을 가지고 있는데 A형 간염은 대변-구강 루트(Fecal-oral route)로 전염되고, B형 간염은 구강-구강 루트(Oral-oral route), 성교, 혈액을 통해 전염되고, C형 간염은 혈액을 통해 전염된다.

쓸개염은 쓸개돌이나 이물질 혹은 쓸개관협착으로 인해 쓸개즙이 정체되고 세균에 감염되어 쓸개벽에 염증이 발생하는 질환으로 심한 복통이 오른쪽 위쪽배에 발생하며, 발열, 메스꺼움, 구토, 경우에 따라 황달증상이 나타나고 둔하거나 찌르는 듯한 통증이 발작적으로 나타난다. 쓸개염에 의해 발생하는 통증 또한 간염처럼 오른쪽 어깨나 오른쪽 중간부위 등쪽으로 연관통을 발생한다.

쓸개돌증은 쓸개즙 내 구성성분이 쓸개나 쓸개관에 정체되면서 돌처럼 단단하게 형성된 결정체로 쓸개나 쓸개관을 막아 쓸개 내 염증을 발생시켜 쓸개염을 유발한다. 쓸개돌은 콜레스테롤, 색소성 쓸개돌로 나뉘고 증상은 오른쪽 위쪽배에 통증이 발생하고 허리, 어깨뼈, 오른쪽 어깨, 목쪽으로 연관통을 유발하며, 메스꺼움, 구토, 열이 발생한다. 촉진시 오른쪽 위쪽배 부위에서 누름통증이 발견된다.

5. 이자염(Pancreatitis)

간염, 과다 알코올섭취, 쓸개돌 등에 의한 이자관폐쇄로 인해 이자에 염증이 발생하는 질환으로 급성과 만성으로 나뉜다. 급성이자염은 이자의 회복이 가능하지만 만성이자염은 반복적인 이자의 손상으로 이자의 구조나 기능이 영구적으로 손상될 수 있다. 이자의 내분비세포가 파괴되면 인슐린분비가 감소되어 당뇨가 발생할 수 있다. 통증은 윗배 중앙과 왼쪽 위쪽배부위에서 반복적으로 호전되었다가 악화되고(Waxing and Waning pain), 허리뼈 위부위와 등뼈 아래부위, 오른쪽 윗배, 왼쪽 어깨뼈, 가시위근(극상근, Supraspinatus muscle)부위로 연관통이 발생한다. 촉진시 윗배 중앙, 등뼈아래, 허리뼈 윗부위에서 누름통증점이 발견된다.

6. 장질환과 장애들(Intestine diseases and disorder)

① 흡수장애증후근(Malabsorption Syndrome)

흡수장애는 소화효소부족, 소장점막 손상, 점막 내 염증으로 인하여 발생하는데 이러한 소장의 영양분흡수장애는 체내 영양불균형을 초래하여 초기에는 체중감소, 피로, 우울증, 설사, 소화불량 등의 증상들을 나타내고 증상이 지속적으로 악화되면 근육소모(Muscle wasting), 저혈압(Hypotension), 소장에서 소리(Bowel sounds)가 발생한다.

② 만성소화장애(셀리악질병, Celiac Disease)

셀리악질병은 자가면역장애(Autoimmune disorder)로 밀, 호밀, 보리, 귀리 등에 포함되어 있는 단백질인 글루텐(Gluten)이 소화되지 못하고 소장관 내에 면역반응을 발생하여 점막세포에 염증이 발생하여 융모(Villi)가 손상되어 소장 내 영양분흡수이상이 발생하는 질환이다. 주로 유아에서 발생비율이 높게 나타나지만 성인에게서도 나타난다. 주요증상들로는 영양결핍, 체중감소, 소화장애, 배팽만, 설사, 색이 옅고 냄새가 심한 대변을 본다.

③ 보톨리누즈독소증(Botulism)

오염된 음식물섭취로 인해 장 내 세균감염으로 보톨리누즈독소를 만들게 되는데 이 독소는 신경계 특히 뇌신경에 감염을 발생시키고 마비를 일으키는 드문 질환이다. 증상들은 급성배통증, 설사나 변비, 뇌신경 장애(눈꺼풀처짐, 복시, 삼킴어려움 등), 팔과 다리근력약화, 가로막 마비로 인한 호흡곤란 등이 있다. 환자에게서 보톨리누즈 독소증이 의심되거나 발견된다면 의사에게 바로 보고하여 의료적 조치를 취하도록 해야 한다.

④ 염증성대장질환(Inflammatory Bowel Disease, IBD)

염증성대장질환은 장 내 원인 모를 염증이 발생하는 질환으로 크론병(Crohn's Disease)과 궤양성대장염(Ulcerative Colitis)으로 구분할 수 있다. 염증성대장질환 발생은 유전적, 면역학적 영향이 있다고 예상되고 15~35세 연령에서 많이 발생한다. 크론병은 유태인들에게서 발병률이 높으며 일생동안 악화와 호전이 반복되는 질환으로 장의 점막과 장막에 침입하여 염증을 발생시켜 궤양, 열창(Fissure), 균열(Crack)을 발생시킨다. 증상들은 식후 복통, 식욕감퇴, 배변시 통증, 피로감, 관절통, 요통, 혈변 등이 있다.

궤양성 대장염은 직장 내 염증으로 시작하여 악화되면 대장으로 염증이 퍼지는 질환으로 장 내층에 세균감염으로 발생하는 자가면역질환의 일종이다. 증상들은 아래배부위에 심한 배통증, 만성설사 및 혈변, 배변장애, 발열, 피로감, 식욕감퇴 및 체중감소, 탈수 등이 있다.

⑤ 과민성대장증후군(Irritable Bowel Syndrome, IBS)

대장질환 중 가장 흔한 질병으로 만성적 대장운동기능이상으로 젊은 여성에게서 발병률이 높게 나타난다. 배통증, 설사나 변비, 메스꺼움, 구토, 입 냄새, 가스가 찬 느낌 등의 증상들이 나타난다. 증상은 사람에 따라 다양하게 나타나는데 증상발생 빈도가 잦아지면 일상생활에 지장을 초래하기도 하지만 염증성대장질환으로 발전하지는 않는다. 과민성대장증후근의 원인은 불분명하지만 스트레스, 흡연 및 음주, 락토스(Lactose)분해효소 결핍, 식이성섬유질 분해결핍 등의 발병 위험인자들이 있다.

⑥ 곁주머니증(게실증, Diverticular Disease)

곁주머니증은 소장이나 대장의 점막이나 점막밑층이 약해진 근육층부분을 통해 장막쪽으로 주머니모양으로 튀어나오는 질환을 말한다. 식이성섬유를 적게 섭취하는 사람들과 심한 변비가 있는 사람들에게 많이 발생한다. 왼쪽 아래배에 심한 통증을 느끼며 허리, 골반 혹은 왼쪽 다리로 연관통이 발생하기도 한다.

⑦ 대장암(Colon Cancer)

대장암 증상 및 환자상태 파악은 물리치료를 실행하는데 있어 매우 중요하다. 과거 대한민국에서는 암 중에서 위암 발병률이 높았는데 식습관변화로 인해 현재 대장암 발병률이 점점 증가하는 추세이다. 대장암의 발병위험인자들에는 40세이상 연령층, 과거 염증성대장질환 병력, 타 신체기관에 암 병력, 대장 내 용종(Polyps)유무 등이 있다. 대장암 증상들은 변비증상악화, 배변기능저하, 혈변, 원인모를 체중감소, 피로감 및 무력감 등이 나타난다. 40세이상 연령 환자가 위와 같은 증상들을 호소한다면 물리치료사는 주의깊게 환자상태를 파악하도록 노력하여야 하고 발견 즉시 의사에게 보고하여 의료적 조치를 취하도록 도와야 한다.

⑧ 막창자꼬리염(충수염, Appendicitis)

막창자꼬리염은 우리가 흔히 말하는 맹장염이라고 하는데 맹장 끝에 달린 충수돌기에 염증으로 인해 발생하는 질환이다. 만약 적절한 치료를 하지 않으면 충수돌기염증이 악화되고 터지게 되어 배안이나 배막으로 염증이 퍼질 수 있다. 그러므로 환자치료시 충수염이 의심되거나 발견된다면 즉시 의사에게 보고하거나 진료를 의뢰하여야 한다. 충수염은 염증성, 괴저성(Necrosis), 천공성(Perforation)형태로 나타난다. 증상은 오른쪽 아래배부위 통증, 복부팽창, 구토, 배변 어려움, 미열 등이 나타난다. 충수염 검진방법으로는 왼쪽 아래배부위를 손으로 눌렀다가 재빠르게 떼면 오른쪽 아래배부위에서 통증을 느끼는 연관반동압통 검사방법(Referred Rebound Tenderness, Rovsing's sign)을 많이 사용하는데 이 검사방법만으로는 막창자꼬리염을 정확히 진단하기는 어렵다.

7. 배막염(복막염, Peritonitis)

배 속 장기들을 싸고 있는 배막에 염증이 발생하는 질환으로 급성막창자꼬리염, 간질환, 콩팥증후근(Nephrotic syndrome) 등에 의한 세균감염에 의해 주로 발생한다. 배막염의 특징적 증상은 발병 초기 다른 소화기질환들처럼 심한 통증을 수반하지만 배막염이 악화될수록 통증은 오히려 감소한다. 그 밖에 증상들로는 복부팽만, 쇼크, 미열, 혈압저하 및 맥박증가, 손발이 차가워짐, 눈이 움푹 들어가고 코가 오뚝해져 보임(히포크라테스 얼굴) 등이 있다.

8. 배탈장(Abdominal Hernia)

배탈장은 선천적 혹은 후천적 배 안을 싸고 있는 배벽약화로 배 안에 내장기가 배벽을

뚫고 나오는 질환으로 가로막과 샅굴부위(서혜부, Inguinal area)에서 주로 발생한다. 가로막부위에서 발생하는 탈장은 크게 선천적, 후천적으로 나뉠 수 있는데 선천적인 경우는 임신 중 가로막기형으로 인해 발생한다. 이런 경우 출생직후 3일이내 호흡곤란이나 청색증과 같은 호흡곤란증상들이 발생한다. 후천적인 경우에는 가로막상에 식도구멍을 통해 배속 내 일부 장기가 가슴안으로 탈장되는 경우를 말하며 식도구멍탈장(Hiatal hernia)이라고 하며 식도연축(Esophageal spasm)과 비슷한 증상들을 나타낸다.

샅굴부위탈장(Inguinal hernia)은 직접과 간접탈장으로 나뉘는데 직접탈장은 배 안 압력증가로 배 안 장기가 약화된 배벽밖으로 빠져 나와서 발생하고 간접탈장은 배 안 압력증가로 배 안 장기가 샅굴관(Inguinal canal)을 통해 음낭까지 밀려 나와서 발생한다. 증상들은 사타구니주위가 붓고, 샅굴부위나 고환부위에서 덩어리가 만져지고, 아래배, 엉덩이, 허벅지 앞부위에 통증이 발생하는데 배에 힘을 주거나 배 속 압력이 상승하는 행동(기침, 대변보기 혹은 오래 서있기 등)을 하면 증상이 악화된다.

9. 곧창자열창(직장열창, Rectal Fissure)

대장운동이 원활치 못하여 대변이 딱딱해져서 배변시 직장이나 항문주위가 찢어지거나 상처가 발생하는 질환이다. 직장열창으로 인해 직장주변의 근육들에 연축과 정맥류(Varicose vein)가 발생하며 통증은 사타구니, 골반, 엉덩이근 누름통증점(Gluteus trigger point)부위로 연관통이 발생한다.

(3) 물리적 검진(Physical Examination)

소화내장계 물리적 검진은 시진, 촉진, 청진을 통해 배부위검사로 시작된다. 배는 그림.9-6. 과 같이 4분원 혹은 9분원으로 나뉘는데 각각의 소화내장기들의 위치를 표현할 수 있다. 예를 들어, 위(Stomach)는 왼쪽 상부 사분의 일(Left Upper Quadrant, LUQ)과 명치부위(Epigastric region)에 위치한다고 말할 수 있다(표.9-2).

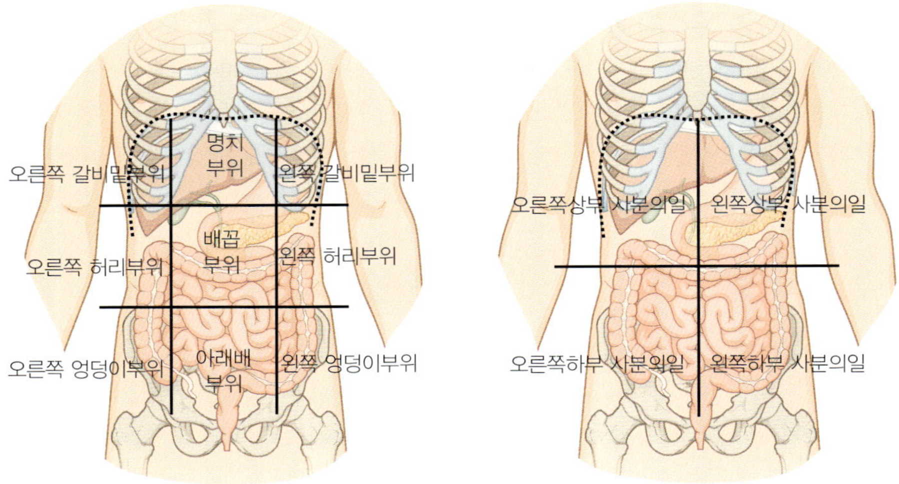

그림.7-6. 배부위 구분 용어(Terminology)들

표.7-2. 4분원 배부위에 있는 소화 내장기들

왼쪽상부 사분의일(LUQ)	오른쪽상부 사분의일(RUQ)
위 지라 간의 왼엽 이자의 잘록창자 왼쪽 콩팥과 부신 잘록창자의 지라 만곡부 횡행결장과 하행결장 일부	쓸개 십이지장 이자의 머리부위 오른쪽 콩팥과 부신 잘록창자의 간 만곡부 상행결장과 횡행결장 일부
왼쪽하부 사분의일(LUQ)	**오른쪽하부 사분의일(RUQ)**
하행결장의 일부 구불창자	막창자꼬리

1. 문진(Interview)

물리적 검진에 앞서 물리치료사는 환자와의 대화를 통해 과거 및 현재병력, 일상생활에 지장을 주는 요소, 소화내장계질환들의 증상유무를 알 수 있다. 표.7-1와 같이 소화내장계질환시 발생하는 증상들 유무를 다음과 같은 질문들로 파악할 수 있다. "하루에 대변은

몇번 정도 보시나요?", "대변이 물거나 되지는 않나요?", "대변색깔은 어떤가요?", "식사 후 속이 더부룩하거나 답답하지 않나요?", "최근 1개월간 체중의 변화가 있나요?", "배통증이나 사타구니부위에 통증이 있나요?", "식사할 때 음식물을 삼키는데 어려움은 없나요?", "최근 식욕은 어떤가요?" 등이 있다. 만약 환자가 위의 질문들에 대하여 양성반응을 보인다면 물리치료사는 소화내장계질환을 의심할 수 있고 즉시 물리적 검사를 시행하여야 한다.

2. 시진(Inspection)

시진시 물리치료사가 가장 먼저 관찰해야 할 것은 배부위에 수술흉터가 있는지를 확인하여야 한다. 과거 소화계질환수술 여부를 파악하므로 환자의 과거병력을 이해하는데 도움을 줄 수 있고 유착여부를 파악하는데 도움을 준다. 그리고 탈장, 장기의 팽윤, 장기에 이상물질 유무를 확인하기 위해 배의 대칭성을 확인하는데 위, 아래 배 그리고 왼쪽, 오른쪽 배의 형태를 비교하고 왼쪽, 오른쪽 사타구니 대칭성도 확인할 수 있다. 환자가 누운상태에서 갈비뼈모서리(늑골연, Costal margin)에서 두덩뼈까지 배의 윤곽을 보고 건강상태를 파악할 수 있는데 편평하거나 둥근모양이면 건강한다고 파악할 수 있고 반면 배(Scaphoid)모양 혹은 돌출된 형태이면 건강에 이상이 있다고 판단할 수 있다(그림.7-7). 배꼽의 돌출유무도 관찰하는데 배꼽이 돌출되었으면 배 안 압력이 증가했음을 의심할 수 있고, 장의 꿈틀운동(연동운동, Peristalsis)이 발생하는지를 확인하는데 만약 꿈틀운동이 나타난다면 위장관폐쇄를 의심할 수 있다.

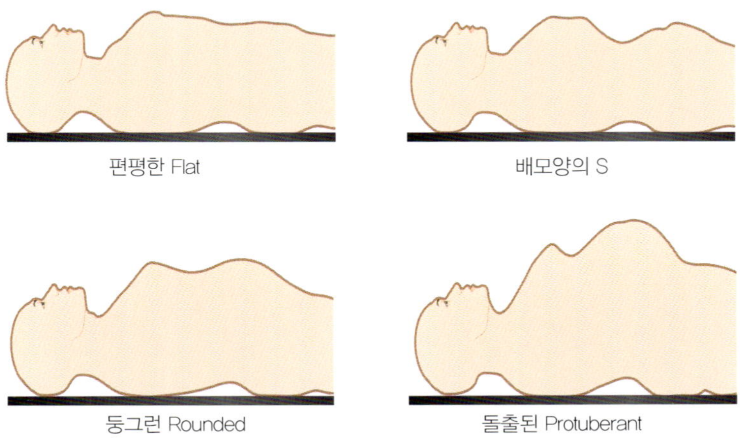

그림.7-7. 배의 윤곽

피부상태로 소화내장계 이상증후를 파악할 수 있는데 간질환의 경우 피부의 황달유무, 피부혈관종의 경우 붉은 반점이 나타나고, 흔히 말하는 살이 터지는 증후를 선조(Striae)라고 하는데 임신, 갑작스런 체중증가, 배속에 물이차면 나타나는 증상이다.

3. 청진(Auscultation)

청진은 장음(Bowel sound), 혈관음(Vascular sounds), 배마찰음(Peritoneal friction rubs)을 듣기 위하여 사용하는데 장음은 청진기의 다이아프램부위를 배에 가볍게 대고 배를 4분원으로 구분하여 청진한다. 장음청진은 오른쪽하부 사분의일(RLQ)에 돌막창 판막(Ileocecal valve)에서 시작하는데, 장음은 고음의 꼬르륵 하는 소리가 15~30회/분정도 들리면 정상이다. 장음감소는 장운동감소를 의미하는데 배막염(Peritonitis), 마비창자막힘증(마비성 장폐색, Paralytic Ileus) 혹은 배수술 후 나타나며, 반면 장음증가는 장운동증가를 의미하며 초기 기계적 장폐색(Mechanical Ileus), 위장염(Gastroenteritis), 심한설사시 나타난다. 혈관음은 청진기의 벨 부위를 배대동맥(Abdominal aorta), 콩팥동맥(Renal arteries), 엉덩동맥(Iliac arteries), 넙다리동맥(Femoral arteries)에 대고 청진한다(그림.9-8). 혈관잡음(Bruitis)은 혈관이 협착되거나 비정상적 이완 혹은 꼬여서 혈액의 와류로 인해 발생하는데 고혈압이나 다리혈관질환 환자들에게서 흔히 청진된다.

배마찰음은 두장의 가죽을 비빌 때 나는 거칠고 삐걱거리는 소리로 정상적으로는 발생하지 않는 소리이다. 배마찰음은 단지 호흡시 발생하며, 간이나 지라에 염증, 농양, 종양 등과 같은 질환이 있을 때 가로막부위 양쪽 갈비뼈모서리(Costal margin)에서 간과 지라의 마찰음을 청진할 수 있다(그림.7-8).

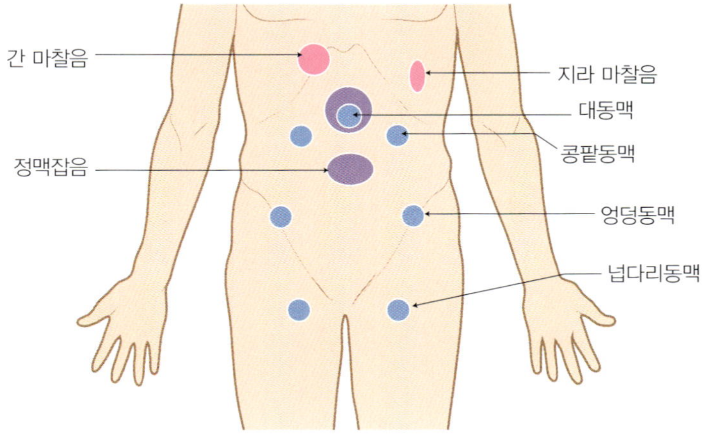

그림.7-8. 복부 혈관음 청진부위

4. 타진(Percussion)

타진은 전체 4분원 배부위에서 행해지는데 타진음을 통해 장기의 위치, 밀도, 장기 내 액체유무 등을 판단하는데 유용하게 사용된다. 배타진음은 가스팽만음(Tympany)과 탁음(Dullness)으로 나뉘는데 누워있는 자세에서 배를 타진하면 속이 비어있는 장기(위, 소장, 대장)경우 장기 안에 공기가 표면으로 올라오기 때문에 가스팽만음이 들려야 하지만 속이 차있는 장기(간)나 장기가 팽창되어 있다던지 장기 안에 이물질이나 덩어리들이 존재한다면 탁음이 들릴 수도 있다.

타진으로 간이나 지라의 위치나 크기를 파악할 수 있는데 오른쪽 빗장뼈중앙선을 따라 아래방향으로 타진하면 공명음(Resonance)이 탁음으로 바뀌는 지점이 나타나고(오른쪽 제 5번째 갈비뼈사이), 계속해서 아래방향으로 타진하다보면 탁음이 고음으로 바뀌는 지점이 나타나는데 이 두 지점의 거리를 측정하면 간의 위치와 크기를 측정할 수 있다(그림.9-9). 지라의 위치는 왼쪽 앞겨드랑이(제 9~11번째 갈비뼈사이)부위를 타진하면 가스팽만음이 들리는데 환자에게 심호흡을 시킨 후 타진하였을 때 탁음이 들린다면 지라비대(Splenomegaly)를 의심할 수 있다(그림.7-10).

5. 촉진(Palpation)

촉진도 타진과 마찬가지로 전체 4분원 배부위에서 행해지는데 내부장기들의 크기, 위치, 경도, 누름통증점(Tenderness) 등을 판단하는데 사용된다. 검사자는 배 촉진시 정확한 촉진을 위하여 피검사자가 복부부위에 긴장을 완화하도록 신체적 정신적 안정을 갖도록 하여야 한다. 예를 들어, 피검사자가 머리를 들어올리는 것을 방지하거나 누운자세에서 피검사자 무릎밑에 배게를 받쳐주어 골반이 전방으로 기울어지는 것을 예방한다. 촉진방법은 내부장기들의 위치와 크기에 따라 가벼운(Light), 깊은(Deep), 양손(Bimanual) 촉진방법이 있다.

가벼운촉진방법은 검사자의 네 손가락을 모아 배부위를 1cm정도 들어가도록 누르거나 가벼운 압박을 가하고 시계방향으로 돌리면서 내부장기표면이나 표면 근육조직부위에 누름통증점이나 덩어리들이 있는지를 검사할 때 사용한다. 깊은촉진방법은 가벼운촉진방법과 같은 방법으로 네 손가락을 모아 복부부위가 5~8cm정도 들어가도록 보다 강한 압박을 가하여 배 깊은부위에 통증이나 덩어리들이 있는지를 검사할 때 사용하고 양손 촉진방법은 환자가 비만이거나 피부밑지방층이 두꺼울 때 사용하는데 깊은촉진방법과 같이 한 손으로 내부장기를 촉지하며 다른 한 손은 압박하는 손 위에 대고 압박을 보조해 준다.

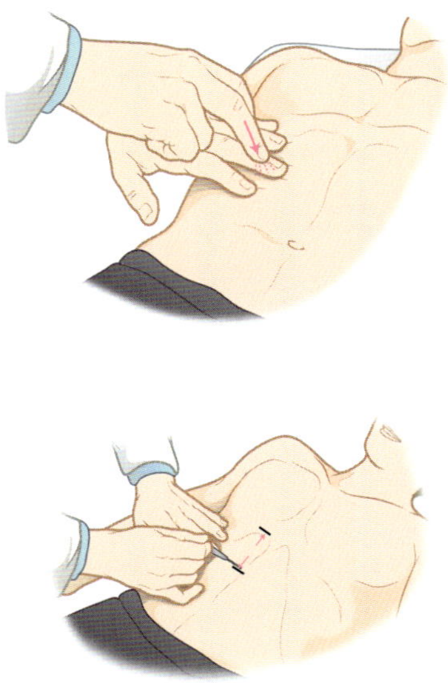

그림.7-9. 간 타진

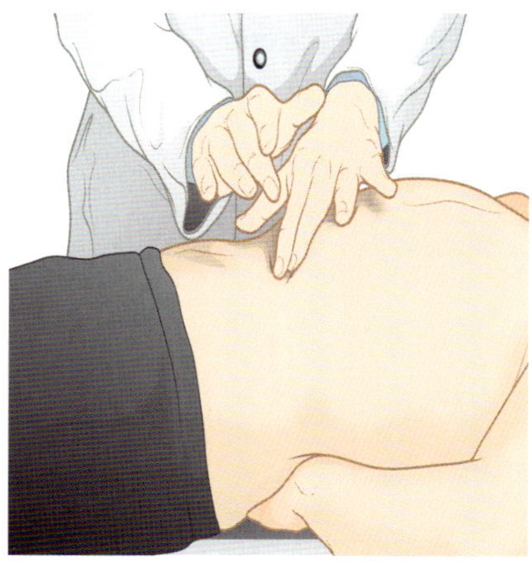

그림.7- 10. 지라 타진

간촉진은 피검사자는 누운자세에서 검사자의 왼쪽 손은 피검사자의 등(제 11~12번째 갈비뼈)에 대고 등을 들어올리고 오른쪽 손으로 오른쪽 갈비뼈모서리 아래에 깊은촉진방법을 실시하며 피검사자에게 심호흡을 하도록 한다. 들숨시 가로막에 의해 간이 아래로 움직이면 검사자의 손끝에 간의 가장자리가 촉지되는데 정상적인 간의 경우 부드러우며 누름통증점이 촉지되지 않는다. 지라촉진은 피검사자가 누운자세에서 검사자의 왼쪽 손은 피검사자의 등(제 11~12번째 갈비뼈)에 대고 피검사자의 왼쪽 몸통을 오른쪽방향으로 들어올리고 검사자의 오른쪽 손으로 왼쪽 갈비뼈모서리 아래에 깊은촉진방법을 실시하며 피검사자에게 심호흡을 하도록 한다. 정상적인 지라의 경우 촉지되지 않지만 지라가 비대하면 검사자의 오른쪽 손가락에 지라가 촉지된다. 대동맥촉진은 피검사자는 누운자세에서 검사자의 엄지손가락과 나머지 손가락들이 마주보게 하여 배꼽 위 약간 왼쪽부위를 촉지하여 대동맥 박동을 촉지한다. 정상적 성인 대동맥의 두께는 2cm정도이며 3cm이상일 경우 동맥류(Aneurism)를 의심할 수 있다.

6. 특별 검사들(Special Tests)

물리적 검사방법들을 시행하여 소화내장기관들에 대한 일반적인 검진을 실시한다면 특별검사방법들을 시행하여 특정 소화내장기관 이상 및 질환여부를 검진할 수 있다. 특별검사방법들은 다음과 같다.

① 반동압통(Rebound Tenderness, Blumberg's Sign)

피검사자는 누운자세에서 검사자의 손을 피검사자의 배와 직각이 되게 하여 누름통증점이 발생하는 배부위를 천천히 눌렀다가 손을 뗀다. 정상적 반응은 검사자의 손이 피검사자의 배에서 떨어질 때 아무런 통증이 발생하지 않지만 배막염이나 막창자꼬리염이 있다면 검사자의 손이 피검사자의 배에서 떨어질 때 통증이 발생할 수 있다(그림.7-11).

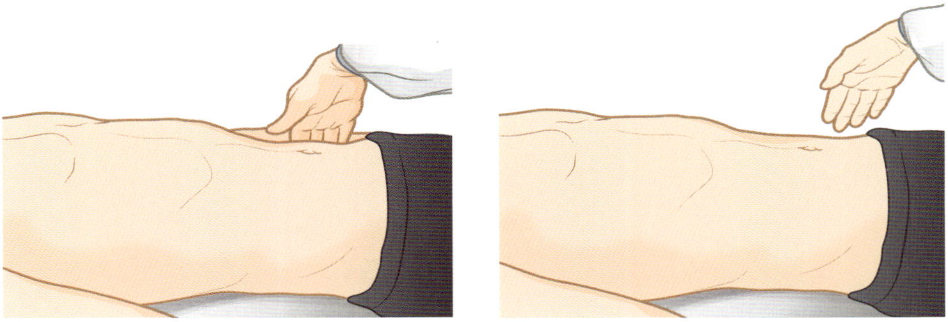

그림.7-11. 반동압통 검사방법(Rebound Tenderness)

② 엉덩허리근(장요근)증후(Psoas Sign)

피검사자는 누운자세에서 오른쪽 무릎을 편 채 다리를 들어올리고 검사자는 피검사자의 오른쪽다리를 내려가도록 밀고 피검사자는 오른쪽 다리가 내려가지 않도록 버티게 한다. 만약에 피검사자에게 막창자꼬리염이 있다면 오른쪽 아래배(RLQ)에 통증을 느끼게 된다(그림.7-12).

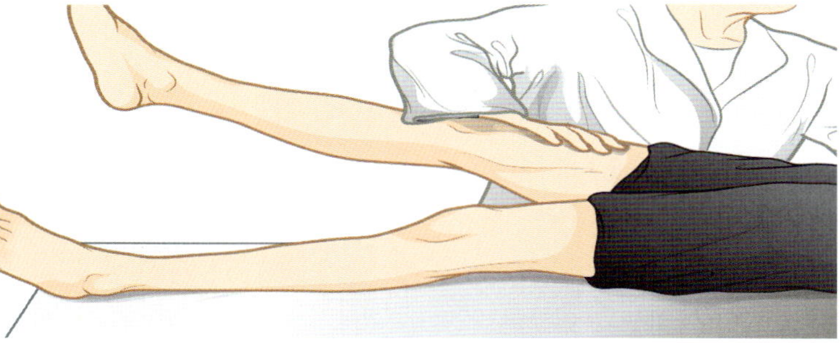

그림.97 -12. 엉덩허리근증후(Psoas sign) 검사방법

③ 이동성탁음(Shifting Dullness)

피검사자는 누운자세에서 검사자는 피검사자의 배를 타진하여 가스팽만음과 탁음 발생부위 경계를 확인한 후 피검사자를 옆으로 눕힌 후 가스팽만음과 탁음발생부위 경계를 다시 확인한다. 만약 피검사자가 누운자세와 옆으로 누운자세에서 가스팽만음과 탁음발생부위 경계가 다르다면 배 안에 복수증(Ascities)을 의심할 수 있다(그림.7-13).

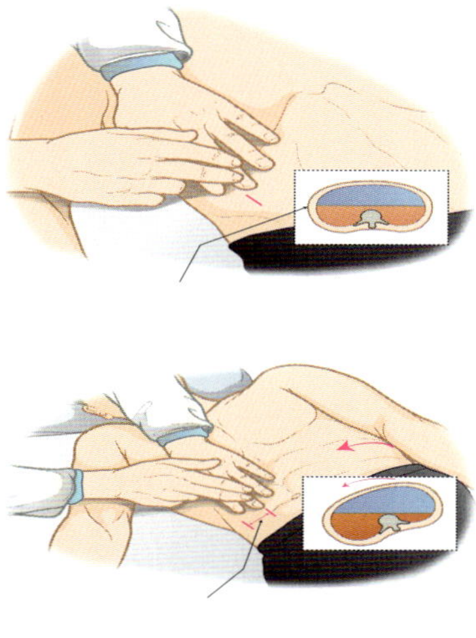

그림.7-13. 이동성 탁음(Shifting Dullness)

④ 폐쇄근(전자근)증후(Obturator Sign)

피검사자는 누운자세에서 오른쪽 엉치관절을 구부리고 무릎을 90도 정도 구부린 상태에서 검사자는 피검사자의 오른쪽 발목을 잡고 엉치관절을 안쪽으로 돌린다. 만약에 피검사자에게 막창자꼬리염이 있다면 오른쪽 아래배나 배에 통증을 느끼게 된다(그림.7-14).

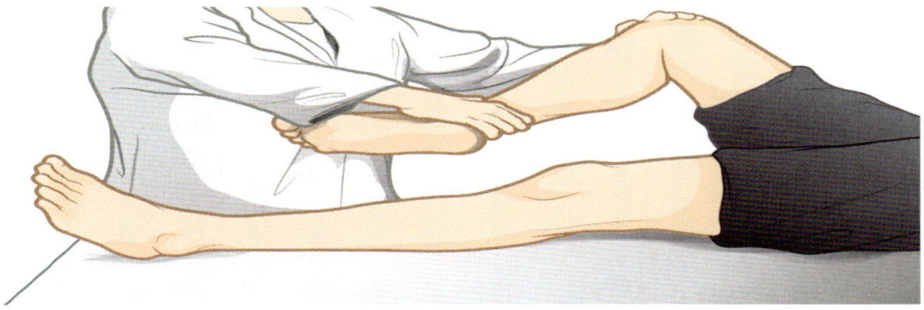

그림.7-14. 폐쇄근증후 검사(Obturator Sign)

(4) 평가(Assessment)

소화내장조직에 손상이나 이상시에는 손상부위에 통증이나 식욕부진, 소화기능장애(설사나 변비), 발열 등과 같은 전신징후들(Systemic symptoms)이 발생하며 연관통(Referred pain)이 발생하곤 한다. 예를 들어, 간질환의 경우 허리윗부위에 통증을 발생시키기도 한다. 물리치료사가 소화내장계질환과 다른 신체기관의 이상여부를 구분하기 위하여서는 소화내장기관들 위치 및 소화내장기질환들에 대한 증상들을 정확히 숙지하여야 하고 환자의 식습관, 생활습관, 과거병력이나 최근 수술병력을 파악하여 소화내장계와의 연관성이 있는지를 파악하여야 한다. 환자검진시 물리치료사가 소화내장계질환이 의심되면 물리치료사는 환자에게 소화기능이나 통증형태, 전신증후 발생여부를 확인하여 환자의 상태를 올바르게 평가할 수 있다. 만약에 환자에게서 소화내장계이상이 의심된다면 의사에게 보고하거나 환자에게 해당되는 의료기관으로 진료를 보도록 권유하여야 한다.

(5) Case Study

허리통증 때문에 33세 남성환자가 정형외과의원에 내원하였다. 그는 3주 전에 막창자꼬리염 때문에 수술을 하였고 현재 수술부위는 완전히 회복된 상태이다. 그는 요즘 들어 허리통증이 심해졌는데 1주일 전부터는 오른쪽 허리부위에 지속적인 통증을 느끼고 있다. 환자는 허리통증때문에 충분한 수면을 취하기 어렵고 직장일 뿐만 아니라 계단을 오르내리는 것조차 어려운 상태이다.

History

- 가정환경: 부인과 2남 그리고 부모님과 함께 일반주택에 살고 있다.
- 생활습관: 무역회사 회사원으로 1달에 2~3회 지방이나 해외출장을 나가며 흡연과 음주는 하지 않고 매일 하루 1시간정도 헬스클럽에서 운동을 한다.
- 과거병력: 당뇨, 고혈압(약물로 조절)
- 과거 수술병력: 정관수술(3년 전), 충수 절제(3주 전)
- 약물복용: Insluin, Thiazide(고혈압 환자용 이뇨제)
- 환자와의 면담: 환자는 오른쪽 갈비뼈아래 허리부위에 지속적으로 쑤시는 통증(8/10)을 호소하며 통증이 가쪽으로 퍼진다고 말한다. 3주 전 수술로 회사에 휴가를 냈는데 허리통증으로 현재 회사 출근을 못하고 있어 업무적 차질이 있다고 말한다.
- 임상학적 검진결과

  X-ray: 허리뼈(정상), 폐(정상)

  ECG: 정상

  혈액검사: 염증수치(CRP): 6.7 mg/dL(정상치 〈1mg/dL)

  Vital signs; 심장박동수(HR): 72bpm, 혈압(BP): 128~82mmHg, 호흡수(RR): 18bpm, 체온: 38.3℃, SaO_2: 98% (앉은 자세)

물리적 검사

- 문진: 환자는 막창자꼬리염 수술 후 허리통증이 점점 심해졌다고 말하며 간헐적으로 발생하던 허리통증이 지난주부터 오른쪽 허리부위에서 지속적으로 발생한다고 말한다. 특히 배변시 허리에 심한 통증이 발생한다고 말하고 식후 통증이 심하여 음식물 섭취를 꺼리게 되어 체중이 감소하였다고 말한다(1주일 새 3kg 감소).
- 시진: 오른쪽 아래배 막창자꼬리염 수술부위 상처 깨끗하게 치유

- 촉진: 왼, 오른쪽 골반의 위앞엉덩뼈가시(전상장골극, ASIS)와 엉덩뼈능선(장골능, Iliac crest) 높이는 같고 손가락 끝을 이용한 아래배에 깊은압박을 가하였을 때 환자는 심한 압통을 느꼈다.
- 청진 · 타진: 장음 감소

– 신체조직에 영향을 미치는 요소들

- 근골격계: 허리통증, 일상생활 행동 제한
- 신경계: 방사통, 당뇨
- 심혈관계: 고혈압, 약물복용
- 내분비계: 당뇨, 약물복용, 체중감소
- 소화내장계: 배통증, 수술경력(충수 절제술), 체중감소, 식후 통증, 장음 감소
- 비뇨생식계: 수술경력(정관수술)
- 기타: 체온 상승, 염증수치 증가

신체조직 검진

- 근골격계: 근력 및 관절가동범위 – 정상, SLR test – 음성, Faber's test – 음성
- 신경계: Myotome, Dermatome – 정상
- 심혈관계: 심음 정상, 6분간 걷기 검사 – 정상 하지만 움직임시 허리 통증 호소
- 내분비계: Monofilament 검사(0.5g 자극시 감각인지)
- 소화내장계: 아래배 압박시 통증이 심해짐, 왼쪽 반동압통 없음
- 비뇨생식계: 소변량 및 색깔 정상, 배뇨시 통증 없음

환자의 허리통증은 검진결과로 비추어 볼 때 근골격계나 신경계조직의 문제로 발생한다고 보기 어렵다. 염증지수상승과 체온상승은 신체 내 염증성질환을 의심할 수 있는데 아래배부위에 누름통증, 갑작스런 체중감소, 식후 통증 증가 그리고 배뇨시 허리통증 증가와 같은 증상들은 대장 및 소장내 문제가 있음을 예상할 수 있는데 환자는 3주 전 막창자꼬리염 수술 경험이 있는 것을 주목하여야 한다. 비록 막창자꼬리염 수술이 성공적으로 시술되었다고 하여도 염증이 대장 혹은 소장이나 배안으로 전이됐었을 수도 있기 때문이다. 또한 장음 감소는 장 움직임의 감소를 의미하므로 소장이나 대장의 문제를 의심할 수 있다. 물리치료사는 환자에 대한 검진내용을 보고하고 의사에게 즉시 진료를 의뢰하여야 한다.

Chapter 08

비뇨생식계 검진(Screening for Genitourinary System)

신체 내 노폐물배설과 생식기능을 담당하는 비뇨생식계는 남녀의 신체적 구조차이 때문에 발생하는 질환 및 증상에 차이가 있다. 또한 비뇨생식계에 대한 문화적 정서에 따른 쑥스러움이나 잘못된 상식은 비뇨생식기질환에 대한 자가진단능력을 저하시켜 치료에 적정시기를 놓치게 만드는 경우도 있다. 또한 비뇨생식계질환에 의해 발생하는 증상을 다른 신체기관이상으로 발생하는 증상으로 잘못 인식하는 경우도 있다. 이번 장에서는 남녀 신체적 구조차이 인식, 비뇨생식계질환들의 증상 및 증후, 물리치료사가 환자에게 편안하면서 거부감 없이 실행할 수 있는 검진방법들에 대하여 알아보도록 하겠다.

(1) 비뇨생식계 해부생리학(Anatomy & Physiology)

남녀는 신체 해부학적 구조의 차이가 있기 때문에 남녀 비뇨생식계를 구분하여 비교하도록 하겠다. 우선 남성의 비뇨생식기관들에는 콩팥(Kidneys), 요관(Ureter), 방광(Bladder), 전립선(Prostate gland), 요도(Urethra), 고환(Testes), 부고환(Epididymis)이 있다(그림.8-1).

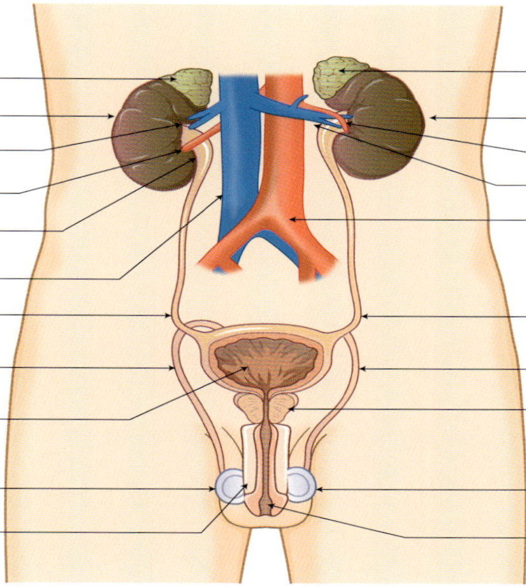

그림.8-1. 남성 비뇨생식계

콩팥(Kidneys)은 오줌성분을 걸러내는 1쌍의 암적색 강낭콩형(Bean-shaphed) 장기로 제 12번째 등뼈와 제 2번째 허리뼈사이 윗배 뒤에 위치한다. 콩팥은 백만개이상 네프론(Nephrons)으로 구성되어 수분, 전해질, 다른 무기질 성분들을 재흡수하고 반면 노폐물은 배출하여 신체의 세포외액을 조절하여 신체 내 체액과 전해질 균형을 이루도록 하는 중요한 기능을 한다. 일반적으로 왼족 콩팥이 오른쪽 콩팥보다 약간 위에 위치하며 정상적인 콩팥은 촉지가 어려우나 콩팥질환시 소화내장기와 구조적으로 가까워져 메스꺼움, 구토같은 증상이 나타난다. 요관(Ureter)은 콩팥깔대기(신우, Renal pelvis)와 방광(Bladder)을 잇는 소관으로 신장과 함께 복막뒤장기(Retroperitoneal organ)에 속한다. 이런 이유로 콩팥과 요관이상시 같은쪽으로 허리통증이 발생한다. 소변은 콩팥에서 요관을 통해 방광(Bladder)에 저장되는데 남자의 경우 방광위치는 두덩결합(치골결합, Pubic symphysis)과 곧창자(Rectum)사이에 위치한다. 근육성주머니인 방광이 팽창되면 두덩결합 상부에서 촉지가 가능하며 방광의 용량은 약 500ml정도이다. 전립선(Prostate gland)은 남성생식선으로 정액을 구성하는 액을 만들며, 방광아래 위치하며 요도(Urethra)와 연결되어 있고 직장을 통해 쉽게 촉지가 가능하다. 전립선비대는 요도와 방광을 압박하여 배뇨를 곤란하게 한다. 요도는 소변이 외부로 나가는 통로로 남성요도가 여성요도보다 4~5배정도 길다. 고환(Testes)과 부고환(Epididymis)은 음낭주머니(Scrotal sac)안에 있으며 수정관(Vas deferens)과 연결되어 있다. 고환은 계란형으로 정상적으로는 왼쪽, 오른쪽 1쌍인데 일반적으로 왼쪽이 오른쪽 고환보다 약간 크다. 고환에서는 테스토스테론(Testosterone)이라는 남성호르몬과 정자(Spermatozoa)가 생산된다. 부고환은 고환의 위쪽에 위치하며 구불구불한 정소상체로 정자는 부고환을 통해 고환에서 배출된다.

남성 비뇨생식기관들 이상으로 통증발생부위는 기관에 따라 차이를 보이는데 표.10-1과 같다.

표.8-1. 남성 비뇨생식기관들 연관통(Referred pain) 부위

비뇨생식기관	연관통(Referred pain) 부위
콩팥	같은쪽 허리뼈 아래, 윗배부위
요관	사타구니, 위, 아랫뼈, 두덩뼈 윗부위, 안쪽 근위부 허벅지, 등, 허리뼈부위
방광	엉치뼈끝(천골첨, Apex of sacrum), 두덩뼈 윗부위, 등, 허리뼈 부위
전립선	엉치뼈, 허리뼈아래, 등, 허리뼈부위, 고환부위
고환	아랫배, 엉치뼈부위

여성의 비뇨생식기관들에는 콩팥, 요관, 방광, 요도, 난소(Ovaries), 나팔관(난관 , Fallopian tubes), 자궁(Uterus), 샅(회음부, Perineum), 바깥생식기(외음부, External genitalia)가 있다(그림.8-2).

여성의 방광은 두덩결합과 자궁사이에 위치하고 요도는 3~4cm정도로 남성의 요도에 비해 매우 짧다. 남성의 고환에 해당하는 여성의 생식기로 난자를 생산하고 분비하는 1쌍의 난소(Ovaries)는 가쪽 골반측벽에 1~3cm정도 떨어져 있고 자궁 뒤에 위치한다. 길이가 약 4cm, 무게가 약 4~8g정도이고 인대로 자궁(Uterus)과 나팔관(Fallopian tubes)에 연결되어 있다. 난소는 에스트로겐(Estrogen)과 프로게스테론(Progesterone)의 여성호르몬을 혈류로 분비하는 내분비선기능을 가지고 있다.

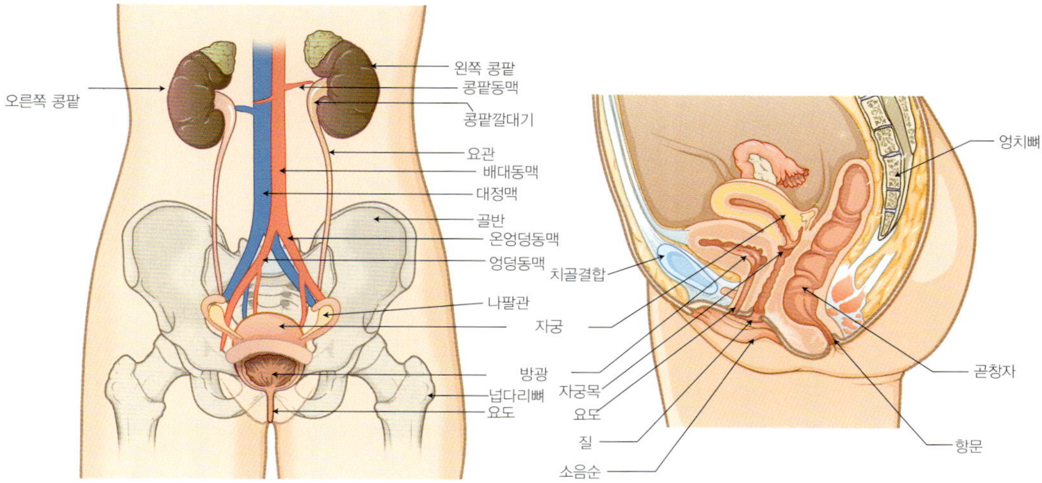

그림.8-2. 여성 비뇨생식계

나팔관(Fallopian tubes)은 난소와 자궁을 연결하는 길이 약 10cm정도의 관으로 가쪽으로 폭이 넓어지는 깔때기형태를 지니고 있다. 나팔관의 넓은 가쪽은 배안에 복부구멍(복강구, Abdominal orifice)로 개구하고 좁은 안쪽은 자궁 안에 자궁구멍(자궁구, Uterine orifice)으로 개구한다. 나팔관 가쪽내 점막은 주름이 많이 잡혀있어 여기서 수정이 이루어지는데 이 경우를 자궁외임신 혹은 난관임신이라고 한다. 자궁(Uterus)은 근육성장기로 수정된 수정란을 발육시키는 기관으로 앞에는 방광과 뒤에는 직장사이에 위치한다. 자궁의 위가쪽은 난관과 아래는 질(Vagina)과 연결되어 있고 자궁의 가장 윗부분을 자궁바닥(Fundus)이라고 하며 중간부위를 자궁몸통(Body) 그리고 질과 연결되는 부위를 자궁목(cervix)이라고 한다. 자궁은 아래쪽을 제외한 대부분이 배막인 자궁넓은인대(자궁광간막, Broad ligament)로 싸여 있는데 골반근육들의 약화가 발생하면 앞부위의 방광이나 뒷부위의 직장이 질을 압박할 수 있다. 여성의 샅(Perineum)은 음부틈새(음열, Urogenital cleft)와 항문 사이를 가리키며 샅안쪽은 샅근육(Perineal muscle)이 있어 배변, 출산, 성교시 작용한다. 바깥생식기(External genitalia)는 큰 외피의 주름인 대음순(Labia majora)와 대음순 안쪽에 소음순(Labia minora)으로 나뉘는데 대음순은 남성의 음낭(Scrotum)에 해당되며 소음순은 남성의 음경(Penis)에 해당한다. 소음순의 맨 앞부분에는 음핵(Clitoris)이라는 발기성조직이 돌출되어 있다. 여성의 요도는 질(Vergina)과 항문과 가깝기 때문에 남성에 비해 요로감염증(Urinary Tract Infection, UTI)에 걸리기 쉽다. 여성 비뇨생식기관이상 역시 통증발생부위는 기관에 따라 차이를 보이는데 표.8-2와 같다.

표.8-2. 여성 비뇨생식기관들 연관통(Referred pain) 부위

비뇨생식기관	연관통(Referred pain) 부위
콩팥	같은쪽 허리뼈아래, 같은쪽 허리뼈아래, 윗배 부위
요관	사타구니, 윗, 아래배, 두덩뼈 윗부분, 안쪽 근위부 허벅지, 등, 허리뼈 부위
방광	엉치뼈끝, 두덩뼈 윗부위, 등, 허리뼈부위
난소	아래배, 허리뼈아래 부위
자궁	아래배, 허리뼈아래 부위
나팔관	아래배, 허리뼈아래 부위
회음부	엉치뼈끝, 두덩뼈 윗부위, 곧창자부위
외음부	아래배, 안쪽 앞 허벅지, 엉치뼈부위

배뇨는 뇌줄기(Brain stem)와 자율신경계에 의한 엉치배뇨중후(천수배뇨중추, Sacral Micturition Center)조절에 의해 신경지배를 받는다. 자율신경계의 2가지 요소에 의해 배뇨작용은 촉진되거나 억제되는데 콜린성섬유(Cholinergic fibers)는 배뇨를 촉진하고 반면 교감신경 섬유(Sympathetic fibers)는 배뇨를 억제한다. 생식계는 대뇌의 시상하부와 둘레계통에서 성적자극을 척수를 통해 자율신경계를 활성화하는데, 교감신경은 등허리척수(Thoracolumbar Spinal Cord)에서 시작하여 발기와 음경의 이완작용을 일으키고 부교감신경은 엉치척수(Sacral Spinal Cord)에서 시작하여 발기작용을 일으킨다.

(2) 비뇨생식계 질환 증후 및 증상(Signs and Symptoms)

비뇨기질환의 대표적 증상들 중 하나는 배, 등, 몸통, 엉덩이 주변에서 발생하는 통증이다. 통증의 형태는 비뇨생식기관에 따라 무딘통증, 타는 듯한 느낌, 산통같이 참기 힘든 통증이 발생한다. 왼쪽, 오른쪽 윗배 통증과 허리통증은 같은쪽 콩팥 혹은 근위부 요관에 이상이 있을 때 발생하고 왼쪽, 오른쪽 아랫배 통증은 같은쪽 원위부 요관, 고환 및 부고환, 자궁, 나팔관, 바깥생식기에 질환이 있을 때 발생한다. 방광질환시에는 안쪽, 오른쪽, 중앙 아래배에서 통증이 발생한다.

비뇨기질환시 가장 흔하게 나타나는 증상은 소변의 양, 색깔, 냄새의 변화, 배뇨시 통증, 소변 조절능력이상 등이 있다. 1일 소변량은 수분섭취량에 차이가 있지만 정상적인 1일 소변량은 800~1600ml정도이다. 정상적인 수분섭취에도 불구하고 1일 소변량이 400ml이하이거나 2500ml이상일 경우 콩팥기능에 이상을 의심할 수 있다. 대표적 질환들에는 콩팥기능상실증(신부전증, Renal failure)이나 요붕증(Diabetes insipidus)이 있다.

소변색깔을 통해서 건강이상유무를 평가하는데 사용하기도 하는데 건강인의 소변색깔은 엷은 황갈색을 띄는데 소변 내 수분량에 따라 색깔의 옅고 짙음의 차이가 발생할 수 있다. 소변색깔이 매우 옅을 경우 소변 내 수분량의 증가를 의미하는데 요붕증, 당뇨와 같은 질환시 나타나며 반대로 색깔이 진해지는 경우는 소변 내 수분량이 감소하는 것을 의미하는데 간질환 환자에게서 나타난다. 붉은색의 혈뇨는 요관, 방광, 요로 내 손상으로 인해 배뇨시 소변에 혈액이 섞여 나오는 경우로 요관, 방광 혹은 요로결석시 이러한 증상이 발생하는데 발견 즉시 의사에게 진료를 의뢰하여야 한다. 여성의 경우는 생리기간 중 정상적 소변에 혈액이 혼합되어 혈뇨가 배출되는 경우도 있다. 요로감염으로 인해 소변에 고름이 섞이면서 우유빛 혹은 탁한 소변이 나오는 경우도 있고, 악성흑색종의 경우는 멜라닌색소가 소변에 섞여서 배출되면서 소변색깔이 콜라색 같은 암갈색을 나타내기도 한다. 정상적인 소변에서는 냄새가 나지 않는데 심한 암모니아 냄새가 난다면 폐쇄성방광염이나 신우염을 의심할 수 있고 소변에서 대변냄새가 난다면 창자와 방광사이에 이상을 의미한다. 단지 소변량, 색깔, 냄새의 변화만으로 비뇨계 특정질환을 진단하는 것은 불가능한 일이지만 이러한 변화를 환자가 인식하고 검진시 의사나 물리치료사에게 말해준다면 진단계획을 세우는데 큰 도움을 줄 수 있다.

배뇨시 통증은 비뇨기와 생식기 질환시 나타나는데 병원균에 의한 요로감염증(Urinary Tract Infection, UTI)의 경우 배뇨시 아래배에 통증이 발생하고, 방광염(Cystitis)의 경우 배뇨시 따끔거리는 통증과 아래쪽 허리나 두덩뼈윗부위에서 통증이 발생한다. 전립선염(Prostatitis)의 경우 배뇨곤란과 배뇨시 허리, 샅, 곧창자주위에 통증이 발생하고 소변을 참지 못하는 한다. 요도염(Urethritis)은 배뇨가 시작하면서 요도부위에 쓰라린 통증이 발생하고 배뇨 후 잔뇨가 남은 듯한 느낌을 가진다.

배뇨조절능력 이상의 대표적인 예인 요실금(Urinary incontinence)은 4가지 유형으로 나뉘는데 복압요실금(Stress incontinence), 절박요실금(Urge incontinence), 범람요실금(Overflow incontinence), 기능적요실금(Functional incontinence)이 있다. 복압성요실금은 골반바닥근육(Pelvic floor musculature), 조임근(괄약근, Sphincter muscle), 음부신경(Pudendal nerve) 손상 등으로 인해 기침, 웃음, 운동으로 인한 배안 압력 상승시 배뇨현상이 나타난다. 절박요실금은 방광 내 염증, 방광의 신경성 과민, 배뇨근(Detrusor muscle)불안정 등으로 인해 방광 내 소변이 차면 참지 못하고 바로 배뇨를 하는 증상이다. 범람요실금은 전립선비대에 의한 요도폐쇄, 척수손상이나 당뇨에 의한 방광수축기능상실, 다발성경화증(Multiple sclerosis)같은 신경손상 등에 의해 계속적으로 소변이 새는 증상이다. 마지막으로 기능적요실금은 의식이나 인식능력저하, 운동기능저하, 환경적장애로 인해 화장실 사용능력 저하로 배뇨를 적정한 장소에서 해결하지 못하고 소변을 지리는 증상이다.

과도한 배뇨(Polyuria)나 배뇨곤란(Dysuria)은 혈액 내 전해질(Electrolytes)균형에 영향을 미치는데 전해질 불균형에 의해 나타나는 신체적 증상들은 표.8-3과 같다.

표.8-3. 혈액 내 전해질 불균형에 의한 증상들

전 해 질	상 태	증상
나트륨	과도(Hypernatremia)	신체부종, 체중증가, 폐부종, 고혈압, 빠른맥, 피부홍조
	과소(Hyponatremia)	근력약화, 저혈압, 두통, 발작, 불안감, 차가운 피부
칼륨	과도(Hyperkalemia)	근력약화, 근육이완, 메스꺼움, 설사, 배통증
	과소(Hypokalemia)	근피로, 반사저하(hyporeflexia), 식욕부진, 메스거움, 구토, 설사
칼슘	과도(Hypercalcemia)	근긴장저하, 근력약화, 골절, 두통, 무기력, 체중감소, 식욕부진, 고혈압, 졸림
	과소(Hypocalcemia)	근경련, 감각이상, 발작, 부정맥, 저혈압
마그네슘	과도(Hypermagnesemia)	반사저하, 근력약화, 근육이완, 느린맥, 저혈압, 감각저하, 호흡근약화, 졸림
	과소(Hypomagnesemia)	혼돈, 망상, 발작, 저혈압, 다리경련, 부정맥

생식기 질환의 대표적 증상들에는 통증, 출혈, 가려움, 배뇨장애, 성기능저하 등이 있다. 환자의 비뇨생식기질환여부는 환자의 프라이버시와 연관이 있기 때문에 물리치료사가 직접적으로 물어보는 것보다 설문지를 활용하여 환자가 스스로 작성하는 것이 보다 효과적이다(표.10-4, 5). 통증은 성관계 도중이나 성관계 후 생식기 주변에서 발생하며 배뇨시 통증이 발생하곤 한다. 생식기가 세균감염에 의해 생식기가 붓거나 염증이나 요도관 손상으로 인해 배뇨시 혈뇨나 여성 생식기의 바이러스감염으로 인한 종양으로 인해 출혈

이 발생하고 왼쪽 아래배나 가운데 아래배에 통증이 발생한다. 세균이나 바이러스감염이나 접촉으로 인해 발생하는 생식기질환은 생식기 주변에 가려움증이 발생하여 긁어서 피부두께 변화가 발생하기도 한다. 남성의 발기기능저하나 전립선질환, 여성 생식기 내 출혈이나 통증으로 인해 성생활을 회피하는 경향이 있다.

표.8-4. 남성 비뇨생식시 질환 문답

질 문	예	아니오	설명
1. 비뇨생식기 통증	____	____	________
2. 배뇨곤란	____	____	________
3. 혈 뇨	____	____	________
4. 요실금	____	____	________
5. 자주 소변을 봄	____	____	________
6. 성교불능	____	____	________
7. 발기시 통증	____	____	________
8. 성기형태 변화	____	____	________
9. 과거 배뇨질환여부	____	____	________
10. 과거 성병여부	____	____	________

표.8-5. 여성 비뇨생식기 질환 문답

질 문	예	아니오	설명
1. 비뇨생식기 통증	____	____	________
2. 배뇨곤란	____	____	________
3. 월경시 외 혈뇨	____	____	________
4. 요실금	____	____	________
5. 자주 소변을 봄	____	____	________
6. 냉증(Vaginal discharge)	____	____	________
7.생리기간 외 통증	____	____	________
8. 생식기 가려움증	____	____	________
9. 성기형태 변화	____	____	________
10. 배 더부룩함	____	____	________
11. 과거 배뇨질환여부	____	____	________
12. 과거 성병여부	____	____	________

(3) 임신 증상 및 증후(Pregnancy Signs and Symptoms)

임신은 해부생리학적 신체변화와 정신적 변화를 발생시킨다. 임산부의 근골격계변화는 임신기간동안 체중이 약 11~14kg정도 증가하고 배부위팽창으로 인해 신체의 무게중심(Center of Gravotoy, COG)이 앞으로 이동하여 허리척추굽음(요추만곡, Lumbar lordosis)이 증가하고 골반은 앞으로 기울어져 허리통증이 발생하곤 한다. 렐락신(Relaxin)분비로 인하여 치골결합이나 허리주변인대들의 이완이 발생하고 엉덩가쪽으로 벌어지고(Outflare) 두덩관절은 바깥돌림(외회선)하게 된다. 임신후기에는 거북목증후(Forward head)와 등뼈뒤굽음증(흉추후만, Thoracic kyphosis)이 발생하여 등뼈출구(Thoracic outlet)부위 신경혈관구조물을 압박하여 팔근력 약화나 마비증상이 발생하기도 한다.

임신중기 혹은 말기기간에는 프로게스트론(Progesterone)호르몬에 의해 배주변의 결합조직이 이완되고 배에 지속적으로 가해지는 스트레스로 인해 배곧은근분리(복직근분리, Diastasis Recti Abdominis)가 발생(그림.10-3)하곤 하는데 허리통증발생의 또 다른 원인이 된다. 배곧은근 분리검사방법은 환자는 바로 누운자세에서 양쪽 무릎을 구부리고 윗몸일으키기를 실행할때 검사자가 배곧은근을 촉지하여 왼쪽, 오른쪽 배곧은근 간격을 검사자의 손끝을 이용하여 측정하는데 2cm미만이면 정상이고 2cm이상이면 배곧은근분리를 의심할 수 있다.

임신기간 중 혈압은 떨어지는데 평균 약 8~10mmHg정도 떨어지고 반면 심장박동은 12~18bpm정도 증가하며 심장박출량은 약 1/3정도 증가한다. 임신에 의한 자궁팽창은 엉덩정맥(Iliac vein)과 아래대정맥(Inferior Vena Cava)을 압박하여 다리에 정맥혈 순환장애를 유발시킨다. 이러한 이유로 다리에 부종과 다리정맥류(Varicose vein)증상이 나타난다. 반면 혈관 내 혈류량이 증가하여 피부에 홍반증상을 보인다. 임신기간 중 저혈압증상이 나타나기 때문에 임신 7개월 이후부터는 누워서 운동하는 것을 자제하여야 한다.

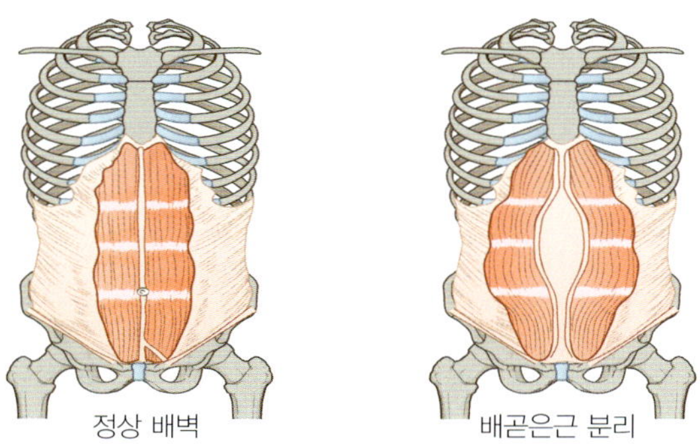

그림.8-3. 배곧은근 분리(왼쪽 : 정상, 오른쪽 : 배곧은근 분리)

자궁의 팽창은 가로막의 움직임을 방해하여 얕은호흡과 호흡수가 증가되고 임신말기에는 호흡시 목갈비근(사각근, Scalenes)이나 작은가슴근(소흉근, Pectoralis minor) 같은 호흡보조근 활동이 증가하여 가슴문증후근(흉부출구증후근, Thoracic Outlet Syndrome, TOS) 증상이 나타난다. 임신기간 중 프로게스트론 호르몬의 영향으로 배뇨기관의 민무늬근이 이완되고 자궁팽창으로 인해 요관은 압박을 받아 임산부는 자주 배뇨를 하지만 배뇨를 시원하게 못 본다고 말한다. 기타 임신시 나타나는 증상에는 임신초기시 메스꺼움이나 구토, 출혈, 유방부위에 통증(Mastodynia)이 나타나고 임신말기시에는 빈혈이나 어지러움 증상들이 나타난다.

(4) 물리적 검사(Physical Examination)

물리치료사에 의해 시행되는 비뇨생식계검사는 환자에게 민감한 부위이므로 매우 제한적이다. 우선 배뇨에 문제가 없는지, 배뇨시 배통증이나 골반부위에 통증이 발생하는지, 비뇨생식기 내, 외에 이물질이나 출혈여부 혹은 소변의 색깔에 변화가 없는지 등을 환자에게 물어봐서 비뇨계이상유무를 확인하고, 표.10-4나 5와 같이 설문지를 이용하여 생식계이상유무를 확인할 수 있다. 시진을 통해 배나 골반부위에 상처유무를 확인하여 수술여부를 확인하고 아래배에 팽만유무를 확인한다. 만약 아래배에 팽만이 있다면 검사자는 배꼽에서 두덩뼈부위로 내려가면서 타진을 실시하여 타진음을 확인하는데 방광이 비어있다면 가스팽만음(Tympanic sound)이 발생하고 방광 내 요가 차있으면 둔탁음(Dull sound)이 발생하고 검사자는 소변을 보고 싶어할 수도 있다. 또한 피검사자가 앉아 있는 상태에서 피검사자의 등 뒤에서 검사자는 주먹을 쥐고 왼쪽, 오른쪽 갈비척추각(Costovertebral angle)부위를 타진하여 콩팥질환여부를 검사할 수 있다. 촉진은 검사자에 의해 시행할 수도 있지만 피검사가 불편함을 느낀다면 피검사자 스스로 비뇨생식기를 촉지하여 붓거나 형태변화 그리고 비뇨생식기와 주변에 덩어리(Mass)가 만져지는지를 확인하여 전립선이나 외부생식기이상유무나 종양여부를 판단하는데 사용할 수 있다.

(5) 비뇨생식계질환들(Urogenital System Diseases)

물리치료사는 비뇨생식기에 대한 제한적검진을 실시하기 때문에 비뇨생식기질환에 대한 정확한 의학적 지식이 필요하다. 각각의 비뇨생식기질환이 신체에서 발생시키는 증상 및 증후, 병리적 상태, 물리치료에 미치는 영향들을 파악하여 치료적 결정을 내리는데 활용할 수 있어야 한다. 대표적인 비뇨생식기질환들을 아래와 같이 언급한다.

1. 요로감염증(Urinary Tract Infection, UTI)

요로감염증은 콩팥, 요관, 방광, 요도를 포함한 요로기계(Urinary tract)가 미생물(Escherichia coli, Pseudomonas, Staphylococcus 등)에 의해 감염되어 발생하는 질환으로 발병부위에 따라 증상이 다양하게 나타난다. 요로감염증 발병부위는 윗부위와 아래부위 요로기계로 나뉘는데 윗부위 요로감염증에는 콩팥이 감염되어 염증이 발생하는 콩팥깔대기염(신우신염, Pyelonephritis)이 있다. 콩팥깔대기염의 증상들에는 오한, 열, 두통, 실신, 허리통증, 갈비척추각 주변에 누름통증점(Murphy's 증후), 메스꺼움, 구토, 배뇨시 타는듯한 느낌 등이 발생한다.

아래부위 요로감염증에는 방광염(Cystitis)과 요도염(Urethritis)이 있는데 방광염의 증상들에는 자주 소변을 보지만 시원하게 소변을 못보고, 배뇨시 허리뼈아래와 두덩뼈윗부위에 통증이 발생하고, 혈뇨나 혼탁뇨를 배출하고 소변에서 악취가 난다. 요도염의 증상들에는 배뇨시 통증이 발생하고, 배뇨기나 주위에 가려움 증상이 나타나며, 그리고 아래배 혹은 사타구니에 통증이 나타난다.

요로감염증을 발생시키는 위험인자들은 다음과 같다.

- 나이
- 비활동적인 생활습관
- 척추손상, 당뇨병 환자
- 도뇨관 삽입(Urinary catheterization)
- 무분별한 성생활
- 변비
- 콩팥 이식
- 과다한 약물사용(예: 비아그라)
- 성병

2. 낭성콩팥질환(신낭종질환, Renal Cystic Disease)

콩팥에 물혹(낭종)이 생긴 상태로 물혹에 의해 네프론(Nephron)이 이완되어 콩팥기능이 저하하고 요세관폐쇄를 유발한다. 낭성콩팥질환에는 4가지 타입이 있는데: 다낭성콩팥질환(Polycystic kidney disease), 속질스펀지콩팥(Medullary sponge kidney), 후천성낭성질환(Acquired cystic disease), 단순낭성콩팥(simple renal cysts)이 있다. 이 중에서 단순낭성콩팥이 발생률이 높고 물혹의 크기는 보통 1cm 미만이며 콩팥기능에 큰 영향을 미치지 않는다.

낭성콩팥질환 증상들에는 배나 옆구리 통증, 혈뇨, 콩팥 내 혈관압박에 의한 고혈압, 콩팥감염에 의한 열 발생 등이 있다.

3. 콩팥결석(신장결석, Renal Calculi)

콩팥결석은 요로기계 내 칼슘농도가 상승하여 발생한다고 생각하지만 나노박테리아(Nanobacteria)감염에 의해 발생된다고 보고되고 있다. 콩팥결석은 30~50대에 발병률이 높고 남성이 여성에 비하여 4배정도 발병률이 높다. 하지만 60~70대에는 여성의 발병률이 증가한다. 콩팥결석은 기후와도 연관성이 있어 습하고 더운 여름철에 발생률이 높게 나타난다. 또한 비만여성의 경우 정상체중의 여성보다 발병률이 높다.

요로 내 결석은 요관깔때기이음부(신우요관이음부, Ureteropelvic junction), 요관과 엉덩혈관(Iliac vessels)이 만나는 부위, 요관방광이음부(Ureterovesical junction)에서 빈번하게 발생한다(그림.8-4).

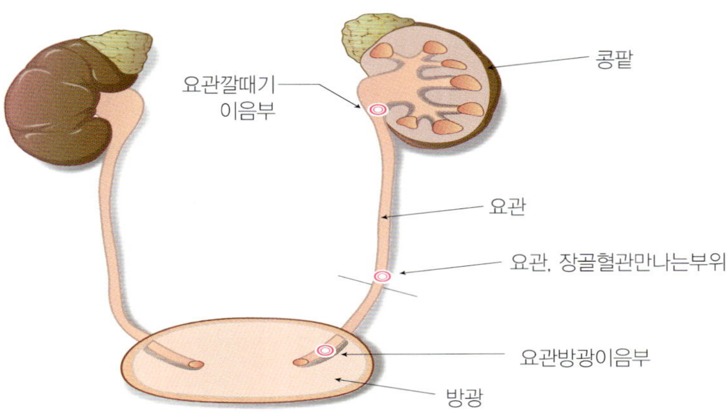

그림.8-4. 요로결석이 흔히 발생하는 부위들

콩팥결석시 통증은 결석이 요관에서 이동할 때 악화되는데 아래배, 사타구니, 방광부위, 허리뼈나 옆구리 부위로 방사통이 발생한다. 그외 증상들로는 메스꺼움과 구토증세가 동반되고 빈뇨, 혈뇨, 피부가 차갑고 습해진다(Clammy skin).

4. 콩팥기능상실증(신부전, Renal Failure)

콩팥기능상실증은 콩팥손상으로 인해 콩팥의 기능을 잃어 발생하는데 급성(Acute)과 만성(Chronic)으로 나뉜다. 급성콩팥기능상실증은 콩팥순환장애, 독소감염, 외부충격 혹은 박테리아감염 등에 의해 발생하고 만성콩팥기능상실증은 요로기계의 폐쇄 및 감염, 당뇨, 토리콩팥염(사구체신염, Glomerulonephritis), 전신홍반성낭창(Systemic Lupus Erythematosus), 심한 고혈압 등에 의해 발생한다.

급성콩팥기능상실증은 단기간에 콩팥의 기능이 악화되는데 소변량이 줄어들어 체외로 배출해야 할 노폐물들(크레아티닌(Creatinine, 질소화합물 등)이 체내 축척되면서 혈청요소질소(Serum urea)가 발생하고 체내 전해질 불균형을 초래한다. 대표적인 증상들로는 식욕부진, 메스꺼움 및 구토, 부종 등이 있으며 상태가 악화되면 호흡곤란, 경련, 혼수 그리고 사망에 이를 수 있다. 환자에게 급성콩팥기능상실증이 의심되거나 증상들을 보인다면 물리치료사는 즉시 의사에게 알리고 진료를 의뢰하여야 한다.

만성콩팥기능상실증은 진행적으로 사구체의 여과기능이 상실하여 영구적으로 콩팥기능회복이 불가능해지는 상태로 콩팥기능상실증 말기에 발견하는 경우가 많다. 만성콩팥기능상실증의 증상들에는 다뇨, 부종, 식욕부진, 메스꺼움 및 구토, 피부 가려움증, 피로감, 구취(암모니아 냄새), 생식기변화 등이 있다.

콩팥기능상실증은 체내 전해질 불균형과 독소축척으로 인해 근골격계, 신경계, 소화기계, 심혈관계와 같이 다양한 신체기관들에 영향을 미치고 증상들을 나타낸다.

5. 전립선염(Prostatitis)

남성의 대표적 생식기질환인 전립선염은 급성과 만성으로 나뉘고 만성전립선염은 세균성(Bacterial)과 비세균성(Nonbacterial)으로 나뉘는데 비세균성전립선염이 일반적이고 아래부위 요로감염증으로 진행한다. 40대 남성에서 발병률이 높고 요로감염증 환자에게서 발병률이 높다. 전립선염의 원인은 요도염에 의한 전염, 염증성질환에 의한 혈액감염, 임파선을 통한 감염, 자가면역질환, 바이러스감염 등이 있다. 전립선염의 일반적 증상들은 고환과 샅사이 통증, 배뇨통, 두덩뼈 혹은 아랫배부위통증, 통증으로 인한 생식기 기능저하 등이 있는데 급성과 만성 전립선염에 따라 증상이 다양하게 나타난다(표.10-6).

표.8-6. 전립선염 상태에 따른 증상들

급 성	만성 비세균성	만성 세균성
· 배뇨: 빈뇨, 야뇨증(Nocturia) 배뇨곤란 · 요도분비물 · 고열, 오한, 실신, 근유통 · 통증: 아랫배, 허리아래, 곧창자, 사타구니, 천골	· 배뇨: 빈뇨, 배뇨곤란 · 발기부전 · 성욕감퇴 · 통증: 허리아래, 곧창자, 음낭	· 배뇨: 빈뇨, 배뇨곤란 · 근육통 · 관절통 · 통증: 아래 허리, 곧창자

6. 자궁내막증(Endometriosis)

자궁내막증은 자궁내막조직(Endometrial tissue)이 자궁 외 조직에서 증식하는 질환으로 생리가 시작하는 10대에서 폐경시까지 지속된다. 자궁내막조직은 난소, 나팔관, 자궁넓은인대(Boroad ligament of Uterus), 방광, 골반근육, 곧창자자궁오목(Pouch of Douglas), 샅, 바깥생식기, 질, 내장에 주로 착상한다. 자궁내막증은 40~50대 연령층 여성에게서 발병률이 높게 나타나며 발병원인은 불분명하지만 생리기간 중 주로 발생한다. 주요증상들에는 양쪽 혹은 반쪽 아래배 통증, 엉치뼈아래 통증, 생리통(Dysmenorrhea), 성교통(Dyspareunia), 비정상적인 출혈, 불임(Infertility) 등이 있다. 자궁내막증은 1단계 경증단계에서 5단계 중증단계로 구분되고 자궁내막증에 의해 다른 기관에 착상하는 조직은 적색, 황색, 검정색으로 구분된다. 자궁내막증에 의해 발생하는 통증은 골반주위에서 나타나므로 물리치료사는 근골격계질환이나 단순 생리통으로 생각할 수 있지만 만성적이며 진행적인 통증이 생리기간 중에 발생한다면 자궁내막증을 의심할 수 있다.

7. 골반염(Pelvic Inflammatory Disease, PID)

여성 생식기관(난소, 자궁관, 자궁, 질)에 바이러스, 곰팡이균 혹은 박테리아에 의한 감염으로 발생하는 급만성 염증질환으로 성교에 의해 주로 전염된다. 성생활이 가능한 10대에서 50대 연령층에서 골고루 발병하며 무분별한 성생활시 발병률은 증가한다고 보고되어지고 있다. 증상들로는 양쪽 아래배부위 누름통증, 발열, 오한, 생리량 증가, 백혈구 수 증가 등이 있다. 아래배통증의 특징은 손으로 아래배부위를 압박하고 놓으면 통증이 증가한다(Rebound tenderness). 골반염은 골반농양(Pelvic abscess)으로 발전할 수 있고 드물게 폐혈성쇼크(Septic shock)를 유발하므로 물리치료사는 골반염 의심 환자 발견시 즉시 의사에게 보고하여야 한다.

8. 근종(Fibroids)

근종은 양성근육종양(Benign muscle tumor)으로 자궁에 많이 발생하고 출산가능 연령층 특히 30~40대에서 주로 발병한다. 자궁근종 증상들에는 생리시 과도한 출혈(Menorrhagia), 불규칙한 출혈(Metrorrhagia), 생리간출혈(Intermenstrual bleeding), 만성골반통증, 배통증, 성교통, 불임, 직장 혹은 방광 압박감, 복부팽만감 등이 있다. 과다출혈로 인한 빈혈이 발생할 수 있는데 혈액검사시 적혈구 수치가 떨어지므로 지나친 운동은 삼가해야 하며 충분한 영양공급이 이루어져야 한다.

(6) 평가(Assessment)

물리치료사가 비뇨생식계기관과 연관된 증상들만으로 비뇨생식계질환 유무를 판단하는 것은 어려운 일이다. 또한 비뇨생식계질환은 해당신체기관에 국소적으로 증상이 발생하기보다는 전신증후 및 증상(체온상승, 오한, 야간통증, 식은땀)을 나타내며 방사통이나 연관통을 유발하여 다른 신체기관의 이상으로 오진하는 경우도 발생하곤 한다.

검진시 물리치료사는 비뇨생식계질환이 의심되는 환자를 발견하면 환자의 주증상과 연관될 경우 치료를 중단하고 의사에게 보고하고 주증상과는 연관은 없지만 환자가 불편함을 호소한다면 물리치료는 지속하며 의사에게 검진내용을 보고하거나 환자에게 해당의료기관으로 가서 진료를 보도록 권유한다.

(7) Case Study

57세 남성이 심한 허리통증으로 정형외과에 내원하였다. 환자는 오늘 새벽녘에 잠자다가 갑자기 허리가 아파서 깬 후 지속적인 허리통증 때문에 서있는 자세도 불편하다고 호소하고 있으며 아침에 화장실에서 소변을 봤는데 소변색깔이 탁하고 갈색빛이 났다고 한다.

History

- 가정환경: 결혼해서 아파트에서 부인과 2자녀들과 같이 거주한다.
- 생활습관: 직장인으로 하루 반갑 정도 흡연을 하며 음주는 일주일에 1~2회(소주 1병)정도 하며 불규칙적이지만 매일 30분정도 가벼운 산책을 한다.
- 과거병력: 고혈압, 퇴행성관절염(4년 전 진단받음), 요로결석(5년 전)
- 약물복용: Diovan(고혈압), Celebrex(관절염)
- 환자와의 면담: 환자는 3주 전에도 오늘같은 증상을 겪었는데 어떤자세를 취해도 통증이 가라앉지 않다가 1시간정도 후에 통증이 사라졌다고 한다. 그때도 소변색깔이 탁했다고 하며 현재 환자의 통증강도는 8/10정도이며 어떤자세를 취하여도 통증강도에 변화가 없다고 한다.
- 임상학적 검진결과

  X-ray: 허리뼈(정상), 무릎관절(관절면이 좁아짐)

  ECG: 정상

  혈액검사; 염증수치(CRP): 1.6mg/dL(정상치 <1mgdL)

  Vital signs; 심장박동수(HR): 82bpm, 혈압(BP): 124~78mmHg, 호흡수(RR): 18bpm, 체온: 37.3℃, SaO_2: 99%(앉은 자세)

물리적 검사

- 문진: 환자는 무릎관절염으로 오랜시간 걷거나 계단을 내려올 때 통증이 심했으나 허리통증은 전혀 없었다고 한다. 어제까지 모든 일상생활을 하는데 아무런 지장이 없었는데 새벽부터 시작된 허리통증으로 인해 거동조차 어렵게 되었다고 한다. 허리부위를 움직이지 않아도 허리통증은 감소하지 않고 지속적으로 욱신욱신 쑤시고 식은땀이 날 정도로 통증이 심하다고 호소하였다.
- 시진: 목이 전방으로 나왔으며 어깨가 앞으로 움츠려 있고 등뼈가 후만되었으면 허리

굽음이 증가된 상태
- 촉진: 왼쪽 허리아래 부위에 누름통증점
- 청진 · 타진: 심음, 폐음, 장음 – 정상, 왼쪽 허리뼈부위 타진시 왼쪽 사타구니쪽으로 방사통발생

– 신체조직 검진에 영향을 미치는 요소들
- 근골격계: 허리통증, 관절염, X-ray검사결과, 자세, 통증 및 누름통증점, 약물복용
- 신경계: 방사통
- 심혈관계: 고혈압, 약물복용
- 소화내장계: 타진시 통증, 압통점
- 비뇨생식계: 타진시 통증, 소변색깔, 허리통증, 누름통증점
- 기타: 염증수치 증가, 통증발생 시기, 식은땀

신체조직 검진
- 근골격계:

  MMT

  Trunk Flexion = 4/5

  Trunk Extension = 3+/5 통증

  Trunk Rotation = 4/5 통증

  Trunk Side Bending = 4/5 통증

  하지 근력 = 기능적 제한 없음(WFL)

  특수검사: SLR test = 음성, FABER test = 음성
- 신경계: Dermatome, Myotome = 정상, Patellar reflex, Babinski test = 음성
- 심혈관계: 심음 정상, 6분간 걷기 검사 – 정상 하지만 움직임시 허리통증 호소
- 소화내장계: 배 심부압통 및 반동압통 = 음성
- 비뇨생식계: 환자의 등뒤에서 왼쪽 허리뼈부위 타진시 통증과 왼쪽 사타구니쪽으로 방사통 발생

환자의 허리통증은 갑작스럽게 발생한 급성통증으로 표면적으로 근골격계 이상으로 발생한 통증으로 생각할 수 있다. 하지만 근골격계이상으로 발생한 통증의 경우 어떠한 자세를 취하면 통증이 증가하거나 감소하는데 이 환자의 경우 자세변화는 통증에 아무런 영향

을 주지 못했고 통증의 강도가 지속적으로 증가하는 경향을 보이고 있다. 또한 허리뼈부위 타진에 의해 발생하는 방사통은 신경계검진결과 척수신경과 관련된 통증으로 보기 어렵다.

환자에게 발생되는 증상들 중에서 소변색깔의 변화는 소화내장계나 비뇨생식계 기관의 이상을 의미하는데 검진결과 소화내장계기관에 이상징후는 발견되지 않은 반면 비뇨생식계 기관에서는 이상징후가 발생하였다. 소변색깔의 변화는 콩팥기능의 이상, 콩팥결석, 요도관 결석시 발생하는데 만약 환자의 통증원인이 이런 원인들 때문에 발생했다면 허리통증완화를 위한 물리치료는 환자에게 효과적인 치료방법이 될 수 없기 때문에 물리치료사는 치료를 중단하고 의사에게 검진결과를 보고하여 환자에게 적절한 치료가 시행될 수 있도록 한다.

Chapter 09

정신적장애 검진 (Screening for Psychological Disorder)

신체 내 기관들의 손상은 육체적 기능장애를 초래하는데 심리적 압박감 혹은 스트레스 또한 다양한 신체기관들에 영향을 미쳐 신체기능을 저하시킨다. 원인불명의 통증, 소화불량, 불면증, 탈모 등의 증상들은 심리 혹은 정신적 스트레스와 연관이 있다고 보고되고 있다. 요즘 심리적 장애는 개인의 문제뿐만 아니라 사회적 문제로도 대두되는데 자살이나 불특정인을 대상으로 한 범죄들이 대표적인 예이다. 이러한 심리적, 정신적 장애로 발생되는 돌발적인 행동들은 사전에 일상생활패턴이나 개인의 언행을 통해 감지할 수 있다.

심리적, 정신적 장애를 스스로 파악하는 일은 생각만큼 쉽지 않다 왜냐하면 대부분의 사람들 심지어 심리적, 정신적 장애를 가지고 있는 사람들까지도 자신들의 심리적, 정신적 상태가 정상이라고 판단하기 때문이다. 물리치료는 심리적, 정신적 장애에 대한 직접적인 치료를 제공하기 어렵지만 물리치료사가 환자의 심리상태를 파악하여 적절한 조치를 취한다면 이차적으로 발생할 수 있는 문제뿐만 아니라 물리치료에 효율성을 증가시킬 수 있다. 예를들어 스트레스에 의해 발생하는 두통 혹은 통증을 근골격계문제로 발생하는 통증으로 판단하고 치료한다면 치료효과를 바라기는 어려울 것이다.

물리치료사는 검진을 통해 심리적, 정신적 장애를 가지고 있는 환자에게서 나타나는 증후 및 증상들이 환자의 행동이나 일상생활에 어떠한 영향을 미치는지 파악한다면 그에 상응하는 적정한 조치를 취할 수 있고 또한 치료시 환자에게 심리적, 정신적 안정을 취할 수 있도록 도와줌으로써 치료효과를 극대화 시킬 수 있다.

(1) 정신(심리)적 장애들(Psychological Disorders)

복잡해져 가는 사회생활과 그로 인해 발생하는 스트레스로 인해 요즘 많은 사람들이 심리적 장애 혹은 정신질환을 가지고 있는데 실질적으로 심리적 장애진단을 받고 치료를 받는 사람들보다 자신의 심리적 장애를 인식하지 못하는 사람들이 더 많다고 보고되고 있다. 임상에서 흔히 접할 수 있는 심리적 장애들에는 불안장애(Anxiety disorder), 우울증(Depression), 정신신체장애(Psychosomatic disorder) 등이 있다. 각각의 질환은 신체적, 정신적, 행동적 특징을 보이는데 이런 특징을 통해 심리적 장애를 의심할 수 있고 물리치료사는 적절한 조치를 취해야 한다.

1. 불안장애(Anxiety disorder)

불안장애는 사람, 사물, 기억, 사건, 장소 등에 대한 불필요한 근심, 걱정으로 극심한 불안감이 조성되어 일상생활적응에 어려움을 겪는 심리적장애로 공황장애(Panic disorder), 강박장애(Obsessive compulsive disorder), 광장공포증(Agoraphobia), 외상 후 스트레스장애(Post Traumatic Stress Disorder, PTSD) 등이 있다. 불안장애시 나타나는 신체적 변화에는 근육수축, 통증감각예민, 혈관수축으로 인한 혈류량 감소 및 혈압상승, 호흡수 증가와 빠른맥, 가슴통, 소화기능저하로 인한 소화불량, 설사, 면역력 감소, 자율신경 과다활성(손에 땀 과다분비, 입술 및 입이 건조, 두통, 메스꺼움, 구토, 오한, 빈뇨, 짧게 숨쉬기 등) 등이 있다. 불안장애시 나타나는 행동변화에는 과민반응(Hyper-alterness), 쉽게 흥분(Irritability), 판단력저하(Uncertainty), 근심, 걱정, 집중력저하, 수면장애 등이 있다. 불안장애를 가진 환자들은 심리적 두려움이나 공포심을 가지고 있기 때문에 치료시 과격한 언행이나 짜증을 내면서 치료를 거부하거나 자기방어를 하는 경향이 있고 자신감이 결여된 모습을 보인다.

공황장애는 특별한 이유없이 특정한 상황이나 환경에서 갑작스런 불안 혹은 공포감이 발생하는 심리장애로 교감신경의 활성화로 심장박동이 현격히 증가하고 가슴통증을 유발하며 호흡곤란, 감각이상, 손떨림(수전증, Hand wringing), 식은땀, 현기증 및 두통, 메스꺼움, 구토, 죽을 것 같은 느낌 등의 증상들을 나타낸다. 강박장애는 자신의 의지와는 상관없이 자신이 하고 싶지 않는 생각이나 행동을 지속적으로 하는 심리적 장애로 예로서 결벽증이 있다. 광장공포증은 혼자 있거나 특정장소나 낯선 장소 특히 사람들이 모여있는 장소에 있으면 공포감이나 두려움을 나타내며 공황장애를 수반하는 경향이 있다. 마지막으로 외상 후 스트레스는 충격적인 사건이나 사고로 인해 3개월이상 반복적으로 그 사건이나 사고가 생각나서 신경이 예민해지고 공포감에 집중력이 저하되며 작은 일에도 쉽게 놀라는 반응을 보이며 심리적 불안정으로 수면장애 등의 증상들을 보인다. 외상 후 스트레스는 환자가 받아들이기 어려운 충격적인 사건으로 발생하므로 연령과 상관없이 전 연령층에서 발생한다.

물리치료사는 불안장애를 가진 환자를 검진 혹은 치료시 활력징후(Vital sign)의 이상 유무, 갑작스런 저혈압으로 인한 추락사고 발생, 정신적 안정상태, 자살증후에 대한 면밀한 관찰과 대비가 필요하다.

2. 우울증(Depression)

2주이상 우울한 생각이나 감정이 지속되는 기분장애(Mood disorder)로 신체 내 신경전달물질(세로토닌, 도파민 등)의 화학적 불균형을 초래한다. 기분장애는 크게 주요우울증(Major depression), 기질성기분장애(Organic mood disorder), 양극성장애(Bipolar disorder)로 구분된다. 주요우울증은 외부환경, 스트레스, 충격적인 사건 등으로 인해 발생하는 기분장애로 많은 우울증 환자들이 여기에 속한다. 주요우울증은 수 주에서 수 개월 지속되거나 혹은 일생에 걸쳐 간헐적으로 발생한다. 기질성기분장애는 질병이나 사고로 인한 뇌손상 혹은 뇌기능장애로 발생하는 기분장애이다. 불안감과 우울증 외에 뇌기능손상으로 인한 기억력, 지남력, 집중력, 지각능력, 수면장애 등의 증상들을 동반한다. 양극성장애는 흔히 말해 조울증(Manic depressive)이라고 하는데 극단적인 기분의 변화를 나타낸다. 이유없이 기분이 좋다가 우울해지거나 우울하다가도 기분이 좋아지는 기분장애로 방치할 경우 정신분열증으로 발전할 수 있다.

우울증 증상들에는 감정의 변화(슬픔, 좌절, 죄의식, 분노, 적대감 등), 수면장애, 피로감, 삶에 대한 무기력, 판단력저하, 이유없는 만성적인 통증이나 체중감소 및 증가, 자살시도 등이 있다.

3. 정신신체장애(Psychosomatic disorder)

정신신체장애는 정신(심리)적 불안감이나 스트레스로 인해 부가적으로 신체기관의 기능상실증 및 이상을 유발시키는 정신(심리)적 장애이다. 정신신체장애는 신체의 모든 부위에서 발생할 수 있는데 전환장애(Conversion disorder)와 침울증(hypochondria)으로 구분된다.

전환장애는 정신역동현상(Psychodynamic phenomenon)으로 감정이나 심리상태에 따라 의학적으로 설명할 수 없는 신체증상들로 나타나는 정신(심리)적 장애이다. 심리적으로 매우 불안하면 운동이나 감각기능에 이상이 없는데도 불구하고 팔, 다리가 저리거나 마비되고 혹은 시력이나 청력이상 등을 호소하고 자율신경계의 활성화로 빠른 맥, 과호흡, 혈관수축 같은 증상들이 발생한다. 전환장애는 여성이 남성에 비해 발병률이 높고 10~50대 다양한 연령층에서 발생한다. 일반적으로 환자들은 신체적 증상들에 집중하고 정신적 스트레스나 갈등에 의해 발생한다고 생각하지 못하는 경우가 대부분이다. 그리고 불안증이나 우울증을 동반하는 경우가 많다. 대표적인 증상들에는 의학적으로 설명되지 않는 근력약화나 마비, 감각이나 통각소실, 협응력 및 균형감각저하, 환각(Hallucination), 경련이나 발작, 시각 및 청각소실, 목소리소실, 삼킴 어려움, 소변저류(Urinary retention) 등이 있다. 하지만 깊은힘줄반사는 정상적으로 나타난다.

침울증은 신체에 아무 이상이 없는데도 불구하고 자신의 건강이나 신체기능에 이상이 있다고 잘못된 확신을 갖는 정신(심리)적 장애로 오로지 자신의 건강이상에만 관심을 가져서 건강염려증이라고도 한다. 침울증을 앓고 있는 환자들은 불안감, 공포감, 강박감, 히스테리 증상들을 보이며 신경분열증이나 조울증으로 발전될 수 있다.

4. 그 밖의 정신(심리)장애들

① 정신분열장애(Schizophrenic disorder)

정신분열장애는 뇌의 실질적인 손상없이 사고, 감정, 성격에 장애로 합리적이고 이성적인 판단과 행동을 행하지 못하고 현실에 적응하지 못하는 정신질환의 일종이다. 망상(Delusion), 환각(Hallucination), 환영(Illusion), 비논리적 언어와 사고로 기이한 행동들을 하여 사회구성원들과 화합이 어렵고 비정상적 감정표현, 집중력저하, 무쾌감증(Anhedonia), 타인과의 인간관계에 대해 긴장증(Catatonia) 등을 나타낸다. 정신분열장애로 발생하는 문제들은 개인의 문제이기도 하지만 가족구성원들과 사회적 문제로도 인식되고 있다.

② 망상장애(편집병, Delusional disorder)

망성장애는 편집성장애(Paranoid disorder)라고도 하는데 상대방에 대한 공포심이나 고정적 사고로 인해 망상에 사로잡혀 현실적인 판단을 하지 못하고 타인을 의심, 불신, 적대감을 가지는 성격장애로 모든 사람들에게 사랑을 받는다는 자기중심적인 색정형(Erotomanic), 자신에게 확대된 가치, 힘, 정체성이 있다고 믿는 과대형(Grandiose), 배우자나 상대방에 대한 망상을 하는 질투형(Jealous), 타인들에게서 불이익이나 악의적 대우를 받는다고 생각하는 피해형(Persecutory), 자신의 신체에 이상이나 질병이 있다고 믿는 신체형(Somatic) 등으로 나뉜다.

③ 해리장애(Dissociative disorder)

해리장애는 다중인격장애(Multiple personality disorder)라고도 하는데 갑작스럽거나 점진적으로 혹은 일시적이거나 만성적으로 의식, 지각능력, 정체성, 기억력, 행동의 급격한 변화가 나타나는 정신적 장애이다. 해리장애에는 충격적인 사건이나 사고 후 특정 기간의 기억을 잃어버리는 해리성기억상실(Amnesia), 갑자기 계획에 없는 여행을 가거나 개인의 과거에 대한 회상력이 결여되는 해리성둔주(fugue), 자신의 의식과 신체가 분리되었다고 생각하는 이인성장애(Depersonalization disorder), 의식이 일시적 혹은 지속적으로 몽환상태로 바뀌어 이성적인 판단력이 결여되는 몽환상태와 빙의장애(Trance/possession disorder)가 있다.

(2) 정신(심리)적 검사(Psychological Examination)

정신(심리)적 장애를 물리치료로 직접적으로 치료하기는 어렵지만 정신(심리)적 장애로 발생하는 통증을 다른 신체기관들의 손상이나 이상으로 인해 발생하는 통증과 구분한다면 통증을 보다 효과적으로 감소시킬 수 있다. 통증의 발생원인이 정신(심리)적 요인에 있는지를 객관적으로 판단하기 위하여 통증에 대한 정신(심리)적 검사를 실시하는데 3가지 항목들로 분류하여 실시한다; 행동평가, 인식, 정서, 감각, 대처반응, 신체적 반응 측정

1. 행동평가(Behavioral Assessment)

행동평가는 정신(심리)적 스트레스나 자극 등에 의해 표출되는 신체적 반응을 평가하는 방법으로 자신에 의한 관찰, 기구를 통한 측정, 타인에 의한 관찰에 의해 평가할 수 있는데, 자신에 의한 관찰은 주관적인 평가방법으로 생활하면서 불편한 점, 약물복용 후 발생하는 통증변화, 시간변화에 따른 증상 및 증후 변화 등을 기록하여 보고하는 방법이며,

기구를 통한 측정은 심장박동측정기, 만보기(Pedometer), 스톱워치 등의 기구를 사용하여 신체활동성, 심장기능 등을 측정하는 방법이고 마지막으로 타인에 의한 관찰은 객관적인 측정방법으로 물리치료사는 환자의 활동성, 습관, 행동변화 등을 자신에 의한 관찰보다 세밀하게 구분하여 관찰 그리고 측정할 수 있는 장점이 있는 반면 치료실 같은 제한된 공간에서만 관찰이나 측정을 하여야 하는 환경적 제한과 평가자간 타당도(Interrater reliability)가 떨어질 수 있다.

질병영향지표(Sickness Impact Profile, SIP)는 신뢰도(Validity)와 타당도(Reliability)가 높아 행동평가시 많이 사용되는데 136개의 행동을 기준으로 한 건강상태에 대한 질문들로 12분류로 나뉜다. 피검사자와 검사자에 의해 작성되며 검사시간은 20~30분 정도 소요된다.

2. 인지, 정서, 감각 혹은 대처반응

① 미네소타 다면적 인성검사 (Minnesota Multiphasic Personality Inventory, MMPI)

미네소타 다면적 인성검사는 현재 일반적 인격검사시 가장 많이 사용되는 객관적 검사방법으로 1930년대 후반에 개발되었으며 최근에는 업그레이드된 MMPI-2 검사방법을 사용한다. '그렇다' 혹은 '아니다'라고 답하는 566개 문항들로 이루어져 있으며 컴퓨터나 숙련된 정신과 의사나 의학자에 의해 분석된다. 4가지 타당도척도(알수없음, L, F, K 척도)와 10가지 임상척도(1.건강염려증(Hypochondriasis), 2.우울증(Depression), 3.히스테리(Hysteria), 4.반사회성(Psychopathic deviate), 5.남성, 여성 특성(Masculinity femininity), 6.편집증(Paranoia), 7.강박증(Psychasthenia), 8.정신분열증(Schizophrenia), 9.경조증 (Hypomania), 10.내향증(Social introversion))로 평가된다. 비록 미네소타 다면적 인성검사로 통증발생의 원인을 밝히지는 못하지만 의학적 진단명 확인과 정신의약품 처방에 대해 판단할 수 있도록 정보를 제공한다.

② 질병행동 설문지(Illness Behavior Questionnaire, IBQ)

질병행동 설문지는 질병에 의해 발생하는 환자의 태도, 생각, 특성, 행동에 변화를 묘사하는 62개 문항들로 구성되어 있다. 평가결과는 7가지 형태로 구분된다; 1.건강염려증, 2.질병에 대한 확신, 3.질병에 대한 정신적 육체적 집중, 4.정서적 억제, 5.정서적 장애, 6.통증과 무관한 것들에 대한 거부, 7.흥분. 질병 행동 설문지는 위의 증상들의 원인이 질병에 의한 행동인지, 공포에 의해서인지, 만성통증으로 인한 스트레스 때문인지를 구분하는데 불분명하다.

③ 밀론 행동건강검사(Million Behavioral Health Inventory, MBHI)

밀론 행동건강검사는 150개 문항들로 구성되어 있는 자가평가로 환자의 정신학적 상태를 평가하는 검사방법이다. 밀론 행동건강검사는 환자의 건강상태, 정신사회적 태도, 정신신체적 문제, 비효과적인 의료적 치료에 대한 환자의 반응에 대하여 유용한 정보를 제공한다. 밀론 행동건강검사는 심리학자나 정신과 의사에 의해 평가된다. 평가는 4개 항목 총 20개로 분류되는데 첫째 8가지 대처방식들(내성적, 억제된, 협조적, 사회적, 자신감 있는, 효과적, 정중한, 예민한 대처), 두번째 6가지 정신상태(만성적 긴장, 최근 스트레스 받은, 비관적, 미래에 대한 절망, 사회적 소외감, 육체적 불안 상태), 세번째 3가지 정신신체연관성(알러지성향, 소화내장기 민감, 심혈관계 징후) 그리고 마지막으로 3가지 예후(통증치료반응, 생명위협반응, 감성적 상처를 받을 수 있는 예후)가 있다.

④ 간이정신진단검사(Symptoms Checklist, SCL)

간이정신진단검사는 쉽게 평가할 수 있는 90개 문항들로 구성되어 있고 검사결과는 9가지 정신장애로 구분된다; 1.신체화(Somatization), 2.강박반응(Obsessive-compulsive), 3.대인간의 감수성(Interpersonal sensitivity), 4.우울증, 5.불안, 6.적개감(Hostility), 7.공포불안(Phobic anxiety), 8.편집형사고(Paranoid ideation), 9.정신병(Psychoticism). 그리고 정신적 고통은 3가지로 분류되는데, 신체적 고통, 인지적 고통, 불신(Distrust)이 있다.

⑤ 우울증 자가진단 검사(Beck Depression Inventory, BDI)

우울증 자가진단 검사는 인지적, 정서적, 신체적, 동기적 증상 영역을 포함한 21개 문항들로 구성되어 있는 자가검사방법으로 각 문항은 0~3점, 총 합계 63만점으로 구성되어 있다. 합계 13점 미만일 때 우울증으로 진단하며 이 검사방법은 우울증 및 심한 통증으로 인한 고통 호소시 가장 많이 사용되는 정신(심리)학적 검사방법이다.

3. 신체적 반응 측정

정신(심리)적 스트레스는 다양한 신체기관들에 영향을 미치는데 우선 시상하부의 자율신경중추를 자극하여 교감신경이 활성화되어 싸움-도주반응(Flight or Fight

Response: 심장박동, 혈압, 호흡수 증가 및 소화기능 억제 등)이 나타난다. 교감신경의 활성화는 체내 말초혈관수축을 초래하여 혈액순환이 저하되고 또한 근골격계, 소화계, 내분비계, 신진대사, 면역기능, 생식기 등에도 영향을 미친다.

지속적인 스트레스는 신체 내 근육들을 긴장시키고 이러한 근육긴장도가 지속되면 근육통을 발생시킬 수 있는데 물리치료사는 촉진으로 통증유발점(Trigger point)을 찾아 통증부위를 확인할 수 있고 근전도검사(EMG)결과를 통해 자극에 의한 근육반응을 확인할 수 있다. 교감신경활성화로 인한 아드레날린 호르몬분비는 체내 혈액공급을 촉진하는데 이로 인해 심장박동, 혈압이 상승하게 되고 혈액 내 충분한 산소를 공급하기 위하여 과호흡(Hyperventilation)이 발생한다. 물리치료사는 맥박촉지나 혈압측정 그리고 시진을 통해 호흡수를 측정할 수 있고 심전도(ECG)결과를 바탕으로 심폐기능변화를 확인할 수 있다. 심한 정신(심리)적 스트레스는 식욕저하나 과민성대장증후군 같은 소화, 배설기관에도 영향을 미치는데 물리치료사는 문진을 통해 환자에게 “최근 체중에 변화는 있는지?”, “식사는 제때 제대로 하는지?”, “식욕은 있는지?”, “대변은 하루에 얼마나 보는지?”, “대변이 묽거나 되지 않은지?”, “식전이나 식후 속이 쓰리지 않은지?” 등의 질문들을 함으로서 문제가 있는지를 확인할 수 있다.

또한 정신(심리)적 스트레스자극은 내분비계 호르몬분비에 영향을 주는데 갑자기 얼굴이 빨개진다던지, 손에 땀이 난다던지, 체온이 상승한다던지, 손발이 차가워진다던지, 성격이 예민해지거나 공격적으로 변하는 등의 신체항상성에 변화를 가져오는데 시진이나 촉진으로 확인할 수 있고 이러한 신체항상성변화로 식습관이나 수면장애가 발생할 수 있는데 이것은 체내 면역기능을 저하시킨다. 스트레스에 인한 신진대사증가는 혈중 당, 콜레스테롤, 지방량을 증가시키는데 혈액검사결과를 통해 확인할 수 있다.

(3) 평가(Assessment)

정신(심리)적 평가는 정신과 의사나 심리분석 전문가에 의해 주로 이루어지지만 임상에서 물리치료사는 환자의 정신(심리)적 상태를 올바르게 파악하여 물리치료를 시행하는데 환자에게 정신(심리)적 안정을 제공함으로써 치료효과를 극대화 시킬 수 있다. 환자의 정신(심리)적 상태에 따라 물리치료사는 치료 외적 요소에 변화를 줌으로써 환자가 치료를 받을 때 안정감을 가질 수 있고 물리치료사에 대한 믿음을 가지게 된다. 예를 들어, 공황장애를 앓고 있는 환자가 물리치료를 받을 때 물리치료사는 환자에게 익숙한 치료장소를 선택하도록 하던지 아님 환자에게 적합한 치료장소를 선택한다. 그리고 환자가 낯선 주변환경에 거부감을 안갖도록 환자보호자를 치료시 같이 있도록 하며 치료실주변은 시끄럽지 않게 하며 너무 폐쇄적인 장소는 피하도록 하고 조명은 밝게 해주는 것이 좋다.

물리치료사는 환자의 성향이나 정신(심리)적 상태에 따라 환자응대방법도 다른데, 예민하면서 공격적인 성향을 지닌 환자를 치료할 때 물리치료사는 환자와의 사적인 대화는 삼가하고 대답은 단답식으로 간략하게 하는 것이 좋다. 반면 우울증을 앓고 있는 환자를 치료할 때는 물리치료사는 환자와의 대화시 긍정적인 답변이 나오도록 유도하는 것이 매우 중요하며 물리치료사는 환자의 말에 긍정적인 반응을 보이는 것이 좋다. 그리고 물리치료사는 환자에게 무엇을 해주면 좋은지를 물어 환자가 물리치료사에게 마음을 열도록 한다. 이처럼 물리치료에 있어 정신(심리)적 평가는 정신(심리)적 문제에서 발생될 수 있는 신체적 통증이나 불편함을 물리치료효과의 극대화를 통해 완화해줄 수 있도록 돕는 역할을 한다.

(4) Case Study

51세 여성환자가 2주일 전부터 목에 통증과 오른쪽 머리 옆으로 나타나는 심한 편두통 때문에 금일 재활의학과 클리닉으로 내원하였다. 의사는 환자의 목뼈부위 통증 완화를 위해 온열 및 전기자극치료를 처방하였다.

History

- 가정환경: 가정주부로서 남편과 1남 1녀 자녀들과 함께 아파트에 거주하고 있다.
- 생활습관: 주 3회 수영과 요가를 하고 주말마다 산악회원들과 등산을 하며 흡연 및 음주는 전혀 하지 않는다.
- 과거병력: 10년 전 교통사고로 대퇴골 골절
- 약물복용: 폐경(Menopause) 후 에스트로겐(Estrogen) 복용(작년부터)
- 환자와의 면담: 1달 전부터 불면증이 생기기 시작하여 모든 일에 의욕이 없고 짜증이 쉽게 발생하고 가족들과 대화하는 것도 귀찮다고 말한다.

- 임상학적 검진결과:
  X-ray: 목벼 – 약간의 퇴행성 변화
  MRI: 목뼈 – 정상(신경학적 소견 없음)
  ECG: 정상
  일반 혈액검사: 정상

혈액 호르몬 검사:

	정 상 치	검 사 치
난소호르몬(E2)	난포기 30 ~ 120pg/mL	17pg/mL
황체형성호르몬(LH)	난포기 0.8 ~ 10.4mlU/mL	15.2mlU/mL
난포자극호르몬(FSH)	난포기 1.8 ~ 9.4mlU/mL	30mlU/mL
프로게스테론	0.06 ~ 60ng/mL	0.9ng/mL

Vital signs; 심장박동수(HR): 70bpm, 혈압(BP): 116~77mmHg, 호흡수(RR): 16bpm , 체온: 37.3℃, SaO_2: 99%

물리적 검사

- 문진: 환자는 평상시에 규칙적인 생활습관과 운동습관을 가지고 있다고 자부하고 있으며 살아오면서 건강때문에 병원에 다닌 적은 없다고 하였다. 그런데 폐경 이후 몸에 힘이 빠지는 것 같은 느낌이 들고 최근에는 불면증 때문에 잠자는데 어려움을 겪는다고 호소하였다. 목뼈부위 통증은 목을 움직이지 않고 30분 정도 앉거나 서 있으면 통증이 증가하고 목을 움직이는데 전혀 불편함이 없다고 하였다.
- 시진: 얼굴이 앞으로 나왔으며 어깨는 움츠려진 자세고 등뼈뒤굽음(Kyphosis)된 자세
- 촉진: 목과 양쪽 윗부분 등세모근과 큰마름근(능형근, homboid muscle) 부위에 압통점
- 청진 · 타진: 심음과 폐음 정상

– 신체조직 검진에 영향을 미치는 요소들

- 근골격계: 목 통증, X-ray결과, 자세변형, 누름통증점
- 신경계: 두통

- 내분비계: 호르몬 검사결과, 수면장애, X-ray 검사결과, 약물복용
- 정신(심리)계: 수면장애, 성격변화

신체조직 검진

- 근골격계: 근력검사(경추=WFL), 관절가동범위(AROM=WFL 그러나 목뼈앞 및 옆 방향으로 구부리기, 돌릴 때 통증발생), 30분 이상 앉거나 서있으면 목 부위 통증 발생목 압박검사(Compression test)=음성
- 신경계: Dermatome 과 Myotome=정상, VOR test=정상
- 내분비계: 갑상샘 기능검사(정상), 골밀도 검사(T=-0.8, 정상치 〉-1.0)
- 정신(심리)계: 우울증 자가진단검사=12점/63점

환자의 주 증상은 목뼈부위 통증인데 검진결과를 종합해보면 목뼈부위 통증은 근골격계 문제로 발생하는 통증으로 판단할 수 있다. 의사의 처방과 현재 환자가 나타내는 증상이 일치하기 때문에 물리치료사는 의사 처방대로 목뼈부위 통증완화와 기능적 불편함이 없어지도록 온열 및 전기자극치료를 실시하여야 한다. 하지만 환자는 최근 불면증과 성격변화를 겪고 있는데 폐경 이후 신체 내 호르몬 변화로 인해 발생되는 갱년기 우울증이 의심되는 바 물리치료사는 의사에게 환자와의 대화를 통해 얻은 정보를 의사에게 보고하고 환자에게 의사와 면담을 권유하여 정신(심리)계에 적절한 치료가 시행되도록 도와야 한다.

물리치료사를 위한

임상진단학

Clinical Diagnostics for Physical Therapist

Part Ⅳ

약물학

Chapter 01

물리치료사를 위한 약물학 (Clinicl Medications)

물리치료사가 임상에서 만나는 대부분 환자들은 약을 복용하는데 특히 지병을 가지고 있는 환자나 고령환자의 경우 2가지 종류이상 약물을 장시간 복용하곤 한다. 약물복용은 환자의 상태를 호전시키기도 하지만 과다복용이나 부작용(Side effect)으로 인해 신체 타 기관에 치명적인 손상을 일으키는 경우도 발생하고 복용하는 약물은 물리치료시 영향을 미치기도 한다.

환자의 약물복용상태 파악은 초기검진, 치료, 환자의 건강상태를 평가하는데 많은 도움을 준다. 이 장에서는 물리치료와 연관된 약물을 분류하고 일반질환에 사용되는 약물 그리고 약물에 부작용에 대하여 알아보도록 하겠다.

(1) 임상학적 검사(Clinical Examination)

물리치료사는 의료차트나 환자와의 대화를 통해 어떤 신체적 이상으로 과거 혹은 현재에 어떤 약물을 복용했거나 복용하는지를 알 수 있다. 환자와의 대화가 여의치 않을 경우에는 물리치료검진 전 설문지조사를 통해 약물복용 여부를 확인할 수 있다. 설문지의 내용은 그림.1-1과 같다.

그림.1-1. 약물복용 여부 조사설문지

물리치료 전 설문지

이름: 주민등록번호:
나이: 직업:
생활습관: 흡연, 음주, 운동 여부

과거병력
현재병력
최근 수술여부 및 입원유무 예 ( ) 아니오 ( )
"예"이면 어떤 수술인지 무엇 때문에 입원했는지?
최근 복용하고 있는 약물이름?
스테로이드제 복용여부? 예 ( ) 아니오 ( )
약물 알러지 유무? 예 ( ) 아니오 ( )
"예" 이면 약물명?

약물복용여부검사는 환자의 상태를 파악하는데 많은 도움을 준다. 예를 들어, 환자가 진통제를 복용한다면 현재 환자는 심한 통증을 가진 것을 의심할 수 있고, 인슐린을 투여하고 있다면 환자가 당뇨를 앓고 있음을 알 수 있다. 그래서 물리치료사 약물복여부검진시 환자에게 어떤 약물을 현재 복용하는지 가장 먼저 물어봐야 한다.

환자의 약물복용 시기는 환자치료에 영향을 미치는데 예를 들어 고혈압약을 복용한 환자는 운동초기에 혈압변화가 없다가 갑자기 혈압이 증가하는 경우가 발생하기도 하고 당뇨병 환자의 경우 인슐린주사를 맞고 바로 운동을 하게 되면 저혈당쇼크와 같은 응급상황이 발생할 수도 있다. 그러므로 물리치료사는 환자가 어떤 약물을 언제 투여하였는지를 확인하고 환자에게 치료를 시행하여도 안전한지를 확인하고 치료를 시작한다.

장기간 약물을 복용하는 환자나 여러종류 약물들을 복용하는 환자 혹은 자신의 질환에 대해 확신을 가지는 경우 의사의 처방없이 환자 본인이 임의로 약물을 복용하는 경우가 있는데 이런 경우 약물과다사용이나 약물혼용으로 인한 부작용이 발생할 수 있으므로 환자가 약물을 복용하고 있다면 의사에 처방에 의한 것인지 아닌지를 확인해야한다. 또한 장기간 약물복용 환자의 경우 약물복용기간이 어느정도 되는지 확인하여 장기간 약물복용으로 인한 부작용이 발생하는지를 확인하여야 한다.

만약 환자가 약물을 복용하고 있다면 물리치료사는 환자에게 약물복용 후 효과가 있는지를 물어보아야 한다. 예를들어, 심한 허리통증으로 약물복용을 하고 있는데 약물복용 후에도 허리통증이 증가한다면 환자는 의사와 상의하여 약물처방을 바꾸던지 허리통증의 원인에 대한 재진료가 필요할 수 도 있다.

약물을 과도하게 복용, 장시간 복용, 여러 약물을 동시에 복용하게 되면 약물에 대한 부작용(Side effect)을 겪을 수 있고 환자가 약물에 대한 거부반응(알러지)이 있을 수 있는데 물리치료사는 환자가 어떤 약물에 대하여 거부반응이 있는지 약물을 복용한 후 신체적 이상징후가 발생하지 않는지를 질문해서 약물복용으로 발생할 수 있는 부작용을 최소화 하도록 도와야 한다.

(2) 진통소염제(Pain and Inflammation)

통증과 염증을 완화해주는 약물로서 의약품 중 물리치료 환자에게 가장 흔하게 처방되어지고 있다. 가장 흔하게 사용되는 진통소염제로는 비스테로이드성 항염증제(Non-Steroid Anti-Inflammatory Drug, NSAIDs), 부신겉질호르몬제(Corticosteroid), 아편계약물(Opiods) 등이 있다.

1. 비스테로이드성 항염증제(Non-Steroid Anti-Inflammatory Drug, NSAIDs)

비스테로이드성 항염증제는 중추성 진통효과나 육체적 의존성이 강한 아편계약물과 달리 장시간 복용 혹은 다량복용으로 인한 약물에 대한 내성이나 중독성이 낮은 특징이 있지만 진통효과는 약하고 항염효과가 강해 류마티스성질환, 퇴행성관절염, 골관절염, 통풍(Gout)에 효과적으로 사용되고 있다. 비스테로이드성 항염증제는 유도체(Agent)에 의해 복용방법, 독성, 가격 등의 차이를 보이는데 표.1-1과 같이 분류된다.

표.1-1. 비스테로이드성 항염증제 유도체에 의한 분류

유 도 체	약물
Salicylate	Aspirin, Sodium salicylate, Diflunisal, Salsalate
Para-aminophenol	Acetaminophen(타이네롤)

유 도 체	약물
Pyrazon	Phenylbutazone, Oxyphenbutazone, Apazone
Acetic acid	Indomethacin, Sulindac, Etodolac, Femanates, Meclofenamate
Propionic	Ibuprofen, Naproxen, Fenoprofen, Ketoprofen, Flurbiprofen
Enolic acid	Piroxicam, Meloxicam
Alkanone	Nabumetone

① 작용기전(Mechanism of Action)

스테로이드성 항염증제(Steroidal Anti Inflammatory Drug, SAID)는 염증매개물질을 생성하는 아라키돈산(Arachidonic acid)을 차단하여 염증과 통증의 전달체인 에이코사노이드(Eicosanoid)생성을 방해한다. 에이코사노이드는 정상적 생리기능역할 및 신체의 항상성을 유지하는데 도움을 준다. 하지만 스테이로이드 항염증제에 의해 에이코사노이드생성이 방해되면서 신체항상성 감소(골밀도 감소, 혈압상승, 부종 등)가 발생하게 된다. 반면 비스테로이드성 항염증제(NSAIDs)는 프로스타글란딘(Prostaglandin(PG))을 합성하는 효소인 사이클로옥시지네이즈(Cyclooxygenase(COX))를 차단하여 해열, 진통 및 소염작용을 한다. PG합성에 관여하는 COX는 세포의 구성성분으로 이루어진 COX1과 염증매개물질에 의해 유도되는 COX2 두 종류가 있는데 COX1은 신체 전 부위, 소화내장계 및 혈소판에 분포하여 신체항상성을 유지하는 역할을 하고 COX2는 자극이나 염증부위에서 사이토카인(Cytokine)에 의해 유도되어 PG생성에 촉매작용을 한다(그림.12-1).

② 부작용(Side effect)

비스테로이드성 항염증제는 COX1과 COX2 모두 다 차단하기 때문에 COX1에 의해 위점막을 보호하는 기능까지 감소되어 소화불량이나 속쓰림과 같은 위장질환을 발생하기도 한다.

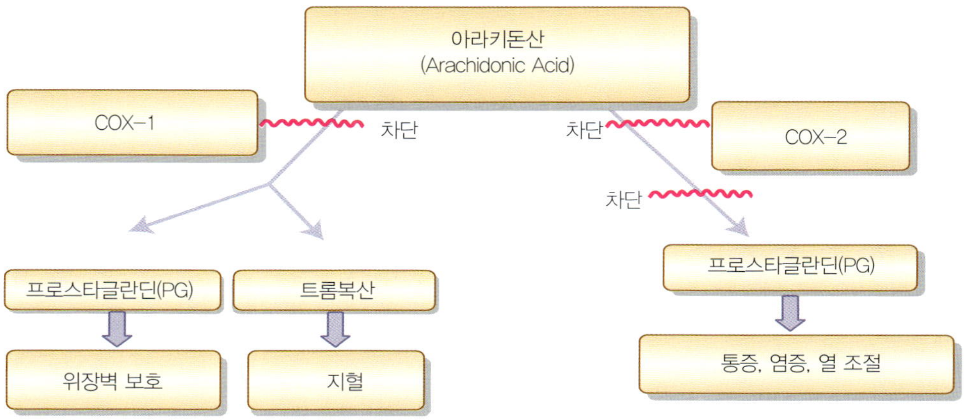

그림.1-1. NSAIDs 작용기전

2. 부신겉질 호르몬제(Corticosteroid)

부신겉질 호르몬제는 신체 내 부신겉질에서 분비되는 호르몬성분으로 만든 약물로 스테로이드계 약물이다. 과거 운동선수들이 운동기능향상이나 근육을 키우기 위해 남용한 약물이 아나볼릭 스테로이드(Anabolic steroid)이다. 부신겉질호르몬제는 크게 두 가지 형태로 분류되는데 염류코르티코이드(Mineralcorticoids)제와 당질코르티코이드(Glucocorticoid)제이다.

염류코르티코이드제는 신체 내 염류를 보전하고 칼륨을 배출하는 역할을 하는데 에디슨질환(Addison's disease)과 같은 특정질환에 사용되며 항염증작용은 없다. 당질코르티코이드제는 항염증작용이 강하고 면역조절효과를 가지고 있다

① 작용기전(Mechanism of Action)

부신겉질호르몬제의 작용기전은 정확히 밝혀지지 않았지만 세포표면(Cellular level)에서 염증발생단계를 방해하므로 발생한다고 추정하는데 부신겉질호르몬제는 염증발생원인을 직접적으로 치료하지는 않는다고 본다. 부신겉질호르몬제를 단시간에 과도하게 사용하거나 장시간 사용하면 여러 부작용에 노출된다.

② 부작용(Side effect)

장시간 많은량의 부신겉질호르몬제를 사용하면 뇌하수체에 음성피드백(Negative

feedback)작용으로 인해 신체 내 부신겉호르몬분비가 감소한다. 그로 인해 신체에 작용하는 스트레스에 대한 신체보호기능이 저하되고 부신기능저하 증상들이 발생한다.

노인 혹은 쇠약한 환자에게 장시간 부신겉질호르몬제를 사용하면 골다공증 발생률이 증가하는데 골다공증은 척추나 골반대에서 주로 발생하여 심한 경우 골절이 발생할 수 있다. 그 밖에 부작용들에는 대사이상증후근인 스테로이드 당뇨병(Steroid diabetes), 소화 내장계 징후(메스꺼움, 구토, 설사, 변비, 궤양), 환청이나 망상(Frank psychosis)이 발생할 수 있다. 스테로이드제 약물에 대한 부작용을 최소화하기 위해서는 식사 후 바로 스테로이드제 약물을 복용하거나 장시간 복용시에는 복용량을 조금씩 줄여야 한다.

3. 아편계약물(Opioids)

아편계약물을 마약성진통제(Pain killer)로 심한 통증발생시 사용하며 대표적 약물로는 코데인(Codeine)과 몰핀(Morphine)이 있다. 아편계 약물은 중추신경계를 통해 서로 다른 수용기와 결합하여 반응하게 된다.

① 작용기전(Mechanism of Action)

아편계약물은 내인성아편약제(Endogenous opioid)와 외인성아편약제(Exogenous opioid)로 나뉘는데 이것들은 수용체와 결합하여 중추신경계로 전달되는 통증전달자극을 차단하여 통증에 대한 물리적 인지나 심리적 반응을 저하시킨다.

② 부작용(Side effect)

아편계 약물의 부작용은 표.1-2와 같다.

표.1-2. 아편계 약물들의 부작용

약 물	부 작 용
Codeine	변비, 졸림
Hydrocodone	졸림, 어지러움, 다한증, 얼굴 붉어짐
Hydromorphone	졸림, 어지러움, 식욕감소
Morphine	변비, 어지러움, 졸림, 다한증, 얼굴 붉어짐, 메스꺼움, 구토
Oxycodone	어지러움, 졸림, 메스꺼움, 구토
Pentazocine	졸림, 메스꺼움, 구토
Propoxyphene	어지러움, 졸림, 메스꺼움, 구토

(3) 고혈압 약물들(Hypertension drugs)

고혈압은 다양한 원인들에 의해 발생하는데 심장의 상태나 고혈압을 유발시키는 원인에 따라 고혈압약 처방이 다르다. 각각의 고혈압약은 작용기전이 다르고 부작용 또한 다르게 나타나는데 고혈압약제는 크게 이뇨제(Diuretics), 교감신경차단제, 칼슘통로차단제(Calcium Channel Blocker)와 같은 혈관확장제 그리고 효소억제제로 분류된다.

1. 이뇨제(Diuretics)

이뇨제는 콩팥에 작용하여 혈관 내 염분과 물을 분비하여 혈압을 조절하는 작용을 한다. Hydrochlorothiazide제 같은 이뇨제는 저렴하고 하루 한 알만 먹어서 간편하여 많은 고혈압환자들이 복용하고 있다. 하지만 장기간 이뇨제사용시 혈액 내 칼륨, 마그네슘 같은 전해질 저하를 초래해서 근력약화, 피로감 같은 증상이 발생할 수 있다. 또한 이뇨제는 혈당을 상승시켜 당뇨를 악화시킬 수 있고, 혈중 콜레스테롤을 상승시킬 수 있다. 이뇨제의 이런 작용 때문에 관상동맥질환을 앓고 있는 환자들에게 이뇨제는 효과적으로 작용하지 않는다. 이뇨제는 콩팥에 작용하여 요산(Uric acid)흡수를 촉진하여 혈중 내 요산을 상승시켜 통풍(Gout)이 발생할 수 있다.

2. 교감신경차단제

교감신경의 항진은 혈관수축, 심박출량 증가, 혈압상승을 초래하는데 교감신경차단제는 교감신경항진을 억제함으로써 혈압상승을 억제하는 작용을 한다. 교감신경 차단기전은 뇌중추신경에 작용하는 것, 교감신경말단에 작용하는 것, 교감신경의 수용체에 작용하는 기전들이 있다. 메칠도파제(Methyldopa)는 뇌중추에 직접 작용하여 교감신경을 억제하는데 부작용으로는 졸림, 두통, 어지러움과 같은 뇌신경 부작용을 수반한다. 리썰핀은 교감신경말초부위에 작용하여 혈압상승을 억제하는데 부작용으로는 우울증 같은 정신(심리)적 이상이 발생할 수 있다. 교감신경수용체에 작용하는 대표적 약물에는 베타-차단제(β-Blocker)가 있다. 베타 수용체는 심장(베타-1 수용체)과 폐, 콩팥, 세동맥(베타-2 수용체)에 분포하기 때문에 베타-차단체는 폐질환이나 말초혈관질환이 있는 환자에게 처방하지 않는다. 왜냐하면 베타-차단제는 베타-1 수용체만 차단하는게 아니라 베타-2 수용체도 차단하여 폐질환이나 말초혈관질환을 악화시킬 수 있기 때문이다. 또한 베타-차단제는 혈당과 혈액 내 콜레스테롤을 상승시킬 수 있기 때문에 당뇨환자에게는 적합하지 않다. 부작용으로는 느린맥, 기관지 수축, 피로, 성기능 장애, 불면증, 혈액순환 장애, 천식 등이 있다.

3. 칼슘통로차단제(Calcium Channel Blocker)

칼슘통로차단제는 심장근육(연근육: Smooth muscle cells)으로 공급되는 칼슘을 차단함으로써 심장근육이완과 혈관이완을 촉진시킨다. 칼슘통로차단제에는 여러 종류가 있는데 베라파밀(Verapamil)제와 딜티아젬(Diltiazem)제는 심장근육의 수축력을 저하하여 협심증이나 부정맥(Arrhythmias)환자들에게 유용하게 사용되지만 심장기능상실증 환자에게는 베라파밀제와 딜티아젬제는 심장근육을 이완시키기 때문에 사용되지 않는다. 니모디핀(Nimodipine)제는 말초혈관을 이완시켜주는데 급성뇌졸중환자에게 많이 사용된다. 일반적으로 칼슘통로차단제는 경증 및 중증고혈압 환자들에게 유용하게 사용된다. 칼슘통로차단제의 부작용으로는 약품마다 다양하게 나타나는데 베라파밀제와 딜티아젬제의 부작용에는 식욕감퇴, 메스꺼움, 말초부종, 저혈압, 변비 등이 있고 니모디핀제 같은 말초혈관이완제의 부작용으로는 두통, 얼굴 붉어짐, 어지러움, 발목에 부종, 저혈압, 메스꺼움, 빠른맥 등이 있다.

4. 엔지오텐신 전환효소억제제(Angiotensin Converting Enzyme(ACE) Inhibitors)

엔지오텐신I은 전환효소(ACE)에 의해 혈관을 수축시키는 엔지오텐신II로 전환되는데 ACE억제제는 전환효소를 차단하여 혈관을 이완시키고 말초혈관저항성을 떨어뜨려 혈압을 낮추고 체내 나트륨과 수분량을 조절하여 콩팥기능을 안정화시키기도 한다. ACE 억제제는 울혈성심장기능상실증(Congestive Heart Failure, CHF)과 심근경색(Myocardial Infarction, MI)환자에게 유용하게 사용되고 있다. 부작용으로는 저혈압, 신경혈관성 부종(Angioedema), 고칼륨혈증(Hyperkalemia), 마른 기침 등이 있다.

(4) 근육이완제(Skeletal Muscle Relaxants)

물리치료사는 많은 근골격계질환 환자들을 접하는데 많은 근골격계 환자들은 근육이완제를 복용하는 경우가 많다. 근육이 손상을 받게 되면 수축이나 경련이 발생하는데 이런 증상을 완화하기 위하여 근육이완제를 복용하게 된다. 근육이완제는 크게 직접 작용하는 근육이완제(Direct acting agents)와 중추적으로 작용하는 근육이완제(Centrally acting agents)로 분류되는데 전자는 신경근육접합부(Neuromuscular junction)에 작용하여 신경전달물질을 차단하는 역할을 하며 정맥주사로 수술시 주로 사용하고 후자는 중추신경계에 작용하여 근육을 이완시키며 경구로 투여하는 약물이다.

골격근이완제의 주요한 부작용은 졸림이며 약물에 따라 구강건조, 시력 흐려짐, 심장박동 증가 등이 있다. 골격근이완제의 종류와 부작용들은 표.1-3과 같다.

표.1-3. 골격근 이완제 종류 및 부작용들

약 물	부 작 용
Carisoprodol	어지러움, 졸림, 소화불량
Chlorzoxazone	어지러움, 졸림, 소화불량
Cyclobenzaprine	졸림, 구강건조, 어지러움
Methocarbamol	가벼운 두통, 어지러움, 졸림, 구토, 두드러기
Orphenadrine	구강건조, 어지러움, 근육약화

척수신경손상이나 뇌손상으로 발생하는 신경근 경직이나 경련 혹은 간질은 바클로펜(Baclofen), 다이아제팜(Diazepam), 단트롤렌(Dantrolene)제에 의해 조절된다. 바클로펜제는 척수에서 일차적 구심성 신경말단에서 발생하는 시냅스반사를 억제하여 근육경직을 완화시킨다. 부작용으로는 졸림, 환각, 흥분, 혼돈, 우울, 불안같은 정신적 장애가 나타난다. 다이아제팜제는 항불안제(antianxiety agent)로 뇌와 척수에 있는 수용체와 결합하여 신경전달물질을 차단하여 근육경직을 완화시킨다. 부작용으로는 졸림, 불면증, 불안, 식욕부진, 발한 등이 나타난다. 마지막으로 단트롤렌제는 경구투여 약물로 정확한 작용기전은 밝혀지지 않았지만 근섬유세포 내로 칼슘공급을 차단하여 근육수축을 억제한다고 생각하고 있다. 부작용으로는 근력약화, 어눌한 말투, 삼킴어려움, 침 흘림 등이 나타난다. 또한 단트롤렌제는 독성으로 인해 간기능을 저하시킬 수 있으므로 간질환이 있는 환자에게는 사용하지 않는다.

(5) 천식(Asthma)에 사용되는 약물

천식은 기관지에 발생하는 만성염증성질환으로 기도폐쇄로 인한 호흡곤란을 초래하는 질환이다. 천식치료약물은 크게 두 가지로 나눌 수 있는데 첫째, 항염증제는 기도 내 염증을 완화시키는 약물로 흡인용 스테로이드약물이 많이 사용되고 있다. 왜냐하면 흡인용 스테로이드제는 먹는 스테로이드약물보다 부작용이 적기 때문이다. 대표적 약물로는 Beclomethasone, Flunisolide, Triamcinolne, Cromolyn sodium제 등이 있다. Cromolyn sodium은 부작용이 적기 때문에 소아치료에 유용하게 사용되고 있다. 항염증제의 부작용으로는 기침, 목 자극, 쉰 목소리 변조, 발성장애(Dysphonia) 등이 있다.

둘째, 기관지확장제제는 응급약물과 조절약물로 나뉘는데 응급약물은 기침, 호흡곤란, 가슴압박 등 천식증상이 갑자기 발생하면 좁아진 기도를 확장시키기 위해 사용된다. 주로 베타-2 항진제(Agonists) 정량식흡입기(Inhaler)를 사용하며 부작용이 거의 없는데 하루 4회이상 사용할 정도로 빈번하게 증상이 나타나면 반드시 의사와 상담하여야 한다. 그 밖에 Anticholinergic제가 있는데 항염증제와 같이 사용한다.

조절약물은 좁아진 기도를 넓혀주고 그 상태를 오래 유지하도록 사용하는 약물로 항염증제와 함께 사용하며 천식증상이 갑자기 발생하는 응급상황에서는 사용하지 않는다. 조절약물은 주로 스테로이드제약물이 쓰이는데 대표적으로 글루코코티토이드(Glucocorticoid)제가 있다. 그 밖에 천식에 많이 사용되는 약물에는 크산텐(Xanthines)제가 있는데 경구용약물로 부작용으로는 메스꺼움, 구토, 빠른맥, 두통 등이 있다.

(6) 소화성궤양질환(Peptic Ulcer Disease) 약물

소화성궤양질환에 사용되는 약물은 크게 세가지로 나눌 수 있는데 제산제, 위산분비억제제, 점막보호제가 있다. 과거 소화성궤질환에 많이 사용된 제산제(Antacids)는 위산을 중화시켜 위산에 의한 위점막손상을 최소화시키고 위점막을 감싸주는 역할을 한다. 제산제로 사용되는 약물제로는 칼슘제, 마그네슘제, 알루미늄제 등이 있는데 칼슘제는 위에서 흡수되지 않고 대변으로 배출되고, 마그네슘제는 일부가 위에서 흡수되지만 흡수된 약물은 콩팥에 영향을 주므로 콩팥장애가 있는 환자에게는 사용을 자제하며, 알루미늄제는 일부는 위에 흡수되고 일부는 대변으로 배출된다. 제산제의 가장 큰 부작용은 설사이고 자주 복용해야하고 식후 30분에서 1시간 이후 복용해야 하는 번거로움이 있다.

히스타민-2수용체 길항제(Histamine-2 Antagonists)는 현재 위산분비억제제로 많이 사용되고 있는데 소화관 일부 세포에 있는 히스타민수용체와 결합하여 소화액분비를 억제한다. 히스타민-2수용체 길항제는 식사시간과 상관없이 복용하여 제산제보다 복용이 편리하며 십이지장이나 위궤양 치료에 많이 사용되고 있다. 히스타민-2수용체 길항제 약물에는 시메티딘(Cimetidine), 라니티딘(Ranitidine), 파모디틴(Famotidine)제 등이 있는데 시메티딘제는 부작용이 적은데 콩팥이나 간기능이 저하된 노년층이 복용시 흥분, 혼돈, 환각 같은 중추신경계성 부작용이 발생하고 장시간 많은량의 약물을 복용하면 남성에서 여성유방화(Gynecomastia)가 발생할 확률이 있다. 라니티딘제 부작용은 시메티딘제에서 발생하는 부작용과 비슷한데 장시간 복용시 남성에게 여성유방화는 발생하지 않고 간 신진대사에 영향을 미치지 않는다. 파모디틴제의 부작용은 근육연축(Muscle cramp), 두통, 설사 등이 있다.

점막보호제는 소화관 내 궤양조직에 결합하여 위액에 대한 방어막을 형성하는데 대표적 약물로는 수크랄페이트(Sucralfate)제제가 있다. 수크랄페이트는 황산화된 이당류(Sulfated sucrose)의 알루미늄염으로 위산과 같은 강한산과 접하면 젤(Gel)형태로 바뀐다. 이 젤은 궤양부위를 보호하는 작용을 한다. 수크랄페이트는 체내흡수가 되지 않기 때문에 변비, 메스꺼움, 구강건조, 금속맛 등의 부작용들이 나타난다.

(7) 당뇨(Diabetes) 약물

당뇨병은 인슐린의존형(제1형)과 인슐린비의존형(제2형)으로 나뉘는데 인슐린의존형은 이자 내 인슐린생산세포의 파괴로 체내 인슐린분비부족으로 인한 만성고혈당증을 호소하는 환자들에게 사용된다. 인슐린은 포도당을 글리코겐으로 저장시키고 혈액 내 포도당을 세포 내 이동을 돕고 산화하는 작용을 한다. 인슐린사용으로 발생할 수 있는 부작용들 중 가장 흔히 발생하는 것은 저혈당인데 인슐린을 과용량 주사하거나 혹은 인슐린주사 후 과도하게 운동하면 발생하곤 한다. 저혈당이 발생하면 어지러움, 의식소실, 식은 땀을 흘림,

두통, 시야가 흐려짐, 실신 등의 응급상황이 발생한다. 그밖에 인슐린에 의한 부작용들에는 체지방 증가, 주사부위 지방이영양증, 드물게 발생하지만 알러지반응 등이 있다.

인슐린비의존형은 체내 인슐린저항성 상승으로 발생하는데 치료약물로는 아세토헥사미드(Acetohexamide), 크로프로파미드(Chlorpropamide), 토라자미드(Tolazamide), 그리피지드(Glipizide), 글리보르누리드(Glyburide)제가 있다. 이 다섯가지 약물들은 경구 혈당강하제로 식사 후 혹은 운동 후 복용한다. 혈당강하제는 체내 혈당수치를 낮춰 체내 인슐린요구량을 감소시키는 작용을 한다. 부작용으로는 저혈당, 두통, 소화불량, 피부가려움증, 피부발진 등이 있으며 장기간의 혈당강하제복용은 간에 손상을 줄 수 있어 간염으로 발전할 수 있다.

(8) 평가(Assessment)

약물에 대한 이해는 물리치료 진단 및 치료시 환자평가에 중요한 정보를 제공한다. 환자에게서 나타나는 증상이 신체기관이상으로 나타날 뿐만 아니라 약물에 의해서도 발생할 수 있기 때문에 물리치료사는 환자가 복용하는 약물에 대해서도 올바르게 파악하여야 한다. 또한 약물복용으로 인해 치료시 환자의 신체에 나타날 수 있는 변화를 물리치료사가 인식하여 치료를 한다면 보다 효과적인 치료를 할 수 있고, 만약에 발생할 수 있는 응급상황에 적절하게 대처할 수 도 있다.

환자에게서 발생하는 증상이나 이외에 환자가 복용하고 있는 약물이 영향을 미친다고 판단한다면 물리치료사는 의사에게 그 사실을 보고하거나 환자에게 약물을 처방해 준 의사에게 진료를 권해야 한다.

(9) Case Study

67세 남성환자가 발목통증으로 금일 정형외과의원에 방문하였다. 의사는 발목염좌

(Ankle sprian)진단명과 함께 통증완화를 위해 전기자극치료처방을 내렸다. 물리치료사는 치료 전 환자에게 어떻게 다쳤냐고 물으니깐 환자는 2일 전 계단을 내려오다가 갑자기 어지러우면서 몸의 중심을 잃고 오른쪽 발목을 접질렀다고 하였다. 오른쪽 가쪽(외측) 발목부위에 1단계 부종이 발견되었는데 환자는 발목을 접질리기 전부터 잠자고 일어나면 왼쪽, 오른쪽 발목과 발이 퉁퉁 붓는다고 하였다.

History

- 가정환경: 아내와 함께 살고 있으며 결혼한 두 아들이 있고 분가하였다.
- 생활습관: 금연, 금주(6개월 전부터 실시)하며 매일 부인과 함께 30분~1시간정도 주변 학교 운동장에서 걷기운동을 한다.
- 과거병력: 고혈압, 고콜레스테롤, 비만
- 약물복용: Nimodipine(고혈압), Statin(콜레스테롤)
- 환자와의 면담: 6개월전부터 고혈압약과 콜레스테롤조절약을 처방받아 먹기시작하였고, 의사의 권유로 규칙적인 운동을 시작하였다고 한다.
- 임상학적 검진결과:

X-ray: 정상(발목)

ECG: 정상

Vital signs; 심장박동수(HR): 92bpm, 혈압(BP) : 130~84mmHg, 호흡수(RR) : 18bpm, 체온 : 37.1℃, SaO2 : 99%

물리적 검사

- 문진: 6개월 전 건강검진시 의사가 심장병이나 뇌졸중에 대한 위험성 언급 후 금주, 금연하고 규칙적으로 운동을 하기 시작했다. 고혈압약과 고콜레스테롤약을 하루 한 알씩 복용하는데 가끔씩 두통이 발생한다고 호소하였다. 그리고 약물복용 후 메스꺼움증상이 빈번하게 발생한다고 말하였다.
- 시진: 얼굴색이 붉으며 양쪽 발목이 부어있는데 오른쪽 발목이 더 부었다.
- 촉진: 오른쪽 가쪽 발목에 열감이 있고 함몰검사시 1단계이다.
- 청진 · 타진: 심음과 폐음 정상

– 신체조직 검진에 영향을 미치는 요소들

- 근골격계: 발목염좌, 발목부종
- 신경계: 두통, 메스꺼움
- 심혈관계: 고혈압, 고콜레스테롤 수치, 비만, Vital signs, 약물복용

신체조직 검진

- 근골격계: 수동적 관절가동범위(PROM) – WFL통증수반, 근력검사(발목: Normal 통증수반)
- 신경계: Dermatome과 Myotome(다리) – 정상, 무릎과 발목 반사 – 정상
- 심혈관계: 심음 정상, 6분간 걷기 검사 – 발목의 통증으로 걷는 속도에 제한은 있지만 정상

환자의 주증상은 발목염좌에 의한 발목손상에 있지만 환자는 양 쪽 발목에 부종과 두통 등의 증상들을 호소하고 있다. 현재 환자는 고혈압약을 복용하고 있는데도 불구하고 심장박동수와 호흡수가 정상범위 내에서 약간 증가되어 있지만 심혈관계검사 및 검진결과는 정상으로 나타난다. 그리고 검진을 통한 근골격계와 신경계의 특이사항을 발견하지 못하였다. 물리치료사는 환자가 현재 복용중인 Nimodipine약물의 부작용을 의심할 수 있다. 물리치료사는 환자의 치료를 지속하면서 환자에게 고혈압약을 처방한 의사에게 진료를 의뢰하여 환자의 약물에 대한 부작용 여부를 확인하여야 한다.

참고문헌

1. Lonnie R. Mercier, Practical Orthopedics, Mosby, St. Louis, 2000
2. Goodman, Boissonnault, Fuller, Phthology, Saunders, Philadelphia, 1998
3. David J Magee, Orthopedic Physical Assessment, Saunders, Philadelphia, 2002
4. Goodman, Snyder, Differential Diagnosis in Physical Therapy, Saunders, Philadelphia, 2000
5. William G. Boissonnault, Examination in Physical Therapy practice, Churchill Livingstone, Indianapolis, 1995
6. Jaime C Paz, Michele P West, Acute Care Handbook for Physical Therapy, Butterworth Heinemann, Woburn, 2002
7. John Nolte, The Human Brain, Mosby, St. Louis, 2002
8. Scot Irwin, Jan Stephen Tecklin, Cardiopulmonary Physical Therapy, Mosby, St. Louis, 2004
9. Donald A Neumann, Kinesiology of the Musculoskeletal System, Mosby, St. Louis, 2002
10. Susan B O'sullivan, Thomas J Scbmitz, Physical Rehabilitation, F.A. Davis, Philadelphia, 2001
11. Kumar, Cotran, Robbins, Basic Pathology, Saunders, Philadelphia, 2003
12. William D McArdle, Frank I Katch, Victor L Katch, Exercise Physiology, Lippincott Williams and Wilkins, Baltimore, 2001
13. Carol M Davis, Patient Practitioner Interaction, Slack, New Jersey, 1998
14. Jules M Rothstein, Serge H Roy, Steven L Wolf, The Rehabilitation Special-ist's Handbook, FA Davis, Philadelphia, 1998
15. Vivian H Heyward, Advanced Fitness Assessment and Exercise Prescription, Burgess Publish Company, Illinois, 2002
16. Loth Wadsworth, Orthopedic Review, Mosby, St. Louis, 1998
17. Keith L Moore, Arthur F Dalley, Clinically Oriented Anatomy, Lippincott Williams and Wilkins, Baltimore, 1999
18. Derek Field, Anatomy palpation & surface markings, Butlerworth Heine-

mann, Massachusetts, 2002

19. American Physical Therapy Association, Guide to Physical Therapist Practice, APTA, Philadelphia, 2003
20. Eberhardt K Sauerland, Grant's Dissector, Lippincott Williams and Wilkins, Baltimore, 1999
21. American College of Sports Medicine, ACSM's Guidelines for Exercise Testing and Prescription, Lippincott Williams and Wilkins, Baltimore, 2000
22. Susan B OSullivan, Thomas J Schmitz, Physical Rehailitation Laboratory Manual, F.A. Davis, Philadelphia, 1999
23. Ann Thomson, Alison Skinner, Joan Piercy, Tidy's Phyiotherapy, Butterworth Heinemann, Woburn, 1991
24. Anatomical Chart Company, Atlas of Pathophysiology, Pennsylvania, 2001
25. Kalil E Tonas, Burn Rehabilitation, a Comprehensive Look at the Continuum of Care, 1998
26. Susan O'Sullivan, Raymond P Siegelman, National Physical Therapy Examination Review & Study Guide, International Educational Resources, Illinois, 2008
27. Scott M Giles, PT Exam, Scorebuilders, Maine, 2007
28. 대한정형외과학회, 필수 정형외과학, 최신의학사, 서울, 2007
29. 김형순, 골절의 진단과 치료, 서광의학, 광주, 1995
30. 한갑수, 인체해부학, 형설출판사, 대구, 1991
31. 정인혁, 사람해부학, 아카데미서적, 서울, 1992

(X-ray 사진출처)
www.radiologyassistant.nl

찾아보기

번호

A

B

ㄴ

ㄹ

ㅁ

ㅂ

ㅅ

ㅌ

ㅍ

ㅎ